音樂治療

莊婕筠◆著

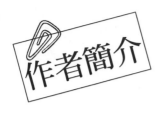
作者簡介

莊婕筠（淑慧）

e-mail: izadc@hotmail.com
　　　izadc@yahoo.com.tw

學歷與經歷
英國劍橋大學音樂碩士
德國漢堡大學音樂治療博士
美國安提煙醫學博士
美國自然醫學醫師證照
美國心理醫師證照
美國營養師高級證照
美國音樂治療證照
美國 A4M 醫學中心醫師
香港醫學院輔助醫學系教授
德國卡拉揚基金會愛樂管弦樂團音樂治療師

著作
♫　音樂治療　　　　　　　2004
♫　宗教的音樂療法　　　　2015
♫　中西音樂療法（簡體）　2016
♫　樂齡族群音樂團體導引　2016
♫　自閉兒童的父母手冊　　未出版

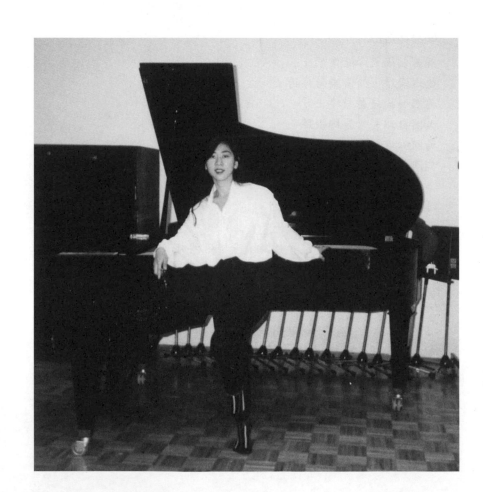

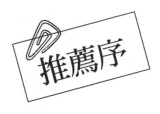

在台灣社會文明進展到現代的一個層次，我個人很欣慰看到有更多人學音樂、有更多的家庭有樂器，聽音樂成為更多人的消遣和嗜好，而音樂用在生活的改善和治療的幫助也更為普遍，所以在這個時候談音樂治療是最恰當不過的了。市面上於是出現了許多有關音樂療法的書籍和 CD，可見一般人不但能接受而且已蔚為風尚了，然而大家有同樣一個問題，那就是什麼才是真正所謂的「音樂治療」？

我自己也曾為這個問題思考好一陣子，事實上在我寫過三本音樂與醫學的書籍之後，才比較有自信來下自己的結論。從一個醫生來定義治療，我可以這麼說「能用音樂的元素來幫助一個人的健康，就是一種音樂治療」；這麼說來，音樂治療就不僅侷限在醫院，或由音樂治療師按部就班來執行的一種專業而已，有更廣大的健康人口需要音樂來改善他們的生活，音樂給他們的是比欣賞或娛樂有更深一層的感動和療效，或許可以稱之為另類療法的一種。對於這種完全沒有害處的自我治療，我想大部分的醫師都會樂觀其成；至於怎麼樣去運用音樂於身心的疾病和復健，就必須要有正確的觀念和可供學習的方法了。因應社會的需求，坊間出現了許多聲稱有各種療效的音樂，也有不少介紹音樂治療的書籍，在眾說紛紜莫衷一是的情況下使民眾感到困惑，也有人在花昂貴的代價聽了據稱有效的音樂之後卻得到失望的結果，這些都告訴我們需要一本精闢而又完整的音樂療法導讀，給大家一個輪廓，也可以為自己生活中的音樂治療做一完美的規劃和設計。

這本音樂療法的書就很具備這樣的一個特質。它蒐集了相當完整的音樂治療相關資料，從歷史的演進、理論的基礎到實際的運用，鉅細靡遺又不是那麼艱澀，很適合一般人去認識音樂治療。莊婕筠小姐本身是音樂科班出身，長年來從事相當廣泛的音樂相關行業，可是最讓她著迷的是音樂

治療這個領域，她不僅自修研讀相當多的音樂治療書籍文獻，也參加世界上知名的音樂治療研修班，最近並進入音樂治療的專業研究所攻讀，可說是具備相當完整的專業基礎；她本人也相當謙虛熱忱，多次和我討論過如何把音樂治療運用於臨床的病人，使我相當感動。我個人以一位愛樂的醫師投入音樂治療的教學、研究與推廣，深深覺得國內有許多對這方面有興趣的年輕人才，必須要有更完善的管道來加以培植，所以最近希望在學校裡建立起音樂治療的學程，讓相關科系有興趣的學生能在主修課程之外多得到這方面的技能，也希望能透過音樂治療協會的專業，開辦初階、進階、實習並授證的課程，讓更多的熱心專業人士投入音樂治療的實務工作，不僅能嘉惠醫院許許多多的需要的病人，也可以給一般民眾做更實用的音樂治療諮商，使他們能更有效運用音樂治療來幫助他們自己以及週遭的親人，這是我看到莊小姐的自學經驗有如此的成就之後所引出的一個感想。

　　我個人覺得音樂是上帝給人們和世界的最好的禮物之一，從原始到文明、從簡樸到奢華，它都可以提供世人生活的多元助益，能欣賞音樂、運用音樂其實是我們必須感恩上帝賦予的一種智慧。今天在太多生活的鋪張、過度醫療的浪費之際，值得我們深思的是為什麼不回歸自然，想想如何去找回上帝賜與我們的智慧，就簡簡單單地讓身心的健康更美好──這也是我鼓勵大家翻閱這本書，讓音樂治療更普及於我們社會的一個期許。

輔仁大學醫學院

江漢聲院長

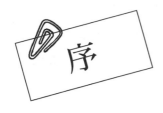

序

　　《音樂治療》這本書是我收集將近百名作者的集大成，雖說音樂療法是一個仍在研究開發對人體的影響與健康的療法，但是此書嚴格而言仍可為一本參考的工具書。每首音樂用在人的身體後，發覺的確每個人皆有暫時性的變化，而且你可以發現的是同樣一首曲子，會因時、因地、因心情或者因專心聆聽程度的不同，所呈現的結果也會不同；也許同樣一首曲子在早上聽、或晚上聽，其結果也完全不同。所以當你在研讀此書時，可以參考後面附錄的音樂選擇一、兩首，甚至三首以上自己能夠接受的曲子，自己再想想或試試看，哪些曲子適合早上聽、哪些曲子自己在中午的時候聽。甚至在失眠時，在後面附錄、失眠療法的音樂中，找幾首讓自己可以真正鬆懈身心，安靜入睡的曲子，集合成一集，讓自己在失眠的時候聆聽。坊間有很多在賣的集合曲，如果你都可以接受也無可厚非，但是你會發覺也許有幾首是你不喜歡的，就因為這種頻率不是自己可以接受的波質，所以很容易就清醒過來；同樣的，其他症狀也是一樣。每個人都要每個月或半年來審視，自己使用音樂後的改變如何，並且適時的調整音樂，而不要固定在哪種樂型，例如喜歡聽古典樂的人偶爾要參雜幾首自己喜歡並且能接受的爵士樂、流行樂或一點點的水晶音樂，才可以讓自己更圓融、身體的機能越和諧；而從沒有聽過古典樂的人，就必須而且一定要慢慢的去接受古典樂。這時，也許又有人要問了：為什麼一定要古典樂呢？其實現今全世界可以溝通的樂音應該屬古典音樂，如：巴哈、莫札特等，在德國與日本的音樂治療協會中，已經花很多時間證明了其實質的療效，而其他類型的音樂，其音樂的影響力皆未獲得證實，如果是你會想選擇未證實過的音樂嗎？但是一般人因受到環境的影響，想要其立刻拋棄自己所喜歡的音樂，而去接受室礙難懂的音樂，的確要花一點時間。所以本書的附錄在任何療法裡，我皆加入流行音樂以幫助所有對音樂療法信實的朋友

一個進階的管道。所以願此本書，是真正能幫助朋友不需要打針、吃藥，只要運用腦波就可以調節身體的平衡機能一本真正自我運用的工具書。在此我仍需強調，參考書仍是參考之用，真正好的方法是定期與你的音樂諮商師共同尋出自我的需求。

莊婕筠

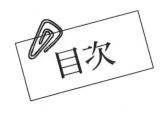
目次

前言 ⋯⋯⋯⋯⋯⋯⋯⋯⋯⋯⋯⋯⋯⋯⋯⋯⋯⋯⋯⋯⋯⋯ 001

第一篇　音樂治療的演進與定義 ⋯⋯⋯⋯⋯⋯⋯⋯⋯ 007

第一章　西洋音樂治療的演進史 ⋯⋯⋯⋯⋯⋯⋯⋯⋯ 009

第二章　中國音樂治療的演進史 ⋯⋯⋯⋯⋯⋯⋯⋯⋯ 025

第三章　音樂與心靈 ⋯⋯⋯⋯⋯⋯⋯⋯⋯⋯⋯⋯⋯⋯ 045

第四章　音樂與身體 ⋯⋯⋯⋯⋯⋯⋯⋯⋯⋯⋯⋯⋯⋯ 053

第五章　音樂論據 ⋯⋯⋯⋯⋯⋯⋯⋯⋯⋯⋯⋯⋯⋯⋯ 069

第六章　轉介音樂 ⋯⋯⋯⋯⋯⋯⋯⋯⋯⋯⋯⋯⋯⋯⋯ 087

第七章　音樂的本質 ⋯⋯⋯⋯⋯⋯⋯⋯⋯⋯⋯⋯⋯⋯ 093

第八章　音樂時期的分類 ⋯⋯⋯⋯⋯⋯⋯⋯⋯⋯⋯⋯ 097

第九章　音樂治療的方法與模式 ⋯⋯⋯⋯⋯⋯⋯⋯⋯ 113

第二篇　一般治療 ⋯⋯⋯⋯⋯⋯⋯⋯⋯⋯⋯⋯⋯⋯⋯ 129

第一章　工作情緒壓力之音樂治療 ⋯⋯⋯⋯⋯⋯⋯⋯ 131

第二章　訓練專心的音樂 ⋯⋯⋯⋯⋯⋯⋯⋯⋯⋯⋯⋯ 149

第三章　兒童音樂與零歲之音樂教育 ⋯⋯⋯⋯⋯⋯⋯ 159

第四章　家庭音樂 ⋯⋯⋯⋯⋯⋯⋯⋯⋯⋯⋯⋯⋯⋯⋯ 167

第五章　銀髮族的音樂 ⋯⋯⋯⋯⋯⋯⋯⋯⋯⋯⋯⋯⋯ 185

第六章　安寧照顧 ⋯⋯⋯⋯⋯⋯⋯⋯⋯⋯⋯⋯⋯⋯⋯ 193

第三篇　專業治療 ⋯⋯⋯⋯⋯⋯⋯⋯⋯⋯⋯⋯⋯⋯⋯ 199

第一章　發展遲緩兒之音樂治療 ⋯⋯⋯⋯⋯⋯⋯⋯⋯ 201

第二章　精神疾患之音樂 ……………………………………………… 237

第三章　情感受害者、性騷擾之音樂治療 ……………………… 269

第四章　藥物濫用與酗酒 ……………………………………………… 281

第五章　心臟病、老年失智症與癌症 ……………………………… 299

第六章　團體諮商與醫學界如何使用音樂治療 ……………… 313

參考書目 ……………………………………………………………… 323

附錄一 ………………………………………………………………… 343

附錄二 ………………………………………………………………… 384

後序 …………………………………………………………………… 393

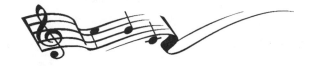

前言

有很多人問我，什麼是音樂治療？難道是放了音樂就可以治療好病人嗎？而音樂的選擇是否有一套標準？如何去判別哪種音樂可以治療，哪一種不可以？用什麼樣的標準來規範與選擇其間的差異性與辨別性？

其實這些問題，真的是難以用一句話來予以概述，但是方法仍是可循的。所以我花了近兩年的時間，將全世界現有音樂治療師的研究與努力收集與歸檔，就為了幫助精神病、老人癡呆症、自閉症、腦性麻痺與憂鬱症患者，以及一些潛在身體裡無法抵抗的壓力，教導其以真實性與正確性的音樂治療法。雖然我們在使用音樂時，會牽扯出生活環境的不同與社會的民族性，所以了解音樂的背景故事也是必要的。不同的民族習性，就必須用其民族的音樂作為音樂治療的基礎課程，但是在一些精神患者的治療中，就不能以簡單的民族歌曲為基本素材，而是選擇一種整理過的、有規律性的與實驗過的基本節奏形態；不混亂的古典音樂為主要的音樂素材，不能參雜一些有劇情性的或有思想性的音樂。當然，不同的學者研究出來的音樂治療也會有所不同，如以鋼琴即興為主的音樂治療法，像稱為羅賓斯（Dr. Clives Robbins & Carrol Robbins）即興式的音樂治療法，或者像音樂引導想像法（Guided Imagery and Music; GIM），是一種先讓患者在最放鬆的情境下聆聽音樂，引導想像，再求整合，這是由美國的邦尼（Helen

Bonny）所創的，常運用在臨床精神科。或是日本的赤星式音樂療育法，由赤星建彥（Takehiko Akaboshi）所創，是一種呼吸練習法與歌唱練習法，常運用在團體療法較多；或是以心理學的角度來談音樂療法的，如分析式音樂治療學派（Analytical Music Therapy），是由普里斯特利（Mary Priestley）所創。當然也有以醫學角度為主的研究。從以上的資訊不難了解，歐美日對音樂治療的工作相當重視，不但積極培養音樂治療人才，也很重視音樂治療師，並且受到國家的認定，與醫師為同等地位，其對症下藥的是音樂而非化學藥物，因為他們證實（Boxberger, 1962; Kovach, 1985; Kummel, 1991）音樂比醫學認定的藥物有效，且不會對身體有任何副作用。也由於現代人太注重成就與績效，使得日常生活變得很緊張、焦慮又缺乏藝術，而進入藝術的最快方法，就是以聽覺的刺激進入。當你經歷一整天的疲憊，身心放鬆時，最容易接觸的就是聽覺的刺激了，而音樂不只可以使肌肉緩和，亦可修復腦波，促使心靈和諧，讓情緒失常、失去重心的人振作。

　　人之所以與動物不同，是因為我們有左右腦呈現不同的特殊化功能；左半腦重語文與推理、評論分析或執行的功能，右半腦為音樂旋律與情緒之感受功能。像心理學常用的赫曼‧羅夏克（Hermann Roschach, 1884-1922）的「羅式墨漬測驗」，是一種把人心靈感受表達出來的投射反應，用十張對稱的標準化的墨漬（內容空無一物），讓實驗者在看後描述其感覺，也許是一棵樹，也許是怪物。再運用其原理，聆聽樂器或樂曲時，實驗者也把其反應比擬為投射作用，反映聽者的主觀心態，此時聽覺的辨識端賴一個人能否濾除不相關的聲音或不相干的刺激。但是當人的右腦受傷時，左腦就會取代右腦的功能。有很多人喜歡將作曲家與精神患者、精神分裂者來做比較，因為他們對音樂與旋律的敏感度幾乎相同，但是當相互資訊進入腦波時，精神患者與精神分裂者其分析能力與辨別能力卻無法分別出優先次序，以至於容易不知所措而崩潰，而作曲家反而將其資訊整理歸化成一個新的作品。

　　在音樂歷史的發展中，很多哲學家、物理學家等都相信，音樂的確有顯著的功效，如柏拉圖（Plato, 427 B.C.-347 B.C.）說：「音樂是一種天賜

的助力，促使我們內部運轉的不和諧趨於次序與平衡。」

叔本華（Arthur Schopenhauer, 1788-1860）：「音樂比其他藝術更能表現內在的生命，因為它不是運用理念；而旋律的發明等於是披露人類意識與感覺的活動。」

尼采（Friedrich Neitzsche, 1844-1900）：「音樂是提升生命，不是逃避生命。」又說：「弱者才會否定生命，強者能創造生命的美，從而肯定生命，在生命裡，天堂與地獄攜手並行，一個人唯有克服逆境，才能發揮本身的潛能。」

安東尼（Antony, 1991）：「音樂雖然不是一種信仰，但是它可以使人類的精神歸序，所以音樂對人類既重要且吸引人。」

德國詩人盧華米斯（LunhnmMith, 1772-1801）：「所有疾病皆因音樂的問題而起，而痊癒皆由音樂的處方而來。」

「音樂治療學」是在第二次世界大戰後，從美國、德國等歐美地區開始興起的一門學科，目前上百所大學的音樂學院設有「音樂治療」主修學科，許多大醫院也設有音樂治療部門。可是從很早很早以前，我們祖先和音樂的關係就很密切，它可以增進我們身心健康與歡樂，且可以撫平心靈的創傷，從最自然的風聲、雨聲、海濤聲、水流聲等等的聲音去著實的發揮想像力，確實存在一種不可磨滅的神秘力量。

有很多的證明與研究發現：音樂不但可以治療心靈上的疾病，更可以減輕一些長期病患身體上的痛苦，如癌症、心臟病、腦性麻痺、憂鬱症患者等等。此外，有計畫的運用音樂來幫助在肢體、心理或情緒上有障礙的兒童及成人，可進而達到治療、復健、教育、訓練的目的。「音樂治療」正可以藉著醫學與音樂的緊密結合，撫慰多重受創的心，並協助災後的心靈重建。如一些大地震、火山爆發、大海嘯、龍捲風，還有一些始料未及的天災人禍帶走許多人的生命與財產，醫療用的音樂有助於維持人們身心及情緒的穩定與平衡，除使用音樂對精神紊亂、情緒低潮的患者提供治療、調節、教育和訓練的控制運用外，進而以音樂激發人們的情緒和慾望，以治療病症。

中醫理論是以陰陽學為主，《易經・繫辭上》說到：「易有太極，是

生兩儀，兩儀生四象，四象生八卦」。也說到《內經》將陰陽的平衡看作是身心健康的標的，陰陽失調即疾病之起，陰陽調節才是治療疾病的根源。運用音樂來調節身體機能的陰陽，使之平衡，病源得治，身體即康復，主要原因是：音樂本身有其規律，若以陰陽學說來探討和弦的構成，以大三度為陽，小三度為陰，三和弦的變化就像四象，七種不同音程的和弦與八卦相似，而七種不同的調式和音階也與八卦相符，是一種規律性的。音色的變化也與陰陽相符，如強弱的變化、音樂結構的簡繁、音域的高低都是與陰陽相通。《內經》有詳細記載五行學的重要性，古人又有把一年分成四季、一日分成四時的陰陽學，五行與陰陽學合併構成中醫學裡非常重要的一派理論，五行乃金木水火土五種不同的物質，相生相剋，相互轉化，相互制約，譜成各種國樂合奏的樂曲再加以昇華。易經和五行療效音樂，把五音（宮、商、角、徵、羽）、五行（金、木、水、火、土）和五臟（心、肝、脾、肺、腎）相配對，認為這五音進入到人體，會有不同的療效，所以國樂透過中醫幾乎可以治百病了。而現在值得我們研究、也是我們能針對國人之國情去深入探討的是：中醫與西洋音樂，或中醫與中國音樂，或是中國音樂與西醫如何結合？而實驗其有效性與有益性，來幫助更多需要幫助的人，這就是此書最主要的目的。

　　以下列舉幾位美國音樂治療師為音樂治療下的定義，以為參考：

　　邦尼（Bonny）：強調音樂治療須著重於機能性的功能而非美學，音樂治療師須清晰有系統的應用音樂改變其情緒或身體的健康（1986）。

　　博克西爾（Boxill）：音樂治療統合音樂與治療；運用音樂為媒介，產生治療的關係，使其自然的成長與發展，幫助自我實現的音樂療法（1985）。

　　布雷特（Bright）：音樂治療是有計畫的使用音樂在他的周遭環境運行，與個案的社會關係、智商、身體以及情感的需求，做一種最自然的群體關係，實行音樂治療師連結其臨床團體（1981）。

彼得斯（Peters）：音樂治療是依一種規律的、有組織結構性的，或者是依一種原始的活動力，去影響改變身體健康的適應不良，或是行為的改變，藉此幫助病人實踐治療效果的目標（1987）。

普拉奇（Plach）：團體音樂治療是運用音樂與音樂的活動來做刺激，以提升一種新的行為模式，而去探索一種新的自我或一種新的團體模式，做一種新的定位，運用音樂會有四種不同的成效，如喚起內心的情感、抒發性的表達，音樂可作為一種刺激，也是一種藉由開始的語言與共通性表達（1980）。

第一篇

音樂治療的
演進與定義

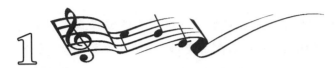

西洋音樂治療的演進史

人類在最初時期相信，聲音是宇宙中最原始的元素之一，就如同風、水、土、火等一樣，影響現今世界的語言與言談的口語形式。《約翰福音》第一章提到：「太初有道（道指聖經），道與神同在，道就是神。」我們發現不少的傳說中提及，聲音在宇宙開發之初，佔極大的一個部分。埃及人相信他們的神"Thot"開創世界時，不是運用祂的活動力，只是運用祂的聲音而已。運用祂的嘴語音響造出四個神，而祂們也一樣用這方法創造人和這個宇宙。

馬里歐斯・席內德（Marius Schneider）指出：哲學的起源觀點是從波斯人與印度人以音響學為主旨的宇宙進化論為開創之始。他說：「當世界開啟那混沌未明的一線曙光時，即浮現出原始聲音，但是這具體化的象徵並未完全完成，因為會有更多的物質或生物一一被這洪亮的聲響給造出。這神秘的國度裡，祖先是如此的創造生命與生命連結，否則用別種方式皆應該無法有生命。」（Gibert, 1992）

祖先的圖像不只是聲音與形式皆為感同身受，早期人們都深信，不論生與死都是不可磨滅的神秘聲音，因這理由，依靠著神秘聲音力量的法師們，去治療生病的病人或佔據他們的心靈。這種影響力，以人的純正音色影響最深，及至今日仍是佔據普遍大眾的心靈。現今的人類下意識對這神

秘的聲音仍有很深的影響，尤其是精神患者，那種在內心的一種神秘聲音相互做呼應。

　　早期人們對圍繞他們四周所聽到的聲音，運用人的聲音或樂器做模仿，故馬里歐斯・席內德相信：「以環境音樂而言，來自神秘國度的聲音以人聲之模仿最強。」他指出：「如一群土著合唱，他們會依序模仿一些自然的聲音：如風聲、雨聲、波浪聲、樹聲或是動物的聲音，加以華麗的和聲與鼓聲。」以這模仿的音色是來自於一種原始的力量，去連結古老的幻想為原則，那就是「演什麼像什麼」，並運用在音樂治療上，而賦予此種神秘與權威的人士，安全治療使其健康，他必須了解一切法規、儀式、魔咒與歌曲等來保護與醫治。而這種模仿大自然的音樂聲，也是表達其人類的文明與文化的發展史。

　　到了希臘、羅馬時代，人們相信音樂有神奇的力量。藉著音符傳播能驅走邪靈、表達情感。在十五世紀的文藝復興時期，人們認為音樂具有許多不可思議的力量，因為它是不能用手觸摸的非物質東西，甚至於利用音樂與超自然結合交流的一種神秘力量。古埃及人視音樂為「靈魂之藥」，波斯人也認為音樂是「善之妖精」。亞理斯多德（Aristotle）說：「在古代咒語術性音樂中，音樂是專用來驅趕附在病人身上的惡靈。」

　　所以自古希臘以來，就已經有比較合理的音樂治療的觀念，普拉頓、蘇格拉底（Socrates）、亞理斯多德等，多數哲學家與理學家都不約而同的推動了音樂療法。

　　所有文明發現至今，無不有音樂與繪畫，創造音樂幾乎是人類的一種基本活動，我們也因此習慣視繪畫為初民生活不可或缺的部分，但比較不常用同樣的方式思考音樂。然而，音樂，或某種樂音，卻與人類的生活密切交織，在史前時代扮演的角色或許大過我們可能的判斷。

　　生物學家考慮藝術等複雜的人類活動時，往往認定這些活動不得不然的性質都來自基本的內驅力。任何一種活動，只要顯示有助於生存或有利於適應環境，或來自具有這些作用的行為，都在生物學上「言之成理」。如繪畫的藝術可能就源於人類需要透過視覺而理解外在的世界。在歐洲古老的大教堂，只要是與宗教有關的寺廟或教堂，也無論是何種信仰，都繪

著許多描寫音樂的祭壇畫像。而不管各種民族，西方或是東方，都會將音樂與藝術昇華到最高峰，而可見的是西方的天主教與東方的佛教，都必有燭火為燈、焚香、鳴鐘等祭奠。

能更有效的處理社會道理與秩序，從而提升人們在事物體會的神話中，通常會具體表現傳統價值與道德規範，也是其社會任務及生活裡的組成關係。因此，反覆述說這些神話會加強這個適應作用的活動發展，也是一個社會的和諧與凝聚力，會使每個人感受的意義與目的不同。

就從西洋音樂治療的演變史來尋思劃分。

遠古時期

原始部族的巫醫，身兼樂師、醫生、牧師等三重不同身分。他們用音樂結合巫術與宗教儀式為族人趕走疾病。在北美、南美、非洲、亞洲的部落裡，巫醫用特定的歌曲來治病，共同點是使用節奏強烈的鼓、搖鈴、特殊的服飾與舞蹈，幫助族人驅走身上的惡靈或抑制疼痛（Schneider, 1961）。

根據民族音樂學家和人類學家的研究指出，直到本世紀，相同的儀式仍一直沿用於未開發的原始部族。

根據聖經的記載：音樂在古希伯來人的生活中扮演著重要的角色，有名的所羅王（King Saul）和大衛王（David）便是一例。生物學家考慮藝術等複雜的人類活動時，往往認定這些活動不得不然的性質都來自基本的內驅力。任何一種活動，只要顯示有助於生存或有利於適應環境。舊石器時代在洞居壁上畫動物的畫家，他們的畫藝以實用為主。作畫是抽象的一種方式，好比言語概念的成形。這樣做，可以使作畫者背地裡研究對象的各種形象，因此，至少也能在幻想裡對它施加力量。這些畫家都是法師，為了對動物行使法力而作畫。早期人類捕捉動物的形象，使自己覺得可以在某種程度上控制動物。既然作畫的行為會使畫家細察他想描繪的形體，從而使他的感覺更敏銳，舊石器時代的畫工的確實際學到更準確的認識獵物，也增加了他獵捕成功的機會。藝術史學說故事的人不只是提供娛樂，

還以文學的藝術可能來自上古時期等說法，他們的生命有何含義。他為聽眾了解生存的意義並向聽眾講述傳統：也使他們能更有效的處理社會道德與次序，從而提升他們在事物體會的神話通常會具體表現傳統價值與道德規範，社會任務及生活裡的組成關係。一個社會的和諧與凝聚，也會使每個人感受意義與目標，因此，反覆述說這些神話會加強這個適應作用的活動從而發展起來。

古希臘羅馬文明時期

希臘人相信神話，也認為疾病是源於人自身的不和諧（disharmony），藉由音樂所具有的倫理與道德的力量，可以幫助個體找回自身的和諧，以促進健康。

在空間與時間中的感性世界是一個幻覺，一個人只有通過一種精神與道德的訓練，才能學著生活在唯一真實的永恆世界裡，希臘學說認為音樂與自然相結合，對人的意志、性格、行為產生影響，例如詩歌形式的音樂，予人平靜而振奮的心情；酒神的讚頌歌則喚起興奮與熱情。因此希臘的哲學家柏拉圖、亞理斯多德都倡言要小心地運用音樂，在一定的程度上，也許需要規定一些音樂課程為國民應盡之義務，以培養健康、有道德感的公民。

希臘神話中的醫神愛斯古里斯（Aesculapius）提供音樂的處方治療情緒困難的人，因為古希臘人會將健康與音樂連接在他們敬拜的諸神之中，而太陽神阿波羅就是掌管健康與音樂的神。

曾有數位醫師運用音樂來治療病人，包括：

愛斯里皮亞德斯（Aeslepiades）用和諧的聲音來治療瘋狂症（insanity）；也許是人聲，有時是運用和諧的伴奏（Abeles, H. F., 1980）。

西爾薩斯（Celsus）推薦用音樂、銅鈸聲、人的和聲來驅走精神疾病中的憂鬱症狀（Bruscia, 1989）。

阿里斯泰德（Aristed）認為音樂可以逐漸治療精神狀態異常的人，淨化其潛意識，使其恢復正常。古希臘通常被視為西方文明的發源地，在那

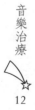

個國度裡，音樂無所不在且至為重要。雖然我們對希臘音樂的實際奏法幾乎毫無所知，但古典學者們稱：「音樂是他們的生活中的一種藝術。」（Griggs-Drane, Wheeler, & John, 1997）

在我們的社會裡，精妙的器樂技巧是職業音樂家的專長，古希臘人認為唱歌和撥奏里拉琴是每一位自由公民都應該接受的普通教育。音樂是家庭的慶祝場合、宴會，及宗教儀式中很重要的一環，音樂競賽也與運動競賽同時舉行。詩和音樂齊頭並進，如荷馬（Homer）的詩與浮士德的詩等，當初是和著里拉琴而朗誦的。

對古希臘人而言，音樂與詩不可分。若詩人和作曲者是同一個人，因此詞與樂也常同時創作。

希臘詩人荷馬也建議運用音樂來轉換心中所產生的負面情緒。

中世紀時期

中世紀權威人士強調，音樂對人的身心有好壞兩方面的影響，因此在此時期青少年的教育中，音樂被安排為第四主科。

基督教在此時期有重大的影響力；在當時普遍的神學觀念認為疾病是對原罪（sin）的懲罰。而基督教在此時期來自斯多葛學派哲學的一些信念，主要是來自柏拉圖和新柏拉圖主義者關於救世的學說，它們部分雖然可以追溯到奧爾弗斯教（Orphism）和近東的一些類似教派，但是在當時，教堂對音樂的選擇有其考量，凡是不適合、有異教想法、對道德倫理有害的，全予刪除。

宗教與宗教音樂此時在醫療方面扮演重要的角色，有專為治療感冒的聖歌、有專為稱頌聖人的音樂；宮廷樂師也有責任為貴族們譜寫音樂以使他們脫離病痛。以在教堂禮拜儀式等，被視為合宜的場合，再兩相結合。只不過，這是兩者先一分為二，各成獨立的形式之後，才再結合的。

盧梭（Jean J. Rousseau）認為，歷史之初，言語和歌曲沒有任何區分。精神分析學家安東・艾仁茨威克（Anton Ehrenzweig, 1975）本身也是有造詣的音樂家，他寫道：「這樣的推測並非不合理：言語和音樂同源於一，

既非用說的，也非用唱的，而是說唱兼而有之的原始語言。後來，這種原始語言分裂為：音樂由音高、音階、音長、節奏、音質等發音；語言則選擇音色、母音和子音為其發音。語言更因緣際會的變成理性思維的工具，也造成更長遠的影響，音樂已經變成潛意識的象徵語言，其象徵性永遠深不可測。」

如果言語和歌曲真的原本關係密切，然後才分道揚鑣，我們就可以理解兩者的功能差異何以變得很鮮明。你可以想像，當散文愈來愈沒有隱喻性，愈來愈不擬人化，愈來愈客觀且精準，人們就會用這種傳達訊息或說明觀念，把詩和音樂的溝通方便用以解說觀念變成口語化，也絕不會完全缺乏音調、強弱，和音高上的變化。果真如此，這種言語就單調得沒有人願意聽了。

今天，我們已習慣聆聽與人聲或典禮毫無必然關聯的器樂。也被我們發揮到另一個地步，可以用來做科學上的敘述或概念上的思考，不涉及韻律、隱喻，或主觀感覺的表達。從歷史的觀點來看，這些轉變是晚近的事，而且我認為互有關聯。我們若綜合維果、盧梭和布拉金的觀念，可以看出語言和音樂起初原有較密切的結合，也可以說音樂源於人類需要在主觀情緒上與他人溝通，這種需要比傳達客觀訊息或交換觀念的需要更早出現。

人種音樂學者通常都會強調音樂在他們研究的文化裡的「集體性」意義。在許多文化裡，如古希臘文化，音樂與那些始終都同時出現的活動並無分際，音樂不是單獨的一種活動。歌唱、舞蹈、詩的朗誦及宗教的吟唱，都與音樂密不可分，因此，這種音樂沒有稱呼。其實，旁觀者可能難以斷定某一種活動裡是否含有音樂。儀式裡的言詞，如希臘的詩，可能含有結合在內的節奏和旋律，詞與樂實難區分。如宗教的或其他的儀式都習慣有音樂伴奏（Higgins, 1991）。

文藝復興時期

到了十五世紀的文藝復興時期，現代西方醫學開始突飛猛進，於是醫

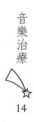

學便逐漸朝向純粹科學方面發展，而音樂則趨向純粹藝術方面進展，音樂與醫學之間的關係就從這個時候開始分道揚鑣。文藝復興時期的音樂有一個主要用途：在教會儀式時擔任頌讚。它的其次功能是表現世間的情感、需要與滿足。

隨著第一個功能，產生了無數為上帝而寫的合唱曲，稱為宗教音樂（sacred music）。第二個功能帶來數目較少的另一類樂曲，這是為人類而寫的，稱為世俗音樂（secular music）。雖然世俗音樂主要是為合唱團而寫的，但也包括相當多的器樂曲。後者一直到下一個時期以後，才真正由聲樂曲形式獨立出來。

音樂家和醫生對音樂的觀點受到古希臘文明的影響，認為身體健康是人處於和諧狀態，疾病則是失去和諧。

四液說盛行（參考表一），認為人的體液（黃膽汁、血液、腦漿、黑膽汁）與人聲高低音域（女高音、女低音、男高音、男低音）有密切關係，若能適當運用音樂，則可調節四肢，促進身心健康（Pratt, & Jones, 1987）。

扎利諾（Gioseffo Zarlino）（十六世紀音樂理論學家和作曲家）認為音樂在醫學的應用上是不可或缺的。醫生必須具備音樂的知識作為專業技巧來判析脈動的節奏是否正確。他認為音樂具備以下功能：治療病痛、保持聾人殘餘聽力、治療害蟲咬傷、治療瘋狂、治療酒癮、驅走流行病、調整忙碌感。大約 1600 年左右，許多作曲家拋棄了以前遺留下來的傳統，開始尋找新的途徑，並建立了一種新的作曲方法。演奏方式也跟著發生改變。經過一段時期的細心查驗之後，另一群作曲家對這種新方法加以修正與改良，重新恢復了較早之前的作曲家所拋棄的某些平衡與秩序。

隨著宗教的出現，很多人認為疾病是由邪惡所致，只有驅除邪惡才會恢復健康，所以當時的人相信，真誠的信仰能得到神的旨意，就能驅除邪惡。

當時的醫生相信音樂對人的心理的影響力，用音樂來預防疾病是普遍的觀念。特別是瘟疫流行時，生病的人們以使心情愉快的音樂來抵抗疾病。在此時期也有不少的藝術家與詩人，文學方面如，佩脫拉克（Petr-

宇宙、人體、音樂要素之關係

宇宙（Cosmic）		人體（Human）		音樂（Music）	
要素（Element）	四液（Humor）	來源（Source）	性格（Temperament）	要素（Element）	曲式（Mode）
火（Fire）	黃色（Yellow） 膽汁（Bile）	肝（Liver）	脾氣暴躁（Choleric）	女高音（Soprano）	弗里吉調式（Phrygian）
空氣（Air）	血液（Blood）	心（Heart）	樂觀的（Sanguine）	女中音（Alto）	利底安調式（Lydian）
水（Water）	腦漿（Phlegm）	腦（Brain）	冷靜的（Phlegmatic）	男高音（Tenor）	多里安調式（Dorian）
地球（Earth）	黑色（Black） 膽汁（Bile）	脾（Spleen）	憂鬱的（Melancholic）	男低音（Bass）	米索里利安調式（Mixolydian）

arch）、薄伽丘（Giovanni Boccaccio）、但丁（Dante）、賽凡提斯（Saavedra de Cervantes）等；藝術方面，承襲與創新兩者並行，如喬托（Giotto）：第一個在平面上表現立體感的作品；達文西（Leonardo da Vinci）：深刻描繪人的內心；拉斐爾（Raphael）：以世俗母親形象描繪聖母像；米開朗基羅（Michelangelo）：寫實的繪畫與雕刻等，皆值得藝術者來做更深的研究。

十七世紀至十八世紀中期（巴洛克時期）

　　巴洛克時期開始時，公開的音樂很少有例外，多是受限於宗教與歌劇文字欣賞表現上的聲樂，此時唯有宗教配樂與歌劇才算是公開的音樂。最早的歌劇中用來伴奏的管弦樂，和我們現在的幾乎完全不同。它是以二十

至三十件樂器奏出許多種音色、一些鼓號吹奏及一些和弦來替聲樂伴奏。所用的許多樂器如古提琴（viols）、魯特琴、直笛，後來都幾乎廢棄不用。差不多在同時，貴族們也擁有為跳舞配音或為芭蕾舞伴奏的管弦樂團，其中包含一、二十件弦樂器。這些樂隊以大小不同的各種古提琴為主奏，直到十七世紀現代提琴族樂器發展出來之後，古提琴很快地便被小提琴、中提琴與大提琴取代。

當時皇室成員相信音樂的力量；有一位醫生理查・布朗（Richard Brown）認為唱歌能影響人的心跳、血液循環和消化，並影響人的肺部與呼吸器官的改變，因為他認為，人們在歌唱時肺活量會大於普通的呼吸量。

在 1737 年，西班牙皇后請來全歐洲最著名的男高音——義大利歌手費里內里（Farinelli），每晚為患有急性憂鬱症（acute melancholia）的國王菲力普（Philip）五世唱歌，以使國王保持平穩的心情（Worden, 1992）。

十八世紀中期至十九世紀

十八世紀晚期，美國的大眾媒體報導音樂可以成為醫學的補助治療方法；賓州大學醫學院學生也發表學術性的論文支持音樂治療的可行性，醫生們持續地留下有關音樂對不同病痛的治療資料，並嘗試針對心理病理個案（psychopathic cases）及精神異常（nervous disorders）做科學的研究，提出同質原則（iso principle）的觀念。我們很難找出歷史證據，證明這所謂的詮釋在 1750 年以前的音樂中佔有任何重要地位。由表情記號的稀少、音樂本身的內涵，以及這時期以前一般人的客觀態度，都可以支持這種說法。但同樣地，我們可以肯定，1750 年以前的音樂家以很大的心思處理他們的作品，並發展他們自己的演奏方式。十八世紀早期的方式與十七世紀的不完全相同，而十七世紀和十六世紀又有很大差異。每個時期都發展出它獨特的演奏類型，而每種類型又以曲式音樂的內容，由當時演奏的形式組成及當時的審美觀點來決定。

十八世紀初期，過分的安排使音樂失去了活力、表情與其他性質，許多新一代的作曲家反抗當時立定的音樂秩序，又開始一系列新的實驗，產生了一種新的音樂與新的演奏方式。

我們很可能以一種錯誤的觀念，去研究演奏方法的發展，並認為早期的方式不如我們現在的方式，只因為它們年代久遠。不幸的，早期音樂較無組織、較無意義等同樣錯誤的看法，十分普遍。但是事實證明此時期的音樂是具有和諧與安寧的素材。

十九世紀初，法國一位醫生匹尼爾（Pinel）試著用音樂來治療心理精神疾病，如歇斯底里症（hysteria）。

十九世紀時，音樂和醫學的發展走向分歧，主要原因是兩個領域都趨於專業發展的緣故，音樂和醫學的關係逐漸被遺忘。一些仍為音樂治療努力的事蹟，敘述於下：

1846 年，Chomet 在巴黎科學學院（Paris Academy of Science）發表有關音樂治療的論文，名為〈音樂對健康和生活的影響〉（'The Influence of Music on Health and Life'）。

1874 年，惠特克（Whittaker）將 Chomet 的觀念以「音樂如藥」（"Music as Medicine"）為名，發表專題報告，吸引美國醫生們的注意。

具有治療目標的音樂活動，也應用在特殊教育方面，幫助視覺與聽覺障礙的學童。

十九世紀末，美國的兩位精神科醫生仍致力於音樂治療的研究：一位是威廉‧波爾（William Pole, 1814-1900），1877 年於全國的年度會議中，發表「音樂和心靈的關係」（Music in Its Relation to the Mind），這些演說顯示了他那個時代的風格，內容頻頻出現野蠻人、未化之民等用語。雖然音樂的哲學至今仍然有用，但波爾幾無所識的是，沒有文字的民族所流傳的音樂也可能與我們的一樣繁複。

另一位是科林（Corning），他基於音樂可以抑制病人的噩夢、消除病人疑慮、使病人的日常生活能力可有效執行的前提下，廣泛運用音樂治療在病人身上。史塔溫斯基（Igor Stravinsky）同意這種說法。1939 到 1940 年間，他在哈佛大學的「查爾斯‧艾列特‧諾頓講座」裡，明言指出「音

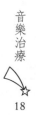

樂的深義及其根本目的……在促進一種交融，人與他人，以及人與上帝的一種合一」。

　　十八世紀中葉以後發展出一種新進的音樂學問，就是將音樂做很多的詮釋，尤其到了十九世紀後又更達高峰，此時期的作曲家也喜歡當指揮家，一切作品完全由自己親身加入，所以個人特色濃厚。

　　在沒有文字的社會裡，與日常生活無關的儀式和典禮通常都與藝術緊密結合。誠如艾倫・笛桑那雅可（Ellen Dissanayake, 1990）的中肯看法，藝術以「特樣化」為事，換言之，在於強調並呈現儀式化的行為方式。儀式裡用的言語都有隱喻和象徵，而且常與音樂再結合，音樂也進一步使言語充滿意義。人類學家雷蒙・佛斯（Raymond Firth, 1964）洞察提寇皮亞（Tikopia）及太平洋的其他群落，他在著作裡說，甚至歌曲，通常也不只是為了聽來取樂才寫。歌曲有其作用，或作為葬祖的輓歌，或充當舞蹈的伴奏，或拿來在夜晚唱給情人聽（安東尼史脫爾 Anthony Storr，音樂與心靈，1999）。

　　儀式上及美感上的活動都是構成社會生活的必要部分，不是富人才享受得起的上層結構或奢侈品。

二十世紀

　　二十世紀初，一些科學的實驗印證：不同形式的音樂對動物或人類的機能有直接的作用。應用音樂來進行醫療活動的最古老記錄為卡汗（Kahun Papyrus）的紙莎草（Boxberger, 1962），其內容敘述咒語對治療疾病的用途，更多的運用科學計畫到投入研究音樂對人的生理與心理的影響。現存各原始民族的巫醫或各種民俗療法的治療者，其實也多運用不同形式的音樂來治療各種心理及生理問題；甚至在各種宗教的不同儀式中，音樂也都扮演著不可或缺的角色。在 1960 年，美國與蘇俄初步實驗證實，音樂的確有助於植物的生長，而且也同時發現，隨著音樂的類別不同，對植物所造成的影響也有所不同。在當時，美國非常流行一種快節奏的曲子，稱為「爵士樂」，於是就進行一項非常有趣的實驗：他們將南瓜分成兩個不同

的區域，一方播放古典名曲，另一方放的是當時流行的爵士樂，就這樣連續播放八週之後，觀察兩邊南瓜的生長情形。結果發現，聽古典樂的一方生長得挺直又生氣盎然，且生長的方向往音響的擴音器蜿蜒。另一方聽爵士樂的瓜兒們，生長的方向卻背對著音響，一副很想逃的樣子。這個有趣的現象的確值得商榷，對人而言，又不知是哪種狀況呢？但是樹葉的向陽性，也是值得玩味的。就動物而言，美、蘇方面也運用莫扎特（Mozart）的音樂在乳牛身上，發現乳牛的乳汁量多得驚人，而且牠們還特別喜好莫札特輕快的曲子（渡邊茂夫，1994）。

在此時期，留聲機的發明將音樂的應用帶入文明的境地：用事先錄好的音樂來幫助睡眠及手術前的緊張心情。

第一次世界大戰期間，將設計過的音樂用來配合傷兵的肌肉與關節復健，成效還不錯。

第二次世界大戰期間，醫生發現音樂不僅幫助提升傷兵的士氣，更加速復元，因此音樂被列入傷兵復元的計畫中（Army's Reconditioning Program），使音樂治療在常用下，應用更為廣泛。過去四十年來，其在不同臨床領域的應用一直受到重視。從文獻上可以看出，音樂療法於現代精神醫學之應用，早於 1950 及 1960 年代便被重視；自 1980 年代起，則更被推廣到其他身體醫療的應用上。

依布盧斯西亞（Bruscia, 1989）的定義：音樂治療是一種系統化的介入過程，音樂治療師運用種種醫療經驗，及在其間發展出來的各種關係，作為改變的動力，來幫助病人獲得健康。

此時期音樂治療配合特教的課程，主要針對聽覺障礙及口語發展遲緩的學童。

當音樂治療的專業協會於 1950 年在美國成立後，音樂治療服務的對象已包含各種不同障礙的類別。

由於實際的需求以及醫學上的應用，二十世紀成立專業的音樂治療組織是時勢所趨。

二十世紀初形成的相關組織包括：

1. Eva Vescelius（musician）1903, 1917, National Therapeutic Society of

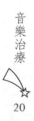

New York City.

2. Isa Maud Islen（nurse）l926, National Association for Music Hospitals.

3. Harriet Ayer Seymour（musician）1941, National Foundation for Music Therapy.

二十世紀初相關的音樂治療計畫有：

1. Willem Van de Wall（harpist） 1923, Music in Institutions, Allentown State Hospital（PA）.

2. Ira M. Altshuler（psychiatrist & composer） 1948, A Psychiatrist, Experience with Music as a Therapeutic Agen' Wayne County General Hospital（MI）.

全美音樂治療協會（National Association for Music Therapy，簡稱 NAMT）於 1950 年成立，目的在於革新音樂治療在醫院、教育、社區的發展，並促進音樂治療在教育、訓練及研究方面的進行。

1971 年，第二個專業音樂治療協會成立，名為美國音樂治療協會（American Association for Music Therapy，簡稱 AAMT）。1980 年成立音療鑑定理事會（The Certification Board for Music Therapist，簡稱 CBMT）。 1998 年 NAMT 合併成為一個新組織 AMTA：American Music Therapy Association（網址: www.musictherapy.org）。

其他國家也陸續成立專業的音樂治療組織，如：

1958 年，英國 British Society for Music Therapy。

1960 年代至 1970 年代，荷蘭、瑞典、挪威；東德、西德、奧地利、法國、瑞士、南斯拉夫、比利時。

1974 年，加拿大 Canadian Association of Music Therapy。

1975 年，澳大利亞 Australian Music Therapy Association。

1980 年代，巴西、阿根廷、哥倫比亞、烏拉圭、日本、捷克、丹麥、芬蘭、義大利、波蘭、葡萄牙、西班牙、以色列、南非。

台灣本土：

1993 年，成立音樂治療研究會。

1994 年，國際特殊才藝協會中華民國總會成立音樂治療推廣小組。

1996 年，正式成立中華民國應用音樂推廣協會，每年皆陸續舉辦國際音樂治療研習會。

二次世界大戰期間，對音樂治療專業人才的需求，醞釀了音樂治療師的培育計畫；1944 年，密西根州立大學開了第一堂音樂治療課；1946 年，堪薩斯大學開設音樂治療實習課程。

音樂治療課程經過五十多年的傳承，在本質上，主要內容以音樂及治療兩大領域為主，而音樂治療師的養成，則更強調臨床實習的重要性，以下就這三個領域分別說明：

1.音樂領域相關課程

音樂心理學（Psychology of Music）

社會音樂學（Sociology of Music）

民族音樂學（Anthropology of Music）

音樂美學（Aesthetics）

音樂生理學（Biology of Music）

音響學（Acoustics）

音樂教育（Music Education）

音樂演奏（Music Performance）

編曲（Composition）

音樂史（Music History）

音樂理論（Music Theory）

2.治療領域相關課程

心理學（Psychology）

心理治療（Psychotherapy）

諮商（Counseling）

精神病學（Psychiatry）

社會工作（Social Work）

休閒治療（Therapeutic Recreation）

創造性藝術治療（Creative Arts Therapies）

藥理學（Medicine）

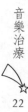

職能治療（Occupational Therapy）

物理治療（Physical Therapy）

語言治療（Speech/Communication Therapy）

教育心理學（Education of Psychology）

特殊教育（Special Education）

3.臨床實習與工作經驗的學習之領域

漸漸的，醫學開始突飛猛進；於是醫學便逐漸朝向純粹科學方面發展，而音樂則趨向純粹藝術方面進展。音樂與醫學之間的關係就從這個時候開始分家。直到十九世紀初期，歐洲有一群精神科醫師發現，有些病患對於種種刺激都沒有反應，唯獨對音樂有感受力。此後，音樂和醫學的連結又漸漸地被重視。二十世紀初，歐美各國的殘障機構、教養院及特殊教育學校，也開始運用音樂來改善殘障兒童和成人的各種困擾，而且成效相當良好。近代專業「音樂治療」的發展，則始於第一次與第二次世界大戰時的一些傷者。當時在英、美的官兵醫院裡，有一些肢體受傷的軍人和一些有情緒困擾的患者，醫療人員發現音樂對這些病患的病情有十分正面的作用。於是，醫療人員便開始與音樂教育界合作，在 1950 年創設第一個音樂醫療的全國性團體——「全美音樂治療協會」此協會每年提供 25000 美金的獎學金，攻讀美國的學校，若有興趣可以上 https://www.music-therapy.org 網站，為有興趣的學生一起來幫助改善病患的痛苦與促進溝通撫慰的心靈。

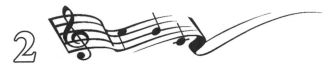

2 中國音樂治療的演進史

概說

　　禮樂之邦的中國早在新石器時代，先民口傳的語音旋律與音樂旋律間，已有高度的一致性。

　　謠傳上古之時的伏羲時代，已有立基、扶桑、捕魚之歌，並造三十五弦之瑟。而神農之世，亦有五弦之瑟，與土歌詠。從黃帝時代的彈歌（一說神農）、伊耆氏的蠟辭、唐堯時的歌、《易經》爻辭、周代《詩經》，乃至春秋時代的《論語》裡，無不以呈現生活歌的樂象音樂素材與華夏民族生活中所顯現的來作為音樂特質。如二字一拍，四字一韻，經常出現在生活的歌謠裡。而音之鏘、箏之美，復又抑揚頓挫、起承轉合，叫人聽來悅耳動人，合乎傳統四象、四正之天人合一的生活哲學。葛天氏氏族中所謂「三人操牛尾，投足以歌八闋」的樂舞，就是最好的說明。當時，人們所歌詠的內容，諸如「敬天常」、「奮五穀」、「總禽獸之極」，反映了先民們對農業、畜牧業以及天地自然規律的認識。這些歌、舞、樂互為一體的原始樂舞，還與原始氏族的圖騰崇拜相聯繫。華夏民族的生活格言、諺語，數千年來，就在四言節奏邊緣，衍生了多采多姿的音樂生活故事與

成語，在國人的生活口語中，平添了很多音樂的文雅氣息，諸如：家弦戶誦，歌功頌德，功成作樂；伯牙鼓琴，六馬仰秣；瓠巴鼓瑟，流魚出聽；樂而不淫，哀而不傷；夫妻好合，如鼓琴瑟；餘音繞梁，三日不絕；聲振林木，響遏行雲；桑間濮上，亡國之音；陽春白雪，曲高和寡，悅俗動眾；濫竽充數，隨聲附和；言外之意，弦外之音；大音希聲，至樂無聲；鳳凰來儀，百獸率舞；清廟之瑟，一唱三嘆；樂由中出，禮自外作，君子無故；雅頌之聲，太古遺音；高山流水，仁而且智；四面楚歌，風聲鶴唳；與眾樂樂，雅俗共賞；南腔北調，鄉音不改；古調自愛，今人不彈；對牛彈琴，知音難尋……等，從舊石器時代傳說中的三皇（伏羲、女媧、神農，一說盤古、隧人氏、祝融氏），到新石器時代（5900B.C.-2600B.C.）的五帝〔黃帝、顓頊、帝嚳、帝堯、帝舜；一說：東方的太昊、西方的少昊、南方的炎帝（神農氏）、北方的顓頊、中土的黃帝〕。在這漫長的遠古歲月裡，中國人認為黃帝軒轅氏（約在 2700B.C.-2600B.C.）居有熊；作甲子紀曆之法；造律呂、宮室器用；製文字圖書、冠冕衣裳；造貨幣、舟車、指南車；劃野分川，命寧封為陶正，以利器用；作樂咸池……等。黃帝打敗了五帝後期之炎帝（炎帝神農氏之衰微與無道）。黃帝中原之戰，完成了中國民族的統一大業，而為華夏「炎黃子孫」的共主，同時也為中國文明開啟「龍鳳呈祥」的序幕！

傳說黃帝之前的伏羲時代，就有捕魚之歌，《古今圖書集成》則轉引為〈辨樂論〉：「昔伏羲氏因時興利，教民佃漁，天下歸之，時有罔罟之歌」。而鄭樵《通志》則曰：「伏羲樂曰立基，或云扶來」。所謂「立基」與「扶來」，應是原始之人在他「罔罟佃漁」工作下所自然反射的生活歌聲。也就是初民在勞動中的隨意創作，真所謂「古人勞役不必調歌，舉大木者呼邪許」（記曲禮鄭玄注），而《呂氏春秋》也載：「今舉大木者，前呼輿謣，後亦應之」。據《辨樂論》所說，原先的神農，時有「豐年之詠」，《呂氏春秋‧古樂》亦記神農炎帝：「昔古朱襄氏之治天下也，多風而陽氣蓄積，萬物散解，果實不成，故士達作為五弦瑟，以來陰氣，以定群生」。根據《三皇本紀》，早在伏羲之時，非但「結罔罟以數個」，而且邊「作三十五弦之瑟」。前後二「作」，從三十五根弦，省減

至五弦而已。

　　中國文化歷史，在無正式文字記載前，僅憑信口相傳，是始自三皇；而文明造形，一般皆推始自黃帝。遠古的樸素音樂、古謠歌，從神農時期（一說黃帝時期）的「彈歌」：「斷竹，續竹；飛土，逐肉」（漢・趙曄《吳越春秋》），到伊耆氏的蜡辭：「土返其宅，水歸其壑，昆蟲毋作，草木歸其澤」（《禮記・郊特牲》）的遠古「謠言」裡，吾人不難發現，我華夏先民在新石器時代的口語旋律與音樂旋律，已有相當高度的一致性。此外，節奏鮮明、力度清曠，而遣辭精鍊、韻力充沛；但看其二字一拍、四字一韻的語式，已為後來西周、春秋問津《詩經》謠歌音樂形象，預先鋪下了一條長遠的康莊大道。當然這些古謠之所以能夠至今膾炙人口，主要是靠「謠言」的大眾傳播力量。古之「謠言」，今之「謠傳」是也。生活言語音素化、旋律化，其散播力之強者，有如天風之勢，無所不至；風之所及，無遠弗屆，所謂「八方風俗」、「謠言四起」，良有以也。古謠出於口語旋律，簡便流利，所以人人傳誦，代代相傳；後世之人，以字代語，因以追錄，輯之書冊。所謂「書者，如也」（《說文》），今人睹「書」話語，當可「如」聞其言，自「不難想見其一斑」古謠之音樂形象了。宮廷樂舞所用的樂隊也隨樂器的發展而形成複雜龐大的編制。而且很多文字記載，都是描寫有關琴家的故事，如衛國的涓、晉國的師曠、鄭國的師文、魯國的師襄……等；諸如伯牙與子期的知音故事，充分反映著當時社會對古琴的偏愛。可以知道，戰國時候是以五聲音階為主導地位，七聲音階則為從屬地位。《詩經》所云「鐘鼓之樂」，《淮南子》「近之則鐘聲亮，遠之則音彰」，《詩經》中的歌曲可概括為十種曲式結構。作歌曲尾部的高潮部分，已有專門的名稱「亂」。在《詩經》成書前後，著名的愛國詩人屈原根據楚地的祭祀歌曲編成《九歌》，具有濃厚的楚文化特徵。至此，兩種不同音樂風格的作品南北交相輝映成趣。它收有自西周初到春秋中葉五百多年的入樂詩歌共三百零五篇。《詩經》中最優秀的部分是「風」。它們是流傳於以河南省為中心，包括附近數省的十五國民歌。此外還有文人創作的「大雅」、「小雅」，以及史詩性的祭祀歌曲「頌」這幾種體裁。周代還有采風制度，收集民歌，以觀風

俗、察民情。賴於此，保留下大量的民歌，經春秋時孔子的刪訂，形成了我國第一部詩歌總集——《詩經》。就其流傳下來的文字分析，周代時期民間音樂生活涉及社會生活的十幾個側面，十分活躍。世傳伯牙彈琴，鍾子期知音的故事即始於此時。這反映出演奏技術、作曲技術以及人們欣賞水平的提高。古琴演奏中，琴人還總結出「得之於心，方能應之於器」的演奏心理感受。著名的歌唱樂人秦青的歌唱，據記載能夠「聲振林木，響遏雲飛」。更有民間歌女韓娥，歌後「餘音饒梁，三日不絕」。這些都是聲樂技術上的高度成就。加以孟子嘉美孔子德行有如音樂集大成之「金聲玉振」的音樂概念。周代音樂文化高度發達的成就，還可以 1978 年湖北隨縣出土的戰國曾侯乙墓葬中的古樂器為重要標誌。這座可以和埃及金字塔媲美的地下音樂寶庫，提供了當時宮廷禮樂制度的模式，這裡出土的八種一百二十四件樂器，按照周代的「八音」樂器分類法（金、石、絲、竹、匏、土、革、木）。其中以編鐘最有名，由於這套編鐘具有商周編鐘一鐘發兩音的特性，其中部音區十二個半音齊備，可以旋宮轉調，從而證實了先秦文獻關於旋宮記載的可靠。曾侯乙墓鐘、磬樂器上還有銘文，內容為各諸侯國之間的樂律理論，反映著周代樂律學的高度成就。在周代，十二律的理論已經確立。五聲階名（宮、商、角、徵、羽）也已經確立（謝俊逢，1998）。

　　由於戰國曾侯乙墓的出土，在我國音樂史上的早熟文明，提供了國人更具體的器物與信念。由於曾侯乙墓的發現，那早已失傳，但一直流傳戰國史策中的樂器「筑」，也一併在此次隨伴出土了。想當年荊軻臨水而歌〔蕭蕭〕，「高漸離擊筑」而和的形象，是何等感人！按「筑，形似瑟而大，頭安弦，以竹擊之，故曰筑」（《漢書·高帝紀》注）。《史記·刺客列傳》索隱：「筑似琴，有弦，用竹擊之，故名曰筑」。從屈原的學生宋玉的《笛賦》文中，可見笛在戰國時期的南方已見流行，究屬橫吹？豎吹？則無從知道。

　　秦漢之時的樂器，主要的是：排簫、笛、羌笛、笳、角、箜篌、琵琶等。秦漢時期「鼓吹音樂」開始盛行，分成兩類之後：前者主要是「排簫」和「笳」，作為儀仗道路進行，至唐朝還加了簫管笙與「方響」一起演奏為細樂，以及磬、小提鼓拍板的「清樂」；元明之後，江南一代之樂

器合奏稱為「十番鑼鼓」。清嘉慶年間，蒙古人榮齋記譜曰：「北方合奏之弦索十三套」，漸漸演變為現代陝西的「鼓樂」、江浙的「吹打」、「河北吹歌」、「遼南鼓吹」、「山東鼓樂」、「山西鼓樂」、「江南絲竹」、「福建南音」等。中華民族從黃帝開國以來，華夏民族一本大同博愛的王道精神，五千多年來已形成一個具有多種民族的國家。在傳統樂器的主流上，不斷旁徵博引，吸收變化，幾千年下來，豐實的樂器已為中國音樂展現出萬紫千紅、爭艷鬥奇的繁華瑰麗之器樂花海。篇幅所限，只能從簡分類唱名如下：

吹奏樂器：笙（分排笙、抱笙）、簫、笛、管笒、嗩吶、中音嗩吶、巴島、葫蘆笙、葫蘆絲、葫笙（芒筒）、侗笛、唎咧。

打擊樂器：大鼓、缸鼓、定音缸鼓、小鼓、排鼓、納格拉（鐵鼓）、達甫（達卜）、銅鼓、細腰鼓（壯族蜂鼓、傜族長鼓、朝鮮族長鼓）、腰鼓、象腳鼓、板鼓、書鼓、八角鼓、漁鼓；大鑼、小鑼、鋩鑼、雲鑼、十面鑼、鐃、鈸、碰鈴、梨花片、薩巴依、拍板、梆子、南梆子、簡板、竹板、木魚。

拉奏樂器：琴、瑟、箏、阮、琵琶、三弦、伽椰琴、柳琴、揚琴、卡龍、侗族琵琶、考姆茲、扎木聶、彈布爾、熱瓦普、冬不拉。

拉弦樂器：二胡、高胡、中胡、椰胡、大胡、板胡、京胡、墜胡、四胡、革胡、馬骨胡、二弦、大筒、馬頭琴、擂琴、艾捷克、薩爾它、牛腿琴。

從古代的樂器演變尋思詩歌的軌跡，敘事詩於詩。在〈季氏篇〉說：「不學詩，無以言。」在〈陽貨篇〉說：「詩可以興，可以觀，可以羣，可以怨。邇之事父，遠之事君，多識於鳥獸草木之名。」從這些話，我們可以了解，詩是先民真摯感情的流露。天真無邪、溫柔敦厚的詩教，更可以啟發人心、觀察得失、和樂民心、陶冶性情，也可以培養我們待人處事得體的言談舉止及擴充知識領域，假如我們能深體聖人用心，不是可以化私心為公利，化暴戾為祥和嗎？

從這一段就可以看出，中國古代音樂之律詩，與人民的生活息息相關，而樂器乃表人類的需求所產生之產品，因為有新的產物，所以就有新

的音樂。就心理學而言，這些音樂是人類在腦波裡所產生的一種特殊記憶，作曲家不知是如何會的，但在他的內隱記憶就有了這意象（空大出版社，1989）。

舞樂史

早在新石器時代，仰韶文化時期的彩陶文化期，「舞蹈紋陶盆」已有集體繞行歌舞的圖案。而在史前時代的「大儺舞」（即人與獸格鬥的舞蹈），與黃帝時期的「角抵舞」（又名「蚩尤戲」，乃人獸相抵為戲），此兩種皆中國舞蹈歷史之始，既有舞就有樂音，才能載歌載舞，而《尚書·堯典》所記載的「擊石拊石，百獸率舞」，乃是先民摹仿萬獸之舞蹈場面；至殷商時期即有以鼓為節奏的鼓舞；黃帝的「雲門」、唐堯的「咸池」、虞舜的「箾韶」、夏禹的「大夏」、商湯的「大濩」、周武的「大武」皆為武樂。例如黃帝氏族曾以雲龍為圖騰，他的樂舞就叫作「雲門」。關於原始的歌曲形式，可見《呂氏春秋》所記塗山氏之女所作的「候人歌」。這首歌的歌詞僅只「候人兮猗」一句，而只有「候人」二字有實意。這便是音樂的萌芽，是一種孕而未化的語言。夏禹治水，造福人民，於是便出現了歌頌夏禹的樂舞「大夏」。夏桀無道，商湯伐之，於是便有了歌頌商湯伐桀的樂舞「大濩」。商代巫風盛行，於是出現了專司祭祀的巫（女巫）和覡（男巫）。他們為奴隸主所豢養，在行祭時舞蹈、歌唱，是最早以音樂為職業的人。商代的巫舞非常盛行，就連《楚辭》〈九歌〉〈離騷〉都為巫舞之詞；從這句話就可以了解，周官司巫「若國大旱，則帥巫而舞雩」；從巫舞為侍奉神之舞演變至秦漢時期的「優舞」，為人而舞，也漸漸的從下流社會發展至上流社會，《呂氏春秋·古樂篇》記載「葛天氏之樂，三人操中尾，投足以歌八闋」舞樂的演變，而這一些演變，完全是為了宗教、驅魔、治病等。從這裡又不免與西方上古時代的言論不謀而合，如亞理斯多德說：「在古代咒語術性音樂中，音樂是專用來驅趕附在病人身上的惡靈。」

孔子是一位精通古樂的音樂家，從記載知道，孔子將六門課程稱為六

藝（即禮、樂、射、御、書、數），並將成人教育分為三條：興於詩，立於禮，成於樂。所以想成為完全人格，須集禮教、詩教於一身，最後須通過樂教，才為完善人格。

春秋時代，秦國醫師曾科學性的闡述了音樂與疾病的關係。從《左傳·昭公元年》醫和讀樂裡談到：「先王之樂，所以節百事也，故有五節，遲速，本末以相及，中聲以降，五降之後，不容彈矣。於是有煩於淫聲，慆堙心耳，乃忘和平，君子弗聽也……」「至於煩，乃捨也已，無以生疾，君子之近琴瑟，以儀節也，非以慆心也。」又曰：「天有六氣，降生五味，發為五色，徵為五聲，淫生六疾。」在當時對音樂就已經有選擇了，演奏樂器也可以為藥引，有選擇性的聽音樂也會對身心有益。漢朝史學家司馬遷說：「音樂可以動盪血脈，通流精神與正心也。」魏晉時期阮籍，其著作《樂譜》指出：「樂者，使人精神平和，衰氣不入，天地交泰，還物來集，故謂之樂也。」

而一開始就用音樂作為一種精神療法的代表人物，是元朝一位名醫朱裳亨，他明白指出：「樂者，亦為藥也。」元朝另一位用音樂治療疾病的是劉郁，《西史記》裡記載著：「丁巳年（1257）還國初，合理法（是阿拉伯的國家元首，譯名哈立發）患頭疼，醫不能治，令人作一新曲，琵琶七十二弦，聽之立解。」所以論據都可以顯出我中國之古文明時期就有音樂治療了（陳學詩，1987）。

器樂史

這部分就從我們最早期的樂器了解起。

從史籍與考古的資料相印證，中國最早的樂器出現在西元前六千年的仰韶文化，在現今的西安半坡村，已發現可以吹出小三度的「陶塤」，龍山文化的長安也出土了「陶鐘」。而同時期甘肅也發現「陶鈴」。在五千年前新石器時代，荊村也有二音的陶塤。1931 年 4 月，山西也出土了（在四、五千年前）陶塤，分別為一孔、二孔、三孔，可以吹出完全五度與小七度的音程。《禮記》文中記載：「土鼓、蕢桴、葦籥，伊耆式之樂

也。」在新石器時代一種石質的打擊樂稱「磬」，樣式也很多種，極具巧思。

商代

商代的「塤」可吹出宮、商、角、羽四個基準音，形式有魚形、橄欖，且已有五孔了！此期除了塤外，也在 1935 年河南安陽殷墓出土木腔「蟒皮鼓」、「銅鼓」，且有雕飾饕餮紋，「大石磬」紋飾也很精美，如虎紋等。商朝是否有弦樂器？目前雖無考古的實物，但從商朝甲骨文字上去尋找，木器上安絲撥出聲音的道理，應該早有可能。傳說遠古嫘祖利用蠶絲之餘，偶於木器上作樂，也偶有傳聞。商的文明基礎，在樂器上已發展至七十多種，見於《詩經》上的就有二十九種：打擊樂器有鼓、鼗、賁鼓、應、田、懸鼓、鼍鼓、鞀、鐘、鏞、南、鉦、磬、缶、雅、柷、圉、和、鸞、鈴、簧等二十一種；吹奏樂器有簫、管、籥、篪、塤、笙等六種；彈弦樂器有琴、瑟等兩種。

西周

繼承殷商的文明，樂器已有七十多種。

因有制禮作樂的文明，所以樂器共分：金、石、土、革、絲、木、匏、竹等八音。

戰國時期

《左傳》上記載，鄭國子產所說：「七音、六律，以奉五音。」可以證明，當時五聲音階的確立以及七聲音階從屬的地位。

秦漢時期

鼓吹音樂盛行，又分為「直吹」，如排簫、笳、角；「橫吹」如笛、羌笛（從四川一帶的羌族所傳來），因為當時的民族特色很重，所以有很多外來樂器，如胡人傳入的「箜篌瑟」，尤其是在三國魏晉南北朝期間，由西方傳入的有曲項琵琶、五弦琵琶、篳篥、鑼鈸等。「鈸」是由印度隨

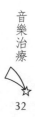

天竺樂傳入，「鑼」約西元第六世紀由西方傳入，北周時也傳入一種由十六塊定音的鐵片，排於兩行木架上，稱為「鐘磬」。

　　魏晉時期與漢朝相和歌的發展，所伴奏的樂器有：笙、笛、篪、節、琴、瑟、筝、阮等八種。

隋唐五代

　　各種曲式新興出籠，大型歌舞曲倡行，詩意境與文學音樂也成形，如「燕樂」內容包含了各種音樂、聲樂、器樂、舞蹈、百戲等。「法曲」是一種大型的歌舞曲，樂器多達三百多種，如「霓裳羽衣」就是代表作品。

宋朝

　　說唱音樂盛行，戲曲藝術興盛，民間音樂興起，宮廷音樂日漸式微，伴奏樂器有簫、管、笙、筝，以及一種「方響」與奚琴（稽琴）一起合奏的細樂。清樂樂器則有笛、笙、觱篥、方響、小提鼓、拍板、札子等組合，有時會加上稽琴、阮咸、簫管等。

元明

　　民間器樂更加發展，有「十番鑼鼓」、「弦索十三套」，指琵琶、三弦、筝、胡琴一起組合的民間合奏樂，「山東鼓樂」、「山西鼓樂」、「河北吹歌」等等民族特色增多。

　　中國文化不斷的改變，西方的文化傳入，慢慢的因西洋樂器的傳入，中國樂器有被取代的危機，不過中西合併下，所產生的音樂又具有時代感與認知感。

中醫學理論

陰陽學

　　中醫理論是以陰陽學為主，《易經‧繫辭上》說到：「易有太極，是

生兩儀，兩儀生四象，四象生八卦」，也就是說，萬物之起，乃太極生陰陽兩氣，陰陽結合而產生春、夏、秋、冬四象，並出現天、地、風、雷、水、火、山、澤八種自然的現象，稱為八卦，在八卦裡最重要的乃為乾坤二元，此二元互相對立與依存，引伸出宇宙萬物。這就是陰陽學，其將宇宙萬物的屬性歸類與劃分，再將其對事物相互聯結性與相互的作用方式加以探索。

《內經》將陰陽的平衡看作是身心健康的標的，陰陽失調即疾病之起，陰陽調節才是治療疾病的根源。運用音樂來調節身體機能的陰陽，使之平衡，病源得治，身體即康復，主要原因是：音樂本身有其規律，若以陰陽學說來探討和弦的構成，大三度為陽，小三度為陰，三和弦的變化就像四象，七種不同音程的和弦與八卦相似，而七種不同的調式與音階也與八卦相符，具規律性。音色的變化也與陰陽相符，如強弱的變化、音樂結構的簡繁、音域的高低都與陰陽相通，所以激烈強力的音樂屬陽，有激勵與興奮的作用，並洩其有餘之功用。旋律圓潤、節奏輕緩的音樂屬陰，有紓解壓力、排除寂寞、補其不足之益。

五行學

《內經》詳細記載五行學的重要性，古人把一年分成四季、一日分成四時的陰陽學，五行與陰陽學合併構成中醫學裡非常重要的一派理論。五行乃金木水火土五種不同的物質，其相生相剋，相互轉化，相互制約，譜成各種國樂合奏的樂曲。《易經》和五行療效音樂，把五音（宮、商、角、徵、羽）、五行（金、木、水、火、土），和五臟（心、肝、脾、肺、腎）相配對，認為這五音進入到人體會有不同的療效。宮屬土，商屬金，徵屬火，羽屬水，角屬木，像宮音雄偉、明亮寬宏具有「土」的特性，可以入「脾」，旺盛食慾，滋補氣血；商音則清靜肅穆、欣慰清潤，屬「金」，可以入「肺」，治療精神委靡、畏寒怕冷等症狀；角音則有舒緩、平和的感覺，屬「木」，可以入「肝」，治療肝鬱不孕、受驚失眠；徵音則有熱烈歡欣、激勵的感覺，屬「火」，可以入「心」，治療血管阻塞、咳嗽多痰；羽音則悠揚剔透，具「水」特性，可以入「腎」，用來治

療火氣、腎陰虛，亦可消水腫。如此一來，國樂透過中醫幾乎可以治百病了（普元凱，1998）。

中國五行表

五音	五行	五臟	調節部位	主要功能
宮	土	脾	脾、胃	有靜心調神、使全身機制能穩定之功效，用於冷靜，需要思考時。
商	金	肺	肺、大腸	加強聚氣、清心。使全身機能有內作效果，用於用腦過度、興奮不能自我控制者。
角	木	肝	肝、膽	促進經脈的運行，使全身機能展開，調節肝、膽的疏瀉，可提神醒腦，用於困倦但仍須工作的人。
徵	火	心	心臟、小腸	促進氣血運行，可振奮精神，提高效率，用於集中注意力專心的訓練。
羽	水	腎	腎、膀胱	具有煉精化氣的功能，可鎮定安神，適合用腦過度，難以入眠者。

靜氣養神與七情

《素問・玉機真臟譜》指出：「驚、恐、悲、喜、怒，令不得已其次，故令人有大病。」說明情緒是產生疾病的來源，中國歷來認為，人有七情（喜、怒、憂、思、悲、恐、驚），在正常的情況下，七情與我們的身體機能之生理功能有著調節的作用，太過時，身體就會發出警報，古人認為這七種情緒積鬱在心是造成內傷疾病的原因。

《素問・陰陽應象大譜》云：「悲生怒，恐生喜，怒生思，喜生驚，思生恐。」（陳學詩，1998）

情緒引起疾病的主要原因，其相生道理，無人比擬，若以音樂來調理，可以理出點頭緒。這是依據以情生情的道理，利用音樂去校正一種偏滯的情緒，或者借用音樂來宣洩情緒，以達到生理與心理的平衡，因為音樂是人類情緒下所產生的產物，運用情緒產物去對抗情緒，使身體產生平衡的機制，不就驗證了中國醫學的陰陽與五行之相生相剋了嗎？

《素問・上古天真譜》云：「怡情虛無，真氣從之，精神內守，病從安來。」也就是說，心平氣和，無所雜念，疾病無所生。又說：「內無思想之患，以快愉為務，以自得為功，形體不敝，精神不散，亦可以百數。」若能做到心情舒暢，安然自得，精神集中，便可以百壽了。

其主要的方法就是靜氣養神，把心情平靜，皆無雜念。最好的方法就是在大自然間靜坐吸收大自然的聲響，或是以柔美的音樂節奏，躺在最舒適的環境中，靜氣養生。中國武術裡也有運用氣功來調理節氣，靜松功、靜養功等皆是以靜氣安神，若再配合五行音樂，就能達到身心健康的目的（中國，1981）。

雅樂共賞

在中國少數民族的樂舞演出中，或可勾畫出古代西域音樂的內涵。文學的遺流記載，乃是歷史走過的痕跡。歷史上活躍於絲路的民族很多，從匈奴、西域諸國到蒙古，先後出現在西域歷史上，共創燦爛的西域文化，也增多了文獻與藝術。橫跨歐亞大陸的絲路，不僅是一條通商之路，更經由各民族的遷徙，融合各國間的音樂文化，促進了文明的互補與超越，也創造不少文學與樂曲的作品。

採薇之歌

殷商最後一位帝王帝辛，也就是「紂」，他被後世公認為繼夏桀之後的暴君。他好酒淫樂、寵愛有蘇氏美女妲己，唯己之言是從，生活糜爛。命樂官師延作新淫聲、北里之舞、靡靡之樂，以酒為池、懸肉為林，使男女裸，相逐其間，為長夜之飲。微子數諫不聽，只得謀去；比干強諫，遂遭剖心；箕子佯狂，不免入囚。於是周武王以兵車二百，虎賁二十，甲士四萬五千，會合諸侯，紂王兵敗牧野、投火而死。據說在周武王伐紂時，伯夷、叔齊曾於潼關道上扣馬而諫，希能避免流血事件，未果。紂王敗後天下宗周，伯夷、叔齊以遺民心態不食周粟，採薇而食，後餓死首陽山；箕子則渡海遠徙朝鮮。

周武王即位不久就告死亡，其弟周公旦，起而攝政輔佐年幼的成王，平武庚、祿父與管叔、蔡叔之亂後，封微子啟於宋，以繼承殷祀。周公輔佐成王平定天下之後，二度封疆，更進而制禮作樂。「大武」據說就是出於周公之手。孔子相當欣賞武樂，雖未盡善如韶（舜樂），但卻也盡美（《論語・八佾》）。所以在前代的音樂中，孔子對舜的韶樂，幾乎打了滿分；對於武樂的評價則是美中稍帶不足，所以他建議要欣賞音樂時須「樂則韶武」（〈衛靈公〉）。

靡靡之音

紂王的東征，雖勞民傷財，但師延的音樂，更腐蝕了他往日的雄風。音樂是生活的一面鏡子，為政者豈可陶醉於「浮奢之樂、靡靡之音」？所以在周平王東遷以後，王道沒落、禮壞樂崩，孔子憤而據魯史作《春秋》，文藝作品的產生，亦循政治興衰起伏，而做形象的改變。

高漸離

荊軻刺秦王前，於易水訣別，高漸離擊筑，荊軻縱情高唱著：「風蕭蕭兮易水寒，壯士一去兮不復還！」淒厲的歌聲激起慷慨激昂的氣氛，霎時天地一片蕭瑟，草木含悲，英雄氣勢、義薄雲天的荊軻，頭也不回的徜徉而去。

琵琶女

白居易在被貶至江西九江時，在潯陽江頭與朋友辭行飲酒，突然遠遠的有琵琶聲，於是就請此女就地演奏，當她演奏霓裳羽衣舞與綠腰羽調時，旋律如珠走玉盤，清脆有力，源源滾滾，不絕如縷；幽怨時，好比溪澗咽石，低鳴哀泣，技巧高超，令人讚嘆不已。而在這種地方，不應有如此高技巧之人，才知此女因已色衰，被流放下嫁一商人，白居易一聽，淚流滿面，有感而舒詠，乃有同病相憐之嘆。

四面楚歌下的項羽與虞姬

　　楚霸王項羽被困於垓下，劉邦抓楚兵的家屬對著項羽的部隊唱楚歌，來瓦解楚國將士們的士氣，項羽在英雄末路下唱起：「力拔山兮氣蓋世，時不利兮騅不逝，騅不逝兮可奈何，虞兮虞兮奈若何。」而虞姬也含著淚唱：「漢兵已略地，四面楚歌聲，大王義氣盡，賤妾何偷生？」虞姬遂先拔劍自刎而死。

清平調

　　李白著，李白字太白，號青蓮居士，所作之詩清新超俗，深得玄宗的賞識，封他為「翰林院供奉」。原詞如下：「雲想衣裳花想容，春風拂檻露華濃。若非群玉山頭見，會向瑤台月下逢。」「一枝紅艷露凝香，雲雨巫山枉斷腸。借問漢宮誰得似，可憐飛燕倚新妝。」名花傾國兩相歡，長得君王帶笑看。解識春風無限恨，沈香亭北倚欄杆。」

　　有一次，宮中牡丹盛開，康玄宗與楊貴妃到興慶池沈香亭上飲酒賞花，李龜年則率領梨園弟子奏樂助興。玄宗心中忽生一念，對李龜年說：「賞名花，對妃子，焉能用舊歌詞？」乃召請李白，進宮作新詞。

　　李白接過御旨，眼見在側的高力士囂張之情，極為不滿，乃借酒裝瘋，叫高力士磨墨。不久，感到雙腳不適，又命高力士替他脫靴，高力士心中極為氣惱，因為玄宗急要新詞，只好忍辱照辦。這時，李太白揮動他的毫筆，不一會兒，寫成了三首詩章——〈清平調〉。玄宗隨命梨園弟子調絲竹，促李龜年歌唱。以李龜年的絕世歌喉，來唱李白的一流詩句，可謂人間哪得幾回聞。

長恨歌

　　唐朝詩人白居易根據天寶十四年，安祿山以討楊國忠為名，起兵反叛的故事，寫了一篇悱惻哀艷的〈長恨歌〉。韋瀚章又以此為藍本，寫了十章歌詞，我國音樂家黃自先生作曲，成為我國第一部清唱劇。

箜篌引

漢時朝鮮有個叫霍里子高的艄公（船夫），白天在河邊看見一位醉漢走入江裡滅頂而死，其妻子在後面呼喊搶救無效，傷心之餘，亦投江自盡。子高回家後告其妻子後，妻子感動之餘，乃引箜篌而歌：「公無渡河！公竟渡河！墮河而死，當奈公何！」語短情長，聞者無不噎聲飲泣。

出水蓮

曲子立意是表現清淡、典雅，因為蓮花為花中君子，「出淤泥而不染，濯清漣而不妖」，託物言志。是客家箏曲代表之一。

梅花三弄

曲子表現著重孤高清冷剛毅，因梅花為花中之最清，一樣有譬喻之意。

高山流水

伯牙鼓琴，志在登高山，子期曰：「善哉，峨峨兮若泰山」，志在流水，子期曰：「善哉，澤澤乎若江河。」其實伯牙、鍾子期的故事是個悲劇，鍾子期死後伯牙摔琴。心碎，便走入清冷之君子志。鍾子期是生命之終，伯牙是心靈之死。而「高山流水」點到山水之音與君子之志，卻未點出子期之死與伯牙之淡泊名利，此曲對山水之音不多雕琢，是在著意純樸寧靜、曠遠雅逸，企圖折射出「峨峨兮若高山、洋洋兮若流水」的君子之志，因此樂曲之詮釋清冷空靈，毫無悲歡離合、喜怒哀樂的情緒，恰似山高水長，浩然天地間。

古琴曲「幽蘭」

借喻蘭花描述鬱鬱不得志之感，並將蘭花的呈現展開為人生闡述。

琵琶曲「大浪淘沙」

選自白居易（772-846AD）詩詞集，「潯陽江頭夜送客……大珠小珠落玉盤」，是標準的借景喻「浪淘盡千古風流人物」的蒼涼心境，以其最後長輪轉入，低音弦的滑揉並雙音，呈現心未能止的感慨。

箏曲「寒鴉戲水」

若只取題，一定馬上想到在水中逐戲的鴨子，而實際上，寒鴉又名鷗鳥，這是潮洲弦詩十大曲中最富詩意的一首，全曲幽雅清新、明快跌宕，把寒鴉在水中悠閑又追逐嬉戲的景色表現無疑。

絲竹樂「春江花月夜」

這首名曲若以琵琶演奏，就變成「夕陽簫鼓」。「春江花月夜」是張若虛的詩集《全唐詩》中，最膾炙人口的名作。其沿用隋唐樂府舊題，抒寫真摯動人的離別情緒及豐富的哲學理論，洗去了宮體詩的艷麗文藻，給人澄澈空明、清麗自然的感覺。張若虛，唐代詩人，揚州縣人，西元705年，也就是中宗神龍時期，與賀知章、邢巨……等，馳名於京都。此曲春江花月夜形容景色之優美動人，對政治的無奈表現盡在眼底，內容之春江潮水連海平，……落月搖情滿江樹，曲子呈現月、風、花影、水雲，最後透過漁人歌聲、點點白帆、江岸翻捲，將寧靜、逍遙、超脫的意境呈現得淋漓盡致。乃為我國已遺失之樂譜。

古琴曲「廣陵散」

又名「廣陵止息」。據《戰國策》及《史記》記載，韓國嚴仲子與宰相俠累有仇，而聶政王又與之為好友。聶政王是戰國時期之韓國人，其父為韓王鑄劍，誤了期限，被韓王所殺。聶政為父報仇失敗後，毀容入深山，他知道韓王喜好樂音、彈琴，於是苦學琴藝十餘年，返韓時，已無人認出，想盡辦法潛入宮中為韓王彈琴時，以琴腹中藏之匕首刺死韓王，而自己也壯烈身亡了。廣陵散一曲淵源已久，從東漢至三國，今日所見之譜

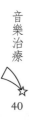

最主要有三：一為明朱權《神奇秘譜》，二為明汪芝《西麓堂琴統》之甲譜與乙譜，三本為名家研究之譜。

漢宮秋月

原為崇明派琵琶曲，又名〈陳隋〉。以歌舞形象寫出後宮寂寥，顯出清怨抑鬱，表示了古代宮女哀怨悲愁的情緒。不同樂器有不同譜本，傳至目前，是一首藝術價值高的曲子。

我國文學繼北方《詩經》之後，在春秋以來，卻以長江流域為箇中之「楚」。楚辭是繼《詩經》之後的南方新興文學，廣義的南音包括弋音。「越人歌」就是經過楚語解詳的歌曲，孟子本人以「孺子歌」（〈離婁篇〉），屈原的《九歌》、《離騷》，宋玉的《九辨》為楚表。屈原的文章，可謂用筆神奇詭譎，歌詞浪漫淒美，極玄之至。

為何《詩經》之後，我國詩歌獨盛於楚？《詩經》時期以黃河流域為據點的「中國」之人，向來把南方長江一帶的居民視為化外之民，故對於不隸屬於周的楚，也以中國（華夏）以外的邊民視之。「戎狄是膺，荊舒是懲」。周時與楚曾有征戰，如銅器的銘文就有：「佳王伐楚伯，在炎」（矢令殷），及「王伐楚侯，周公某禽祝」（禽褒）。《禮記·仲尼燕居篇》中，孔子對於以上作過解說：「郊社之舞，所以仁鬼神也；神之禮，所以仁昭穆也；饋奠之禮，所以仁死喪也；鄉射之禮，所以仁鄉黨也；食饗之禮，所以仁賓客也。」從《周禮·春官》記載可以知道，祭祀時所用的音樂非常繁複：「大司樂乃分樂而序之，以祭，以享，以祀。乃奏黃鍾，歌大呂，舞雲門，以祀天神。乃奏大簇，歌應鐘，舞咸池，以祭地祇。乃奏姑洗，歌南昌，舞大磬，以祀四望。乃奏蕤賓，歌函鐘，舞大夏，以祭山川。乃奏夷則，歌小呂，舞本漢，以事先妣。乃奏無射，歌夾鍾，舞大武，以享先祖。」從天地、四方、山川、祖先的順位可以知道，周時音樂奪天的心理與法天的思想。周成王感激周公旦的輔佐，所以封周公的兒子伯禽於曲皇，「命魯公世世祀周公以天子之禮樂」（見《中國音樂辭典》，丹青圖書有限公司）。

古樂今用

　　傳統的五音國樂在感受上確實和西方音樂有很大的差異，就音樂治療的效果來說，也可能激發不同的感覺。在中國古音樂術語中，稱為「三分益一」；取三分二倍的稱為「三分損一」。中國古時的各律比數，與西方的「管風琴」（Pipe Organ）律管相同。何為「三分損一」？即是將管長分為三等份，割除管底下的一等份，即稱為「三分損一」，在管底下再增一等份之長度，即稱為「三分益一」。以中國古樂律而言，假設「宮」為西洋音階中的 Do，那麼「商」為 Re，「角」為 Mi，「徵」為 Sol，「羽」為 La。這與希臘一位大哲學家畢達哥拉斯（Pythagoras, 582-493B. C.）的音樂原理相類似，他認為八度（一比二）、五度（二比三）、四度（三比四）、十二度（一比三）、十六度等為「協和音程」。以定律法來辨別音的準確度是有必要的，像瑞士的數學家瓦拉（Leonhard Euler, 1707-1783）就用對數來計算音程的值。而德國哲學家德羅俾什（Moritz Wibelm Drobisch, 1802-1896）也以數學方式來計算音程。

　　我國十二音律的振動比數為：

黃鐘　　1

大呂　　2187/2048

太簇　　9/8

夾鐘　　19683/16384

姑洗　　81/64

仲呂　　177147/131072

蕤賓　　729/512

林鐘　　3/2

夷則　　6561/4096

南呂　　27/16

無射　　59049/32768

應鐘　　243/128

半黃鐘 531441/262144

明朝朱載堉著《樂律全書》創立「十二平均律」，進而演變至清史制定一套狹義的宮廷樂府，稱為「清制十四律」，揭示以數理的觀念制定音程的定律，而這些音程的振動數就是我們研究音波的數據（陳萬鼐，1978）。

像悠揚的吹管樂器，導引人們進入冥想，快速的彈撥音樂則抒發了零亂的心情，哀怨的胡琴又讓我們發洩心中悲傷的情緒，至於喧鬧的嗩吶、熱情的鑼鼓，比西方音樂更能振奮低落的士氣。就是其音波的振動數與腦波的數據成一定的比率，而有影響與調整的功能。

所以這種國樂的特色如果結合在中國傳統醫學的另類療法之中，應該更能發揮。像有些人學打坐、氣功，做各種功夫舞蹈來健身，也有人做針灸、推拿的醫療，如果在相得益彰的國樂聲中，必然效果會更好。就拿增強免疫這種治療來說，心無雜念、全身放鬆的打坐或氣功，其實就是基本的治療模式。而五音音樂從改變人的腦波進入更放鬆的情境世界，免疫力提升應該可以從血中的標記測驗出來；如果在冥想中進入這種音樂的精髓，可能就像練功到最精深的程度，我們相信可以達到修身養性、治療身心疾病的一定效果。

綜合觀之，在中國音樂上，隋唐之際盛極一時的龜茲樂、疏勒樂、于闐樂、高昌樂、伊州樂都與古代絲路上的民族音樂有關。雖然歷代文人皆曰：「古樂淪亡」，失傳了，我們何嘗不能從現今尚存的傳統音樂中，尋找經由口傳心授的傳承所延續的古樂。如果要說傳統音樂的功效，也可以追溯到原始或土著音樂的神奇效果了。在古籍中也談到雅樂可以教化民心，靡靡之音可以使社會風氣敗壞，武俠小說裡面也有些音樂可以震斷人的心脈，或當成迷魂藥。事實上，不論是古老的印度、中東音樂，甚至巫樂和土著音樂，都可以用來慶祝祀神、栽種、收割、迎接司祭到來、帶領部落作戰，也可以用來慶祝誕生、結婚、成人禮、葬禮，甚至是求神祈禱、請願、驅邪的媒介，這些都是原始音樂治療的根源。這種鄉土母語的音樂感受不是外國人所能心領神會的，即使如此，也有西方的音樂家受到這些影響，在作品中呈現五音的調子，並經常被用在安神定氣、增強免疫

的治療（Scartelli, 1989）。所以國樂的影響力，值得我們再花時間研究其療效。

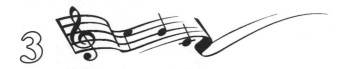

音樂與心靈

如何用最原始的音樂進入心靈深處？

怎麼樣的音樂最能治療每一個人的心靈？

其實很多人誤會是我們經常談論的古典音樂，也許古典音樂比較平和，能夠讓多數的人心靈安靜下來，可是不見得最能深入每一個人的心靈深處，發揮安神定氣、止痛療傷的效果。所以當一個人要利用音樂在生活中自我治療的時候，它可以用自己常聽、喜歡的音樂，也可以自己選取音樂在不同的情境使用，甚至可以利用最原始簡單的音樂素材或樂器發洩一下焦躁的情緒（渡邊茂夫，1994；Storr, 1999）。但是若要得到醫治或有嚴謹的效果，中、西之古典音樂中有經過謹慎錄音的效果會比較顯著，例如一些較大知名的錄音唱片公司。

亞理斯多德說：「我們的思維本來是很具體的，但是在思維的複雜內容裡，我們必須劃分出什麼是屬於思維本身或屬於思維之抽象作用。」從這個理論來著眼，心靈思維又是屬於何種層面呢？心理學家們認為，人的記憶分為外顯記憶（explicit memory）與內隱記憶（implicit memory）。而何種時候我們用的是外顯記憶？又於何種時候我們用的是內隱記憶呢？所謂外顯記憶，乃當我們在記憶搜索時，會從我們腦的記憶體去提取記錄，慢慢的就會有一個有效的記憶特質，雖不見得每一個提示都有效，但假如

提取的情境與登錄的情境是一樣的話，成功率就很高，這在心理學上叫作「登錄的特定性」（encording specificity）。例如：有一個實驗叫作自覺性的搜索（conscious search），受試者在高中畢業四到九年後，要盡量寫出他們高中同班同學的名字，再拿畢業生紀念冊對照，看看其準確度如何。結果一開始時，振筆疾書，一口氣寫下好幾個名字，幾分鐘後，實在寫不出來了，但實驗員請他們繼續留下，努力的想想，如你在上體育課時有……，或在活動中心時……，或在實驗室時……，或畢業旅行時……，結果就如同在掃瞄圖片似的，他們驚訝自己居然能寫出三分之一的同學名單來，而這些記憶皆稱為外顯記憶。

內隱記憶，如同我們本身的潛在技能，如你聽到一首曲子，會很自然的跟著哼唱，可是你不記得你是在何時、在何情況下學會的，如鋼琴家在演奏鋼琴時，會彈一段即興曲，他卻不會記得他是在何種情況下學會的。

又如同人在緊急的情況時，突破自己平常絕不可能做到的事情。有很多心理學的治療師即引用此種方法（Gleitman, 1995; Chan, 1998），所以內隱記憶會存入內在的心靈裡，有時以外在的刺激從你心靈深處呼喊出來，而外在的刺激也許是繪畫、舞蹈或音樂。

而音樂有你不可不知的影響：

1. 能使一個人感到自我滿足。
2. 是一種體驗。
3. 帶給人愛、真摯與友情。
4. 人是群體動物，而音樂會使人有凝聚力。
5. 會有美的感覺。
6. 會有滿足感。
7. 音樂是多元的、非語言的溝通工具。
8. 會直接影響一個人的內在美。
9. 會改變人的行為。
10. 增加活動力。
11. 其固定的構造與組織性能促進一個人的自我統合機能。
12. 是轉借發洩的最佳材料。

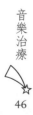

因為有這些影響，所以音樂可以引導想像，而滿足自我的實現。

雖然經過許多學者數十年的努力，音樂治療的效果至今仍沒有一致性的定論；但涉及行為科學、心理學、邏輯學、人類學與社會學，而人的行為不是孤立的活動，是受人腦的支配，也受環境的影響，人腦有自身的活動，所以借用音樂來刺激腦部的思緒，加一點歸正的信息，以及改造、發出指令後，使人的行為改變，不過已有一些源自經驗性（experiential）研究結果的理論性概念被發展出來。人需要依據感覺，渴望光明、聲響、節奏，以及一些理論的概念，其中有部分概念更可被引以為支持音樂治療是一種獨特的治療模式的證據，其原因如下：

1.音樂是聽覺藝術，可引發生理與心理（情緒／情感）「共鳴」的潛力反應（John, 1985）。

2.音樂之成分與音樂整體（gestalt）一樣，控制人體的身體與腦，對心理及生理也產生影響（Helen, 1990）。

3.個體對音樂之生理的、心理的與認知的反應均不同。當人在聽音樂時，音樂是一種刺激，其刺激受到人的感情與情緒波動後，個體會因對音樂既有的了解程度及喜好度、與個人的差異性，而影響對音樂的反應（Farnsworth, 1969）。

4.音樂可引發認知想像及聯想反應，如聽完音樂後，可以運用客觀與主觀的判斷聯想（Cook, 1990）。

5.音樂是一種行為科學，了解音樂性質與其重要作用後，可以作為放鬆及積極性感情反應的一種誘發刺激（Saperston, 1989）。

6.可藉由音樂作為一種結構性暗示，發覺心理與生理的需要，提供個體生理放鬆的線索，亦可當作注意集中點，因而可從分心狀態或誘發焦慮之思考中再集中注意力（Saperston, 1989）。

7.由於音樂主要應用在右大腦半球的功能，或許可用來阻斷左大腦活動或促進右大腦的運作（Scartelli, 1989）。

8.音樂可作為正增強物來強化想要的行為，聆聽或參與音樂歷程是一種愉快的經驗（Saperston, 1989）。

9.音樂的振動特性可能會成為處理壓力的最有力因素（Brendel, 1990；

Evens, 1990）。

10.音樂對治療醫學方法可能會有增強或減弱的影響（Marantom, 1993）。

11.對音樂之心理及生理反應可能是不一致的或相反的（Budd, 1985）。

12.除了聆聽之外，某些音樂經驗可能有助於壓力處理（Burrow, 1990）。

13.音樂或可作為自律神經系統的一種制約刺激物（Abeles, 1989）。

　　每一種音樂都有不同的功能，就拿我們中國的國樂來說，這種五音的音樂聽起來的感受、氣氛，和西洋古典、現代音樂都截然不同，對有些人來說，的確是迴腸盪氣，有調整自主神經的功能。所以最近在中國大陸對傳統國樂宮、商、角、徵、羽的研究發現，每一音可以影響人體不同的生理功能，也許對照中醫陰陽五行、五臟六腑可以做一定的關聯。最起碼的，當一個人打坐運氣的時候，悠揚的國樂可以讓他更心無旁騖，這對焦慮症引起的消化不良、心悸、頻尿、腰痠背痛種種精神官能症，或者神經衰弱的病人，都有治療的效果，所以我們在做音樂治療的時候，不能忽視這種傳統音樂的功效。若病人又有打太極拳或練功的習慣時，更可以配合國樂作為日常養生的另類療法。

　　為了治療愈來愈多且愈深的問題，醫師及心理研究家加緊了腳步，尋找最完美的醫療技術。但始終有一個無法突破的困難，即世界上沒有完全一樣的人，這讓他們發覺不可能有一種十全十美的技術能夠使用於所有的人，反而是發展許多的技術，讓患者本身選擇對自己最適合的醫療方式，才可得到滿意的效果。今日，醫學及心理學的研究培訓了分枝愈來愈多的專業領域人士。由於新技術的開發，且不斷的改良，科學家們重新發現了如同人類歷史一般悠久的醫療技術，並且開始重拾那些被時間遺忘的智慧，教育、婚姻、習俗、性愛及工作成就的價值再度被重視。就如同電腦的發展，在人體健康的研究上重新發現植物、草藥、香料等自然醫療的重要性，而非工業化的藥物。千年智慧的醫療技術被融入了這些發展及改良，而其中最受注目的是針灸及催眠的技術。

這個的證明是運用雷射於針灸的技術，這是現代醫學中始料未及的。由於精神官能症的發現，學者們發覺「由情感問題所引發的生理疾病」，而這些情感問題在人體器官上找到了最佳的釋放管道，因而引起在一段時間前被認為唯有手術才有可能解決的疾病。心理醫師的工作受到了肯定，就如同研究心理及情感的科系，成為全世界明星醫學院重要的學習項目。

有很多的證明與研究發現，音樂不但可以治療心靈上的疾病，更可以減輕身體上的痛苦。一些長期病患，如癌症、心臟病、腦性麻痺、憂鬱症患者等等，有計畫的運用音樂來幫助在肢體、心理或情緒上有障礙的兒童及成人，進而達到治療、復健、教育、訓練的目的，甚至於有增加創作力的能力。由柏克萊性格評估中心（ Berkeley Institute of Personality Assessment）所進行的代表性研究——「創造性建築師」（creative architects），即利用個體的認知層面，特別指的是性格與動機方面，運用心理學上的一些測驗，而這些被實驗者，的確比同儕更能脫穎而出，也確實展現出獨立、自信、自由、靈活、機警，準備接納潛意識的過程，野心與工作等個性特質。但是，個體是否展開積極正面的特質，仍需一段時間來證實，值得懷疑的是，一群人一起做實驗被激起的創造力，是否與原具有的創造力特質會有類似的特質輪廓。

我們都知道，有些聲音人的耳朵是聽不到的，有些顏色肉眼看不到，但是很奇妙的是，其他物種或特殊儀器卻能感應到或測驗出來；狗對極高音頻聲音會有反應，奈米科技的新發現，讓人對整個世界的思考又更跨越了一大步，而整個大世界，有很多我們無法觸及到的時間、空間及宇宙關係。依叔本華的見解，他認為：「我們有一種來自身體內部的直接認知，這種認知不同於我們對其他事物的感知，也同時會被我們以感知其他物體的方式感知到其他部分，只不過會有極限。」又說：〔「我們永遠不會超越表象，即現象，所以我們會一直停留在事物之外，永遠不能深透事物的內在本質，而洞察它們的本體，即它們可能的本貌……我強調我們不僅是『認知的主體』，我們本身也屬於我們必須認知的那些實體或本質，我們本身就是『物自體』。所以我們有一條『由內而出』的道路，通往我們『由外』無法穿透的、事物的真正內在本質」〕。也許這就是人心靈內在的一

種（潛意識）。心理學大師容格在 1919 年作一本幻想之作稱為「靈界」（pleroma）裡談到：「我們必須假定當時有一道降低的意識門檻使他得以接近『絕對的知識』。斯德哥爾摩的那一把火，就某種意義而言，也在他的內部燃燒。時間和空間在潛意識的心靈似乎是相對的。換句話說，知識在一個時空連續區裡自行發揮，而這個時空連續區裡，空間不再是空間，時間不再是時間。」容格這言談中已經把潛意識虛幻了，變得不可捉摸；而柏拉圖的評論也許可以把潛意識說得更實際一點：「將所有不好的記憶，一直塞在一個小房裡，等到小房爆出後，潛意識就會因某種因素湧出！」

柏拉圖的言詞就像先知般，1990 年代科學家們就計畫破解最複雜的機器——腦，證實了柏拉圖的言論，人腦的確會將記憶自動的規畫分割在不同的單位內，而記憶庫一滿，潛能就被激發出來。在下一章音樂與身體我們將會談到大腦的構造。

社會心理學家雅瑪比爾（Teresa Amabile, 1996）提出「內在動機」之重要說法，引起很多爭議，因為那與典型的心理學所預測的論點相反，其論點獨特處是「個體純然為了興趣而從事活動的時候，遠比他們為了外在回饋而投入的時候，更能產生創造性解答」。

另一位心理學家辛克森米哈伊（Mihaly Csikszentmihaly, 1999）以一個不同的字彙描述一種熱切的尋覓之後的感情狀態，稱之為湧現狀態（flow state）或湧現經驗（flow experience），指的並不是當時的經驗感知，而是會讓人覺得自己有朝氣與完全的了解，並且沈浸於一種「經驗顛峰」，就如同一些個體創作者渴望時常能擁有其「湧現時期」，而當個體熱中於某個領域時，湧現經驗的軌跡會時時變換，如剛學成的音樂表演者，會從熟悉的作品中精確演出而獲得「湧現之情」，而年輕的大師會希望詮釋最具挑戰性的作品，來運用高難度的技巧表現；經驗老練的大師會將自己熟悉的曲子，加入自己的情感，使曲子表現得淋漓盡致。這些都是「湧現狀態」、「湧現經驗」的表現（Henry, 1995）。

當人類受到一些不可預知的災害後，很多在醫學上無法查驗出的病症，就一一創出新名詞，如狂亂症、失語症、被迫害妄想症……等心理的疾病，如果醫院願意與音樂治療師合作的話，運用音樂是可以撫慰多重的

創傷。人們在孤寂無助（helpness）時，這種神秘的力量潛入了第三度空間，幫助「湧現狀態」與「湧現經驗」浮現，運用醫療用的音樂將有助於維持人們身心及情緒的穩定與平衡。除使用音樂對精神紊亂、情緒低潮的患者提供治療、調節、教育和訓練的控制運用外，還能以音樂激發人們的情緒和慾望，進而治療病症。

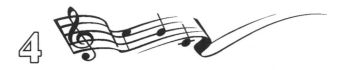

4 音樂與身體

一個多世紀以來，人們一直認為左腦佔主要的支配地位，而右腦是從屬的，這種觀念影響著百多年來右腦未被開發。近年來，曾獲頒 1981 年醫學和生理學諾貝爾獎的美國加州大學斯培雷（R. Sperry）博士和哈佛大學的呼貝爾（Hubel）、韋塞爾（Wiesel）等人研究證明，大腦左右兩半球都有高度專門化的功能，左腦或稱數學腦，善邏輯、思考；右腦或稱音樂腦，善於形象感知、處理音樂信息和繪畫，左右腦各司其職（Bergson, 1946）。

但是在 1990 年時，這些理論又全被推翻了，美國的國家精神健康研究院與國家圖書館合作推出「腦的十年」計畫，就是要讓大眾了解腦科學的研究現況。他們認為右腦是處理新的東西，再儲存到左腦；左腦會去應對人際關係，而右腦受傷時，會封鎖記憶。腦又分為後腦、中腦及前腦。

㈠後腦（hind brain）包含：

　1.延腦（medulla）：最靠近脊髓，控制心跳及呼吸。

　2.小腦（cerebellum）：下達指令傳達行為模式，如走路、彈琴……。

㈡中腦（midbrain）包含：

　1.神經中心：是一個管理動作的較低層次的部位。也管聽覺與視覺。

　2.網狀組織（reticular formation）：從延腦一直延伸到視丘（thalamus），包含了整個腦幹，是中腦最重要的組織之一。它的作用是刺激大腦，所以網狀組織若受損，會影響到睡眠的功能。

㈢前腦（frontal）包含：

1.視丘與下視丘（hypothalamus）：為大型的神經中途站，所有皮膚、眼睛及其他運動中心都將訊息送到視丘後，再被傳到大腦皮質。

2.大腦半球（cerebral hemispheres）：分成四葉前葉（frontal lobe）、頂葉（parietal lobe）、枕葉（occipital lobe）及顳葉（temporal lobe）。而包住這些只有三毫米厚在最外層的，也是我們最高層次的認知處理（如思想、記憶等），稱為大腦皮質。魚沒有皮質，爬蟲類及鳥類有一點點，哺乳類就變得大很多。

3.皮層下的組織基底神經節（basal ganglia）：專管運動訊息的輸送與調度，也是製造多巴胺的地方。巴金森症就是細胞死亡，不能再創造多巴胺。而另一個皮層下組織重要的「邊緣系統」（limbic system）與下視丘關係密切，掌管情緒及動機的地方，而現又發現在邊緣系統中有一個很重要的海馬體（hippo campus），它掌記憶與學習的重要部位。一般而言，人類大腦所有的組織與細胞一旦受損是無法自行修復的，但在 2003 年 10 月號的《科學人》雜誌裡說到，中風後，海馬體會出現神經新生。我們都知道，中風後發生的血栓阻斷血液，才使大腦氧氣不足，造成神經細胞受損，科學家正在研究兩種可以用來修復腦部細胞療法：第一種利用成熟的神經幹細胞，第二種利用分離自人類胚胎最初期的幹細胞，而可以讓細胞存活良好，而且可以在新生神經細胞會正常出現的兩個腦區，即海馬體及嗅球，所以中風之後海馬體會產生新的神經元來修復受損的腦組織。雖然新生細胞大多會死亡，但是對輕微中風者，仍可修復腦部。刺激神經新生，也可能是治療抑鬱症的方法，因為抑鬱症的形成是海馬的神經新生減少所致，當壓力過大時，海馬裡新生神經細胞也會降低，而失眠也會使海馬神經元無法新生，以至於記憶力降低，學習力減弱。

旋律、節奏、音色在大腦中到底扮演何種角色？從進化的觀點來看，腦內所涉的情緒反應部位與結構感知部位，在欣賞音樂時這兩種部位皆會涉及到；以聽覺機制來看，人類的內耳又含有前庭神經與蝸神經，它們是兩種系統，前庭神經所主宰的是傳送訊息，蝸神經乃傳送聽覺訊息，而聽覺系統的構造是用來記錄空氣振動的性質與位置，聲音的頻率通常以赫茲（Hertz）來代表。一個年輕人可達二十萬赫茲，但是中間的敏銳度是最高的，而一般的樂音大約在五左右。人老後對音的敏銳度就減弱了。

當外界一定頻率的振動作用於人體後，我們的聽覺系統可以將這些複雜的音分解開來，我們也可以聽到和音中的各個音，不過這個能力有個限度，假如這個音是由許多不相干的音所組成，聽起來就是噪音，我們無法分解噪音。外耳所收集到的音，集中送到一個繃緊的膜上去，引起這個膜振動，這個膜就是耳鼓膜（eardrum）。耳鼓膜將這些振動傳過一個充滿空氣的空間（就是中耳），送到另一個膜上去，叫作卵形窗（oval window），它是中耳和內耳的分界線（Helen, 1995; Philip, 1989）。

聲音的傳達方式是耳鼓膜所感受到的振動，振動了中耳的第一塊小骨（ossicles），它又使第二塊小骨振動，轉而帶動第三塊小骨，第三塊小骨就將這個振動樣式帶到了它黏附的卵形窗去了。卵形窗的振動引起耳蝸（cochlea）中液體的波動，而耳蝸是內耳中捲繞的管子，裡面有聽覺感受細胞。

為什麼大自然要選擇這麼一個拐彎抹角的方法來處理聲音的傳送呢？最主要的原因是，耳蝸中的傳導體是液體，而液體比空氣難以傳動，因此物理刺激必須要把它放大才行。中耳的主要功能就是將刺激放大，因為耳鼓膜比卵形窗大二十倍，所以一個微弱的刺激經由較大的鼓膜而集中到很小的卵形窗時，壓力增強很多倍，才可以推動耳蝸中液體，引發感受細胞的發射。

單一波頻率和振幅的變化　單一頻率音波可用圖表示出來，橫軸為時間，縱軸為空氣壓力，這就是正弦波。包含兩個一百赫茲（低頻）及兩個一千赫茲（高頻）的正弦波（Henry Gleitman, 1995）。

不規則的音波　爆炸聲跟以前一樣，空氣壓力的改變依時間而畫出。

但這裡沒有規則性，因此音波無法被分析出來。

人耳的構造　空氣經由外耳而刺激耳膜，耳鼓膜的振動帶動了三個耳小骨的振動，而將刺激傳達到了卵形窗，卵形窗的振動使得內耳耳蝸內液體運動。注意半規管是內耳的一部分（Gleitman, 1995）。

科學家對於聽覺原理感到興趣，跟十九世紀中葉以來聲學研究的大幅進展約是同時發生的，拜科技進步所賜，現今對於聽覺的研究有了更多的利器。聽覺的「感知」（perception）不僅涉及器官的「感覺」（sensation）機制，亦涉及聲音訊息在大腦中被「認知」（recognition）的過程，這個研究領域統稱為聽覺心理學（psychoacoustics），此外，它也牽涉到神經心理學（neuropsychology）及音樂治療（music therapy）（Wood, 1994）。

貝凱西（Georg von Békésy）以實驗闡述以上的模型而獲頒 1961 年的諾貝爾醫學獎。但聲波在這樣一個被動的、線性的模型中，能引起的基底膜位移很小，講話的音量只引起約一個原子大小的位移，所以這個理論後來再度被修正，內耳的聽覺機制被視為具有回饋（feedback）的非線性系統，由於內外毛細胞（inner and outer hair cells）之交互作用，耳蝸中不同位置的毛細胞對特定的頻率特別敏感，幸虧有這樣非線性的特質，我們才能聽到細微的聲音，但也因此內耳會產生一些原本不存在的聲音。它分為四類，其中一類就是小提琴家塔提尼（Tartini）於 1714 年發現的「差音」，也就是兩音共發時，耳中會聽到一個音頻為兩者頻率之差的微弱聲音。十九世紀中葉，亥姆霍茲（Hermannvon Helmholtz）正確的指出，差音是源自於人耳中的非線性現象，他並預測和音的存在（兩音共發時，耳中會出現一個音頻為兩者頻率之合的微弱聲音）。一般而言，耳蝸的非線性特質會造成組合音（combination tones），這類的音頻是原來音頻的整線性組合 $f = | nf_1 + mf_2 |$（m、n 是整數），這些聲音非常弱，不過對於耳朵靈敏的小提琴家而言，差音可以用來校正三度音程。

有關聽覺心理學的一本經典之作是茲威克（Eberhard Zwicker）的 *Psychoacoustics: Facts and Models*（Berlin: Springer, 1999），雖然裡面牽涉到相當專業的觀念與術語，但所羅列的各種聽覺現象（包括錯覺）都非

常有趣。

用特殊的電子儀器或音叉所產生頻率的波 當一個單一頻率的波用圖表示出來，縱軸是壓力，橫軸是時間，曲線就變得像三角中的正弦函數圖，因此，這種圖就叫作正弦波（sinewaves）。我們日常生活所遭遇到的音都沒有這麼簡單，都是很多不同的音波所組成，彼此的振幅和頻率都不相同。耳朵大多數的生理構造是用來收集近處的刺激，它將音波傳導及放大，使它們能對聽覺感受細胞起作用。

耳蝸的傳導

耳蝸又可以被基膜（basilar membrane）再細分成上、下兩個部分。聽覺的感受細胞叫作毛細胞（hair cells），就是長在基膜上。卵形窗所感受到的振動會引起耳蝸內壓力的改變，這就會引起基膜的振動，基膜的振動引起毛細胞的彎曲，於是刺激就被感受到了。

那麼，聽覺感受細胞的興奮，又如何將刺激變成我們的聽覺經驗呢？這個領域大部分的研究集中在我們對音頻的知覺。所謂音頻，就是物理聲波的頻率所帶來的心理聽覺的性質。

基本位置與音頻（basilar place and pitch） 根據亥姆霍茲的「位置理論」（place theory），基膜上不同位置的毛細胞負責不同頻率的反應，神經系統就根據不同位置所送進來的訊息，決定所聽到聲音的頻率。刺激基膜的一端會帶給我們高音的感覺，而刺激基膜的另一端會帶給我們低音的知覺。

今天，我們知道亥姆霍茲的理論至少有一部分是對的。這些經典的實驗來自貝凱西，他從死亡的人身上取下耳蝸，把耳蝸一部分的牆除去，使他可以在顯微鏡下觀察基膜。他發現當卵形窗受到振動時，基膜會產生像波浪一樣的運動。當他改變頻率時，基膜產生變形的位置也隨著改變：高頻率引起靠近卵形窗地方的基膜改變，而低頻率引起靠近耳蝸尖端的地方變形（von Békésy, 1957）。

聲音的頻率以及神經發射的頻率 音頻的位置理論有一個大問題，

即當刺激頻率變得很低時，變形的範圍就擴張得很大，當頻率只有五十赫茲時，整個基膜都變形，表示幾乎所有基膜上的毛細胞都受到興奮。但是因為我們可以聽到、辨識到二十赫茲那麼低的音，所以表示神經系統一定還有其他的方法來處理特低的音。一般認為第二種感受音頻的方法是聽神經發射的頻率。在聽神經處做電記錄（electric recording）發現，在低頻率時，基膜的振動率會轉換成每秒神經衝動的發射率，這個聽神經的衝動頻率再傳達到大腦去被解釋成音頻。

但是這也有一個問題，就是一個神經元一秒鐘發射不能超過一千次。因此，這個衝動頻率機制就不能應用到一千赫茲以上的聲音去。不過有一個方法可以越過這個障礙，那就是「併發理論」（volley theory）。這個理論是說每秒超過一千次的衝動頻率是由好幾個不同的神經元小組，每個小組的成員都有稍微不一樣的發射率所共同構成的。例如，有兩個神經元都是每秒發射一千次神經衝動，假如第二個神經元比第一個晚半毫秒發射，那麼這兩個神經元加起來的發射率就是每秒兩千。因此，原則來說，這個理論可以解釋聽神經更高的發射率。有些實驗證據指出，這種機制的確可以應用到四千赫茲左右的頻率。人的聽覺系統包括外耳、中耳、內耳、聽神經與中樞聽覺系統，外耳負責收集聲波，中耳的聽小骨將耳膜的振動傳遞到卵形窗（oval window）連至內耳。內耳的構造相當複雜深奧，簡言之，不同頻率的聲波在充滿淋巴液的耳蝸中進行，引起了基底膜（basilar membrane）不同位置的位移，卵形窗附近的基底膜對高頻敏感，而愈往耳蝸頂部（apex）則對低頻敏感，這個位移被毛細胞（hair cells）感應，並轉換成神經電波訊號傳至腦部的中樞聽覺系統。可以說，聲波在耳蝸中就像經過傅立葉轉換一般，被分解為不同頻率的正弦波，而從聽神經傳回大腦的訊息，大約就是聲波在那一瞬間的頻譜圖，不管是音高、音色、音量的認知，都是根據這個訊息。

因此，我們對音頻的知覺是基於兩種不同的機制：比較高的頻率是靠著基膜位置來編碼，比較低的頻率是依著神經衝動的發射率來編碼，不過這兩個機制交接的地方我們還不清楚。大約在頻率降到五百到一千赫茲左右時，興奮的位置就變得不重要；降到二十赫茲時，位置就不起作用了。

同樣的，衝動頻率對五千赫茲以上的音也沒有作用。在這兩個之間的音，則是由兩個機制共同來處理（Green, 1976; Goldstein, 1989）。

一般而言，樂音的音頻是以赫茲（Hertz）來形容，例如演奏型的最高音為 4214 赫茲，中央 C 的頻率為 256 赫茲，而分貝（decibel; dB）則是來形容聲音的強弱。英國艾力山卓·貝爾（Alexander Graham Bell 1847-1922, 1876 電話發明者）發現我們人類耳朵對聲音強度的反應是成對數形式，就是當聲音的強度增加到某一程度時，人的聽覺會變的較不敏，剛好近似對數的單位刻度，來代表人類聽覺變化的比例，Bell 用在遠距兩地的計算，用在小訊號方面時就須再細分以十分之一為一個單位，此即分貝，每增加十分貝我們所感受的音量就多十倍，如太空梭在距離 150 公尺的地方發射，其強度就為 180 分貝，唱片放到最大聲的搖滾樂之立體環繞就有 160 分貝（After Geldard, 1972），一般我們所能接受約在 60 － 70 分貝，以下以分貝與赫茲的比例顯示：

振幅 （amplitude）	強度 （分貝）	波長 （wavelength）	頻率 （赫茲）
樹葉摩擦聲	10	風琴最低音	16
耳語	20	演奏型的最低音	27
在室內安靜聲	40	巴松管（Basson）最低音	29
一般談話聲	60	男低音	80
汽車噪音	80	男中音	96
大聲喊叫	100~120	鋼琴中央 C	256
打雷聲或搖滾樂	120	男高音	640
痛閾	140	女高音	1152
唱片放到最大聲的搖滾樂	160	笛子最高音	3951
太空梭距離150公尺發射時的聲音	180	演奏型的最高音	4214

感覺系統：一些共同的原則

我們上面談到很多各個感覺系統不同的地方，也談到很多相同的地方，第一個相同點就是，各個系統的構造第一步都是先將外界的刺激收集起來，並且加以放大，使得內在的感受細胞可以處理它。例如半規管，頭動時它裡面的液體就會動，連帶刺激前庭系統的毛細胞。

第二個相同點是第二步都是將外界的刺激轉換（transduction）成電訊，尤其是視覺和聽覺，這個轉換的過程已經很清楚了，但是其他的系統，例如嗅覺，我們還不太了解。

第三個相同點，所有刺激輸入都沒有只停留在接受器（就是我們所謂的感受細胞）的階段，所有的訊息都經過登錄即轉譯成各個我們實際上感受到的感覺向度，有些是強度向度，例如味覺上，我們可以感受到多少苦；聽覺上我們感覺到是多大聲。也有的是性質向度，例如在味覺上，我們有酸、甜、苦、鹹；在聽覺上，我們可以辨識到音頻的不同。

第四個相同點是每個系統各個部分之間都有交互作用發生，在時間的前後上也有交互作用發生。例如，我們談過味覺的交互作用，假如一直嘗奎寧，則苦味會減少，這是因為「適應」的關係；一邊的舌頭嘗糖，會使另外一邊舌頭所嘗的鹽變得更鹹。

依據音波藉這聽覺刺激而進入腦波的原理，將陰陽兩極的電極貼附在頭皮上，觀測腦內的活動狀態，測出兩點的電位差，觀察並做記錄其形狀的圖形，這種腦波圖形稱為週波數（frequency，每秒震動數 1/f）（Zucker-kand, 1980）。

・一至四赫茲的波稱為δ波——是處於熟睡狀態，屬於電壓強，但是起伏不大的波圖。

・五至七赫茲的波稱θ波——處於淺睡或剛剛睡醒的狀態，屬於起伏不大的波圖。

・八至十三赫茲的波稱為α波——是處於清醒與放鬆，也是音樂療法常常運用於使人心情愉快、身體健康的波。保加利亞的羅扎夫博士研究如

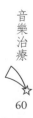

何開發使人記憶增加，稱為「新象練習」，就是利用冥想狀態所發出來的波來提高創造力與記憶力。

　　‧十四至二十赫茲的波稱為β波──週波數較高的波動，處於活動或行動時的狀態。

　　‧二十一至三十赫茲的波稱為γ波──週波數起伏大，處於盛怒或激動時的狀態。

視覺

　　我們現在開始來仔細討論視覺。大多數視覺感覺來自外界（遠處）的物體。偶爾，這個物體是光源本身，例如太陽、電燈泡，或是螢火蟲。其他的物體只能將照射到它身上的光反射（reflect）一些出來，其餘的光吸收進去。

　　我們眼睛所能看到的光其實只是光的一小部分，光像聲音一樣，以波浪方式前進，它可以有強度上的不同，即在一時間單位內能量的多寡，這就是我們平常說的亮度（如多少瓦的電燈泡）；它也可以有波長上的不同，所謂波長就是兩個波峰之間的距離，波長決定我們所看到的顏色。

　　眼睛視覺，這是人類最高明的一個感覺，從一個專門收集刺激的機構來談它，檢驗視覺感受細胞如何將光能轉換成視覺系統內在可以處理的碼，以討論視覺的交互作用。故視覺的感受性質是會影響心情的，若以其用在設計臥床病人的音樂治療，可以將耳機內不同的音樂在開關上以不同的顏色來顯示，譬如說，病人按紫色的音樂，那可能就是最能安寧身心的古典音樂；按黃色的音樂就是他一般聽的流行歌曲，也可以有綠色、粉紅色等等不同的顏色；至於藍色呢？當然也可以，藍色是要給病人或者這個世界什麼樣的感覺「顏色」呢？有人說藍色是明亮而充滿希望的；也有人說，藍色是憂鬱、爵士藍調的風味，可以給病人多樣不同的感受。從古典進入爵士音樂、從歐洲到美國的現代舞台音樂，皆是可讓病人依心情有更多的選擇（江漢聲，2000.11）。

　　爵士樂也是一種很好的音樂治療，但是仍以規則拍的爵士樂為主，它

在節奏的突兀、旋律的隨性，比古典音樂有更多的激情和幻想空間。在它深深吸引它的愛樂者之時，病痛就不會那麼無情地啃嚙病人。當然，現代的歌舞劇也是很好的選擇。但是電子的合成樂，就不是最佳的，因為根據研究報導，電子合成樂會紛擾思緒。音樂聲學跟電子學的關係，不僅僅止於音響元件、電子合成音樂、電腦音樂創作等應用層面，在聲學理論中，許多樂器的發聲模型都會以電路來作為類比；空氣的彈性相當於電容、空氣的質量相當於電感、空氣分子與管壁的摩擦與熱損耗相當於電阻，於是聲波的振盪可以被比擬為電流的振盪。聲學系統以電路模型來敘述有許多方便之處，小提琴、小號，甚至鼻腔、口腔、耳朵被畫成一幅電路圖，早已不是什麼新鮮的事。現今電腦音樂的發展一日千里，相關論文及技術的進展速度十分驚人，為了使合成音樂肖似真實樂器的聲音，電子專家進一步以非線性電路（如 Chua's circuit）來模擬樂器的非週期性特徵，以前的 MIDI 音樂聽起來平板僵硬，但現在電腦模仿真實樂器中不穩定的聲音，已經可以做到相當生動、逼真的程度，但是畢竟它還是模仿樂器。

　　當然，音樂治療也有其限制。你的身體告訴你不舒服時，若能與其他的專業人員合作，必能大大提高它的治療效果；合格的音樂治療師若成為治療團隊的一員，就能將音樂治療的功能運用到最佳的境界。音樂治療能對現有的醫療方式提供相當多輔助功效，也能協助建立醫病間相互信賴的關係，使治療成功的可能性跟著增加。

　　馬克森（Maxon）在近二十多年來，一直在研究情緒與內分泌之間的關係，他發現人體內有多種荷爾蒙會因為外界的壓力刺激而有所變化，心理社會壓力會破壞內分泌系統的動態平衡，而導致心身症狀、各種疾病的發生。國外已有許多臨床數據可以證明，經常受到音樂薰陶，對增強神經系統、調節大腦皮質有益，可促使人體分泌有益健康的生化物質，加速腸胃蠕動，增強消化機能，還能讓血壓和心律維持正常。

　　我們常在談話中聽到人們這麼說：「我好累哦！」那種疲憊、緊繃、低潮的感覺，對那些深深融入工作、家庭及個人問題的人，疲倦是遲早的事。但大家說的疲勞是什麼？是我們的身體對任何物理或化學、心理或生理、舒服或不舒服的刺激所造成的反應。疲勞不只是不可避免，如果是在

適當的範圍內，它甚至是必要的。我們的存在就是疲累，因為生命須不斷的適應環境的變化，使我們的身心能夠與環境達到平衡，以及改變環境。從有生命的開始，疲憊就一直存在著，但如今我們那麼常說疲累，是因為現代社會的步調，使人類受到從未在歷史中發生過的壓力轟炸，真正考驗著我們肉體及精神的適應能力。最常見的是精神上的壓力反應，對自身健康及家人的擔心，接受更多及更大的工作責任、壓力及挫折，就如同觀賞一個令人感動的畫面、進入一個陌生的環境，都會造成相同或更大的肉體及精神疲勞，即使好的事物也會造成疲倦，因為它所帶來的改變會需要我們的身體適應它，會強力擁抱我們恩愛的人，或像中樂透彩、工作職位的提升、一個突然的加薪都會造成興奮過度的疲倦感。換句話說，好或不好的情感及感覺都會造成精神及肉體的疲憊，而這種疲憊感的真面目就是「壓力」。因此會有人因極大的感動或痛苦而昏迷。壓力最常造成的反應是急躁、失眠、身心的疲勞、頭痛、血液循環不良、胃潰瘍、性功能障礙、冷感、免疫功能衰退、精神不集中、暴力傾向、憂慮等等（Maranto, 1993）。

有些人對壓力特別敏感，因此容易成為許多心理疾病的患者。壓力尤其對於器官已損傷的人有莫大的危險，例如高血壓、心臟病患者、高齡人士等，最大的危機不在突如其來的壓力，而是長期累積的微小壓力，那些我們每天面對的、耗損我們精力的現代社會生活，經由時間的累積，成為我們生命的隱形殺手。但是如何阻止或至少減少壓力帶來的傷害？一個簡單且快速的特效藥並不存在，必須要先尋找那些生活中可以控制且減少的壓力來源。調適飲食、工作、休息、睡眠，減少酒精及尼古丁的吸收，必須要避免忙碌的生活，與時間的賽跑，任何可造成高壓力的來源，減少工作的約會，結束一段痛苦的感情，知道何時中止，知道當失去平衡太久時應該停下來，知道如何放鬆，知道如何釋放自己，以及釋放自己的情感。勸一個人放鬆很簡單，但讓自己放鬆卻很困難。醫學界的專業人士通常都會有幫助患者放鬆的方法，用音樂的共振所產生的 α、β、γ 三種短中長波，會讓身體產生共鳴後做有效的腦波管制，調節右腦的思想歸序。

很多哲學家、物理學家等都相信音樂的確有顯著的功效，如德國詩人

盧華米斯所說：「所有疾病皆因音樂的問題而起，而痊癒皆由音樂的處方。」而有關部位會產生共振現象後，醫師和音樂治療師即利用音樂的節奏變化，針對不同病患，精挑不同節奏的樂曲。

大致分為：

悲觀者可聽貝多芬（Ludwig van Beethoven）第五交響曲《命運》、海頓（Joseph Haydn）的清唱劇《創世紀》或柴可夫斯基（Peter T. Thaikovsky）第六號交響曲《悲愴》等。

若是**心情沮喪或壓力過大**，可聽艾爾加（Edward. Elgar）《威風凜凜》、布拉姆斯（Johannes Brahms）的《匈牙利舞曲》，失眠患者可聽孟德爾頌（Felix Mendelssohn-Bartholdy）的《仲夏夜之夢》、莫札特《搖籃曲》或德布西（Claude Debussy）《鋼琴前奏曲》等。

憂鬱者可聽莫札特《第四十交響曲》、蓋希文（George Gershwin）《藍色狂想曲》組曲、德布西的管弦樂組曲《海》。高血壓患者聽到巴哈（Johann S. Bach）《小提琴協奏曲》，可使血壓下降十至十五毫米汞柱。

根據研究（Rauscher, 1995; Newman, 1995; Douglas, 1994; Carstens, 1995），常聽莫札特的作品會讓人變聰明、容易專心；聽巴哈的曲子可增強分析能力；常聽爵士樂則會讓人具有較佳的創造力，增強數理能力。

研究的結果是以三組為實驗對象，一組聽莫札特與巴哈的音樂三十分鐘，另一組演奏莫札特與巴哈的音樂，最後一組都沒有聽，結果是，沒聽的一組記憶力與數理能力並沒增加，而聽音樂的一組記憶力增加了百分之十，可是約一百零五分鐘後就消失了，數理增加二十分。而演奏樂曲的一組記憶力增加百分之十五，而且持續增加當中，數理也增加了二十分。

雖然音樂治療這個處方可以自己來，但聽音樂的心情是否獲共鳴，也是療效的關鍵。所以聽不懂華格納（Richard Wagner）是正常的，不喜歡莫札特也沒關係，有時爵士音樂對你是更貼切的治療，因為那原始的節奏律動其實比博大精深或美妙動人的音樂更來得有療效。1997年柯林頓總統肌腱斷裂必須動手術時，他選擇局部麻醉，並請醫生在手術房內播放美國西部的鄉村音樂，在回味從前阿肯色州艱困青年期的情緒中，讓自己更為堅忍，也許我們都應該從這樣的思考來做最實際的音樂療法吧！——那就

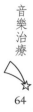

是用最原始、貼近內心的音樂來撫慰自己的心靈，這只是進入音樂治療的初步，對音樂素養初階而已的人有效，但對古典音樂或有深厚音樂底的人仍要評估（Franklin, 1985）。上述這些都是指器官病變的用法，心理疾病就必須聽從音樂治療師的專業建議，而不是自己喜歡的音樂處方了。

睡眠與夢

根據希臘哲學家亞理斯多德的說法，夢是作夢者清醒時所經驗到的聲音和影像的重新組合。亞理斯多德說，夢境為什麼會這麼真實？就是因為在夢中我們的理智遲鈍了，以前所經驗過的影像因為沒有清醒的「真實」與競爭，因此感覺上就像真的一樣；沒有「真」的在旁說它是「假」時，則「假」的就變成「真」的了。有一個方法來看夢，就是把它當作一個有意識的精神上的經驗。

睡眠有兩種，一種為靜態睡眠（quiet sleep），另一種為動態睡眠（active sleep）。在靜態睡眠時，心跳和呼吸都緩慢，眼球是靜止不動的。但是動態睡眠時情形不一樣，心跳和呼吸都加快，最主要的不同在於眼球急速的在關閉的眼瞼內左右移動〔所以又叫 REM（repid eye movements）睡眠〕。通常一個正常的睡眠是靜態和 REM 睡眠交互進行，一個晚上大約有九十分鐘是花在 REM 睡眠上，夢就是在 REM 睡眠的時候發生。約有百分之八十五的受試者在 REM 睡眠被叫醒時，都會報告一些很生動的夢境；在不是REM睡眠時被叫醒則不會（Dement, 1974）。因此夢是在REM睡眠時發生大概是個事實，沒有人會爭辯了。但是有的心理學家更進一步的想知道，眼球移動的方向是否和夢境有關，是否作夢的人在「看」夢中的景象。

大家所見的夢之外在行為，為腦波 EEG（electro-encephalo-gram）。腦波在醒和睡時非常不一樣，因此可以從腦波來了解睡眠。當受試者沈沈睡去時，他的腦波就愈來愈快，波幅也愈來愈大。

靜態與動態的睡眠：安置在眼睛兩旁的電極記錄下眼球的跳動，記錄顯示在動態睡眠時眼動的情形。通常夢是在這個階段發生。兩個眼球的跳動都很快，而且很一致性、很規律的一波又一波，表示受試者腦部的運作

已減低了。但是在 REM 睡眠時，腦波的圖形就完全不一樣，EEG 跟清醒時的 EEG 很像，短而急促，因此，我們相信作夢時腦是亢奮的（見下圖）。

從認知的角度來看，夢跟其他的心理現象一樣，是反映我們的經驗、記憶、思想、知識，即心理學上所謂認知的一些層面。當然，既然是夢就不是真的，我們不是真的會飛或真的與超人一起去拯救世界，但夢代表著作夢者某些方面的知識層面，即這個作夢的人有飛行的知識及知道超人的行為特質的這個知識。但是這些知識怎麼被抽取出來，並被編織入夢呢？為什麼有的夢醒來後會記得，而有些夢醒來後全然不記得呢？

有的心理學家就從「什麼因素會影響夢境的記憶」來著手研究這個問題，他們發現假如一個人在清醒時，他的心像比別人清楚、比別人好的話，他作夢時就記得比別人多，很可能是他的夢境很生動，所以他記得很清楚。另一個可能影響夢的回憶的因素是其他不相干事情的干擾，如有一個實驗是要求受試者醒來後先打一個電話去氣象台，再用筆寫下作的夢。結果顯示，打電話去氣象台的那一組受試者雖然都記得他們有作夢，卻記不得作了什麼夢（Cohen & Wolfe, 1973）。

對夢的解釋最有名的就是佛洛伊德（Sigmund Freud, 1856-1939）的理論。佛洛伊德認為夢是兩個對等的力量的衝突，一個是生理上無意識的原始衝動，另一個是受社會規範文明制約的理智。在夢中我們看到這兩個力量在衝突，很多不為社會所允許的衝動（如性與攻擊）都在夢中出現，但它們馬上就被視為這些象徵跟被象徵的東西之間有某種程度的相似性，因

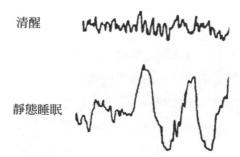

清醒

靜態睡眠

此，騎在馬鞍上那種規律性的起伏動作，象徵著性交的起伏動作，而爬樓梯則象徵著性慾的高潮。

佛洛伊德認為，這些象徵和這些轉型是因為作夢的人想要逃過內在監督、內在檢查的法眼，而這些內在的法規是小時候父母所教導我們的，這些禁規並不會因為我們長大了而能擺脫其陰霾。因此從這個觀念看來，夢就是社會規範對個人的壓抑，經由父母之手施於我們身上。

夢的另一個特性是它反映出一個事情，即每個人是不同的，人與人之間都有個別差異存在。最有趣的還是夢可以反映出人格上的差異，例如有一個實驗是比較正常人和精神分裂症患者的夢（我們一般認為精神分裂症是精神病中最嚴重的一種）。他們的夢是非常不同的：精神分裂症者的夢是荒誕的、病態的，如夢到被魟魚吃掉、核子災難、世界末日等；也有很多夢是摧殘肢體的，如一個女人夢到她把先生殺掉，再把他分屍，並將一部分屍體塞到駱駝頭裡。相反的，正常人的夢都是溫和的、普通的。精神分裂症者的夢符合其症狀，因為精神分裂者通常是從一個思想跳到另一個思想，無法遵循一個固定的思路，因此他所說的話就很荒謬、無脈絡可循，而且他們常常覺得緊張與煩躁不安，因此看起來精神分裂者的夢就是他們生活的誇大表現（Carrington, 1972）。從上面我們看到一個「夢」，這個現象我們可以從意識性、心理經驗、外在行為、認知層面、社會行為、人類發展、個別差異等等角度來探討它。事實上，心理學上的現象都可以從很多角度來探討，就好像在黑暗裡行走一樣，每一個角度都是對的，但是沒有整體性，是不完整的知識，只有跟別的知識聯結在一起，才能呈現出一個完全的輪廓。

心理學家研究出十套方法，可以用來了解生理機制與心理現象的關係。通常在腦部手術前，都先把病人大腦功能的位置大略定出，以便神經外科醫生操刀。病人是施以局部麻醉，所以病人可以告訴醫生大腦某處被電療時他看到了什麼或感覺到了什麼。例如，在大腦某處電療時，病人會報告說他看到顏色或是閃光。當感覺移到耳朵時，病人會報告說他聽到聲音，如噴嚏聲或尖叫聲。再把電擊移到大腦的另一處時，病人身體有不能自主的抽動（Roberts, 1959; Penneld, 1975）。

另外一種是測大腦血流量的方法，也得到相似的結果，因為當我們身體需要從事某一特別功能時，它就需要比較多的血流到那個部位去，以提供額外的氧與養分，並把廢物運走，我們的大腦也不例外。當病人在默讀時，大腦的某一個部位血流較多（即假設那個部位在運作），當病人朗讀時，又是另一種血流圖，這表示朗讀和默讀所需的部分不盡相同。同樣的，當病人在注視一個移動的光時，又是另一種形態的血流量圖。

　　而在聽α波的音樂是可以漸漸的放鬆身體的，然後進入一種淺式的睡眠，如同催眠式的感覺，它是知覺性的，可以利用此階段做回憶性的諮商，因為此時感覺敏感度最強。

　　很多人會利用打坐來冥想與沉思，這是一種解除身體壓力很好的方法，但是很多人都誤解；當人類思考或研究時遇到瓶頸時，會獲得理想中的答案，打坐並不能如深層睡眠一樣，使大腦自動修護海馬回與杏仁核的機制，所以當你遇見瓶頸或想要思考敏捷時，如獲至寶的解開研究已久的謎，只有真正良好品質的睡眠才能幫你恢復大腦的補充機制。

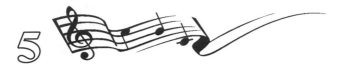

5

音樂論據

· ·

　　關於音樂的起源論據，眾說不一。音樂與自然世界僅有細微的關聯
（Aronson, 1980; Burrows, 1990）。自然界充滿聲音，有些自然之聲，如水
流，可以使我們相當愉悅。一項針對紐西蘭人、加拿大人、牙買加人和瑞
士人對聲音偏好的調查顯示，沒有人不喜歡溪流、河水，或瀑布的聲音，
而且有高比例的人引以為樂。但除了鳥鳴和動物的一些叫聲，自然的聲音
都是不規則的雜音，不是持續、有明確音高、適合構成音樂的聲音。這也
是組成西方音樂的聲音（sound）何以被稱作「樂音」或「音調」（tone）
之故：音調是各自獨立的單元，有固定的聲波，可以重複或再製。

　　科學能界定音與音之間在音高、強弱、音色，及音波等方面的差異，
卻無法描述組成音樂的各個音之間的關係。關於音樂的起源、目的，及含
義，雖然仍有相當的爭議，但一般公認音樂與自然世界的聲音和節奏僅有
微淡的關係。音樂因缺乏外在的聯繫而在各種藝術中獨樹一幟；但是，既
然音樂與人類的情緒有密切的關聯，音樂就不可能只是聲音與聲音之間，
一種沒有形體的關係體系而已。音樂常被比擬為數學，但誠如英國數學家
哈迪（G.H. Hardy, 1877-1947）指出：「音樂能用來刺激群體的情緒，數學
則不能。」

　　人類如狒狒，也利用節奏和旋律化解情緒的衝突。這或許是人類齊聲

同唱主要的社會功能。音樂是情緒上及心理上的激發所使用的「語言」。一個被社會公認的節奏與旋律，譬如一首齊聲唱出的歌，可以提供一種共享的情緒形式，使參與者的身體至少在歌唱的過程中，經歷非常類似的情緒反應。隨著合唱而起的凝聚與善意的感覺，就是由此而來。一群人的生理激發，至少在短時間之內同步發生且調和一致。在人類的進化過程中，節奏與旋律在說話語句裡的用處，可能就直接來自它在合唱裡的用處。狒狒同步和諧的唱出它們的聲音時，也可能體驗到這種暫時的生理同步現象（Kerman, 1985）。

　　如果音樂只是一連串相當於裝飾性視覺圖案的人為結構，它除了能引起輕微的美感愉悅之外，別無用處。然而，音樂能穿透肉體的核心，會令我們哭泣，或給我們強烈的喜悅。音樂如戀愛，會暫時改變我們整個人。不過，音樂的藝術與人類情緒的實質，這兩者之間的關聯難以明白敘述。因此如我們所看到的，許多著名的音樂家都無意這麼做，而且還設法要我們相信音樂作品的成分是沒有形體、毫不涉及人類其他經驗的音型。音樂與其他物種製造的聲音會有關係嗎？這種聲音之中，最顯「音樂性」的，就是鳥鳴之聲。鳥類的鳴唱兼具噪音與樂音，但是明確的音調常佔很高的比例，有些人因此把某些鳥鳴定為「音樂」。美國鳥學家及哲學家查爾斯‧哈慈宏（Charles Hartshorne）認為，鳥鳴展現了音高與節奏的變化：漸快、漸強、漸弱、變調，及主題的變奏。有些鳥類，譬如學名黃褐森鶇的畫眉鳥就有九個能以各種不同的組合一個接一個出現的鳴唱曲目。哈慈宏主張：鳥鳴的實用性質已部分消失，鳴唱變成為活動而活動；是鳥類「生存之樂」的表現。

　　鳴唱雖可驅離雄性競爭對手，但只是近處的而已；鳴唱還能吸引偶伴。在沒有明顯的立即效果之下，仍然鳴唱不已，必定是以自得自滿為主。鳴唱不表達任何一種特定的情緒態度，而且只是唧啾吱喳，並不傳達任何訊息。就這些方面而言，鳴囀的功能恰似音樂（Anthony, 1999）。

　　匈牙利心理學家傑‧瑞維茲（Geza Revesz, 1878-1955）曾是阿姆斯特丹大學的心理學教授，也是匈牙利鋼琴家、作曲家巴爾陶克（Bela Bartok, 1881-1945）的朋友，他基於兩個理由而排除了人類音樂源於模仿鳥鳴的可

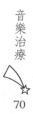

能性：第一，人類的音樂並不是鳥鳴起始，因為我們在與世隔絕且尚無文字的群落中，找不到類似鳥鳴的音樂例證。反而是與鳥樂毫不相似、複雜的節奏型。第二是鳥鳴是不易被仿效的。

　　雷威・司特勞斯明言指出，較諸其他藝術，音樂屬於一種特殊的範疇，他也認為鳥鳴不可能是人類音樂的起源。

　　我們可能由於缺乏逼真之貌可擬，而不考慮戴奧多勒斯（Diodorus，西元前一世紀晚期的希臘歷史學家）提到的風動尼羅河蘆葦的呼嘯，果真如此，自然裡足當我們的音樂典範的，就只剩鳥鳴。羅馬哲學詩人盧克里希亞斯（Lucretius, 97B.C.-54B.C.）所謂的「清脆的荒野之聲」。雖然鳥類學家與音響學家都認為鳥的聲音有音樂性，但若說鳥鳴與音樂之間有一種起源的關係，這種毫無根據且無法證實的假說簡直不值得討論。

　　史塔溫斯基（Stravinsky, 1962）指出，自然的聲音，譬如微風在樹叢間的呢喃、小溪的潺潺或鳥的啁啾，都可以讓我們「聯想」到音樂，但它本身並不是音樂：「我的論斷是，音調元素要經過組織才會變成音樂，而且人類的意識行為是這種組織工作的先決條件。」幼兒在一歲或十五個月左右製造的初期旋律中，並沒有強烈的音樂類性。他們的聲音呈現起伏的形態，在一個極短的音程之間上上下下，比較使人聯想到波浪，不是音高的起落。其實，大約一歲半就會出現量子跳變似的突破，此時，幼兒開始刻意製造高低分明的音。在接下來的一年裡，幼兒就習慣發出高低分明的音，主要是二度、小三度及大三度。到了兩歲或兩歲半，幼兒開始注意並學習別人唱的歌曲。

　　艾倫・笛桑那雅可任教於紐約的社會研究新學院，曾經在斯里蘭卡、奈及利亞，和巴布亞新幾內亞居住過，她極力主張母親與嬰兒在第一年之間所進行的儀式化言語交流，才是音樂的濫觴。最重要的語言成分是那些涉及情緒表達的東西，不是傳達事實訊息的部分。韻律、節奏、音高、音量、母音的延長、語氣，及其他變數，全都表現出一種非常類似詩句的語法。她寫道：「不論詞彙文法的意義終究如何重要，人腦都會先形成適當的組織或機能，以因應人類的情緒及語調。」

　　由於嬰兒以母體感受得到的動作回應音樂及漫無組織的雜音，聽覺似

乎可以使嬰兒開始體認有某種他本身不可及、但又相關的東西存在。出生之後，母親與嬰兒之間的聲音交流繼續強化彼此的依戀，不過，視覺不久也變得同等重要。多數母親對嬰兒說話時都會用低哼、輕柔的音調與節奏，最初的重點是在鞏固雙方的關係，不在出聲同時所說的言語。這種溝通會持續整個幼年期。我們若要與一個十八個月大、只會說幾個字的小孩玩耍，我們會用各種完全不需要言語的方式溝通。我們兩個人可能會做出一些聲音：咯咯笑、咕嚕咕嚕叫，或弄出捉迷藏的那種聲音。我們，至少在玩耍的當時，可以建立相當親密的一種關係，但我們之間的一切都不需要以言語表達（Storr, 1999）。

此外，雖然成人之間的關係通常會涉及言語的交流，但不總是如此。我們有時與不同語言的人建立關係，我們最親密的身體關係通常都會用到言語，但其實並不需要。音樂學與語言學一向具有密切的關係，其中音樂聲學特別跟語音學有關，這些研究大都牽涉到人體發聲器官的物理模型描述（例如把聲帶視為簧片、把口腔視為一個共鳴箱等），以及相關的測量技術（如拍攝聲帶的振動、測量喉部的氣流量等）。針對人體發聲器官所發展出的理論與實驗，無非是要敘述母音、子音的聲學特質（如以 formant 來做描述）及解釋其發聲原理，或對於歌唱藝術做科學的分析。在應用上，這類研究與語音合成技術、語言辨識、聲樂教學或語言障礙治療等有關。近十年來，開始有較多關於語音中的非線性現象之研究，例如聲帶的次泛音振動（subharmonic vibration，頻率為基頻的 $1/n$ 倍）、混沌及分岔。

語文分析學家明白區分言語裡的韻律部分與句子的構造：重音、音高、音量、強調，及其他傳達情緒意義的特點，有別於文法的結構或字面的意義。韻律的溝通和音樂有許多相似之處。嬰兒曾回應母親聲音的節奏、音高、強度及音色；這些都居音樂的範疇。

這些成分顯然都是詩句的重點，但在散文裡也可能同樣重要。詹姆斯・喬埃斯（James Joyce）的筆法就是近代的一個例子，他進行文字的（聲音）實驗，這種作法在他晚期的作品裡尤為明顯。

但即使在他最早期的小說裡，一個字的意義也未必取決於這個字所指的事物，要視說者聲音與響度和聲調而定：因為即使那時候，喬埃斯訴說

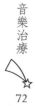

的對象也是聽眾，而非讀者。

　　這不禁令人想起喬埃斯有出色的嗓子，而且原本考慮當一名職業歌手。他述及自己在寫《尤力西斯》的〈海妖賽仁〉篇時，運用了音樂的技巧。維多利亞時期有一種普遍的看法，認為音樂是「成人」的言語經過韻律成分與句法成分的分離，逐漸發展而成的。威廉・波爾在《音樂的哲學》一書裡寫道：最早的音樂形式可能出自說話時聲音的自然揚抑。一個人很容易延留嗓音中的某個音，接著再發出較高或較低的另一個延留音。

　　我們可以順勢的進一步想像：數個人也可能一起做進程粗簡的吟唱。若由一個人主導，其他人憑耳朵的自然本能模仿主導者，如此就可形成一首混合齊唱的歌曲。

　　盧梭不僅是革命的社會理論家，也是有造詣的作曲家；他主張樂音與我們如今所熟悉的言語同時發生，或先言語而存在。墨利斯・克蘭斯登（Maurice Cranston）在他寫的《盧梭傳》裡，詳述盧梭在「論語言之起源」裡的理論：

　　人類為了表達熱情才開始彼此交談，而且，在人類社會的初期階段裡，言語和歌曲沒有任何區分。他認為最早的語言是用唱的：那些語言有旋律，也有詩格，不白話，也不力用。他還主張，促使人類開始說話的，是他們的熱情，不是他們的需要，因為熱情會把一個人推向他人，而生活的需求只會迫使他自求滿足。「令人類開口說話的，不是飢或渴，而是愛、恨、憐、怒。」原始人類先彼此對唱，表達情感，然後才彼此交談，表達想法。

　　在南非北特蘭斯瓦爾省的芬達部落裡，音樂用在聚會儀式、工作、舞蹈、宗教禮拜和政治抗爭，事實上，在每一種集體活動裡，它都扮演著重要的角色。尤其重要的是民族舞蹈「奇可納」。要演出這種舞樂，必須有二十個以上的男人準確的吹奏調門各異的笛子，他們一方面要守住自己的部分，一方面還要配合他人：另外，至少有四個女人用節奏複雜的和聲敲奏不同的鼓。

　　有人認為非洲鄉野社會的音樂不似我們的那麼發達或繁複，但上一段

描述駁斥了這個看法：事實全然不同。「奇可納」有高度的評價。這種音樂提升每一位參與者的心境。布拉金認為原因在於這種演奏使最高度的個體在可能是最大的群落中依然顯現；這是一種很少能達成的兩極結合。在西方管弦樂團裡演奏或在大型合唱團裡唱歌，也許令人愉快且振奮，但這兩種活動並沒有提供多少個體性的空間。

心理學的論據首推佛洛依德，佛洛依德是心理學精神分析學派的創始人。他的影響力到底有多大呢？曾有人做過統計，在美國 1950 年之後出版的十六本心理學史書當中，以柏拉圖、亞理斯多德等十八位曾在西方心理學史上有貢獻的歷史人物為對象，提及「佛洛伊德」這個名字的頁數，佔了所有提及心理學家名字頁數的第一位。可見他在心理學史與整個西方社會歷史上的重要地位，是無庸置疑的。美國心理學史家波林曾寫道：「誰想在今後三個世紀內寫出一部心理學史，而不提佛洛伊德的名字。」

佛洛伊德理論的主要觀念大致有以下幾點：

1. **以潛意識為基礎的人格結構學說**　以潛意識概念為本的人格結構學說，是佛洛伊德學說的核心，並且至今仍是心理學上解釋人格時，所採用的主要基本理論之一。提出了著名的由「本我」、「自我」以及「超我」所構成的人格結構說法，早期佛氏主張人的心理乃是由潛意識、前意識以及意識所構成的；到了晚期，佛洛伊德修正其學說，構成了人格結構學說：「本我」、「自我」以及「超我」。這個學說指出了人的言行暗中受到非理性的潛意識之影響甚巨，並非如以往所想像的這麼理性以及自由。

2. **提出本能論以及童年經驗對於人格的影響**　「本能論」（instinctive theory）是佛洛伊德人格理論的動力學基礎，認為人具有兩種本能，一是生之本能；一是死之本能，這兩種本能作用相反，卻同時並存，這兩股力量乃是構成人行為的原動力。佛洛伊德對於本能的看法，強調童年對於人格成長的深刻影響，提出了與傳統不同的新見解，認為本能不只是生物的、先天的東西，還包括了早期經驗的沈澱物——成為發展心理學的開創者之一。

3. **對於心理治療的貢獻**　佛洛伊德從本能決定的觀點出發，認為人的

內在並非和諧的統整體。內在的人格結構間（本我與超我）會不斷地拉扯、分裂與衝突，從而產生種種不適，甚至因此而產生神經症。他以焦慮論（anxiety theory）來解釋這些神經症的病理，認為「自我」是焦慮的根源，而一切神經症的基礎，均存在於神經質焦慮（neurotic anxiety），以及焦慮的先存在是因，其他的症狀則是果；並且提出自我防衛機制的說法，來說明人如何處理這些焦慮。這些學說，對於人類心理衝突現象的說明以及分析，提供了一套完整、有系統的理論，對於人類心理學的貢獻非凡。佛洛伊德對於維護人類心理健康有巨大貢獻。現代心理治療學說中，大半皆源出於精神分析學派，佛洛伊德發展出一整套突破傳統醫學模式的心理治療技術。

4. **性慾論**　在佛洛伊德所處的維多利亞時代，社會上以傳統禁慾主義為尚，瀰漫著道德偽善、壓抑人性的風氣，佛洛伊德把人的一切問題，都歸因為性的問題，「性」是佛洛伊德精神分析理論的基石。佛洛伊德的性慾論觀點，實是對於時代的一種反動，而且是對於人的自然本性和權利的一種捍衛，具有思想上進步的意義；而同時他將性的問題作為科學研究的對象，對於性科學的發展，具有開創性的學術價值與意義。

5. **夢的解析**　有人認為，「潛意識」、「性慾論」以及「夢論」是佛洛伊德理論的三大支柱之一。其實世界古文明的傳統中，夢境一向都是頗受重視的人生課題，而各民族與各學派均有一套對於夢的詮釋之道。雖然在十九世紀的西方理性主義思潮下，對於夢境卻是採取藐視的態度，視為無稽之談，直到佛洛伊德的《夢的解析》一書問世，指出了「夢是通往潛意識的大道」，才改變了西方人對於夢的輕忽心態，開始願意正視「夢境」的課題，以科學的態度進行夢的研究。因此，雖然今日學術上對於夢的研究，並非只限於佛洛伊德所提出「夢是願望的滿足」這個命題，也不只採用了佛洛伊德所發展出來的解析方法，然而，這些研究的開端，仍然必須歸功於佛洛伊德此一開創性理論。

正如泰勒（Taylor, 1973）所指出的，基本上不可能概化（generalize）對某種音樂的反應。另外，對音樂的反應，如前所述，是複雜又多元的，且同時間發生於數方面（也就是同時作用於生理、心理、認知等方面）。

因此，若無法同時獲得其他方面的資料，便無法充分了解生理反應。再者，大多數此類研究已過時，且無法被重新檢證；除非有更多一致性的、系統化的研究發現，實在無法概化現有的研究結果。研究發現的差異也可能來自各種統計方法上、實驗計算上及樣本數目上的差異。最後要提的是，這些研究主要是在實驗室內進行的，目的則在確認音樂對生理作用的研究，與實際的應用也不一定完全一致。

以下是幾個較著名的研究學者所提出來的研究論據：

馬克森（Maxon, 1992）近二十多年來，一直在研究情緒與內分泌之間的關係，他發現人體內有多種荷爾蒙會因為外界的壓力刺激而有所變化，心理社會壓力會破壞內分泌系統的動態平衡，而導致心身症狀、各種疾病的發生。例如個體在長期慢性的壓力累積之下，或短期內相當重大的壓力，不論是身體上的壓力刺激（如手術開刀、意外傷害、燒傷、疼痛等）或心理上的創傷痛苦等，皆會改變或干擾內分泌系統的平衡，而引發身體各樣的疾病，例如高血壓、甲狀腺素過高、胃酸分泌過多、胰島素降低、糖尿病、早醒失眠、骨質疏鬆易骨折、免疫力降低而容易感染病菌，如膀胱炎、肺結核及感冒等。

海斯（Hess, 1999）於 1924 即已研究出，動物在面臨環境刺激時，會經由大腦皮質下中心影響到自主神經系統，及交感神經系統和副交感神經系統的反應。交感及副交感神經系統功能的表現，兩者應該交替使用，互相牽制及平衡，但心理社會的壓力會使某一系統使用過度而失去平衡，破壞了體內的恆定狀態而影響健康。

庫布（Cobb, 1998）也調查出當一家工廠倒閉關門的時候，那些被解雇、遣散而失業的員工們，因為缺乏社會的支持，而又不得不面對生活上現實的壓力，許多人因此而病倒了。他也研究出，當一些人有較多的社會支持的時候，其體內的尿酸成分及膽固醇含量皆較那些缺少社會支持的人為低。同樣是躺臥在床、不便於行的關節炎患者，有較多的社會支持者，其關節的腫脹程度輕於那些少被人重視、被人關懷與探望的患者。的確，社會支持可以減輕或緩和生活上重大壓力所帶來的身體危害，減少疾病的發生率。

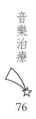

坎農（Cannon, 1993）等人發現，人體內有上帝所賦予人類與生俱來的「自穩態」（homeostasis），意即「維持體內恆定」的功能，以備當人類遭受到身體內外的壓力、攻擊或侵害時，其生理上有了變化，總動員起來保護及挽救那瀕臨垂危的個體生命。此自穩態有生理上的及心理上的，心理上的即是心理防衛機轉（self-defensive Mechanism），當個體面對心理或身體上的刺激或威脅時，這兩種（一體兩面）自穩態皆會同時作用起來，並且相互影響。例如，當一個人面臨某些自認有危險的壓力時，他會採取一項「攻擊—逃避」的反應（fight-flight reaction）。

心理層面對壓力的認知與感受的信息會傳遞到腦部的邊緣系統，經由下視丘路徑，以交感神經系統為媒介，釋放出交感素（sympathin），往下刺激腎上腺髓質素（adrenaline）的分泌，而增加代謝（分解）作用，瞳孔放大、心跳加速、呼吸加深、血壓升高、肌肉充血及熱能、氧氣的消耗量增加，意識更清醒，提高警覺性來準備對抗那外來的威脅，其目的在於快速且有效地利用身體內的能源，藉以消滅或逃避危險。若當外界的危險或威脅無法克服時，個體即會自主性地採取另一項「保守—退縮」的反應（conservation-withdrawal reaction），而呈現出副交感神經系統有關之生理變化，例如新陳代謝的合成作用，減低心跳速度、降低血壓及氧氣的消耗量、肌肉放鬆、呼吸緩慢下來、胃壁充血減少胃酸、腸液分泌增加、胃腸蠕動加快，以準備消化狀態，吸收營養，儲存及節省能源，藉以預備下一次再遭受壓力時的攻擊或逃避反應。

當外在的危險持續不停，而此兩項的其中任一項反應使用過久，使得心身疲於奔命或缺乏活動（身體內的代謝產物乳酸無法氧化掉，而積留在體內等），則會導致身體的崩潰，產生疾病。

里波維斯基（Lipowski, 1970）也發表了類似的看法，他以應變的模式（coping processes），來解釋所有心理層面的認知及身體的活動，皆是病患用來保存其身體及精神的完整性，以恢復已被傷害但可復元的人體功能，且補償性地限制了任何無法復元的危害。他分別出心理認知的應變方式為二：其一為貶低方式（minimization），以心理防衛機轉的方法，將不幸的消息完全否認掉，或將此不好的消息忽視到最輕微的印象；要不然就

是使用另一種警覺性的焦點方式（vigilant focusing）集中注意力且使出渾身解數來應付危險的徵象，而產生一些合理化的解釋、強迫及焦慮的特性。

另一項行為的應變方式（behavioral coping styles）分成兩方式：

1.纏鬥不停的方式（tackling）：主動地擺出一副抗戰到底的姿態，積極性的企圖對付生活壓力的挑戰。

2.投降認輸的方式（capitulating）：被動地處理壓力的態度，它來就讓它來吧！我服輸了，不用跟它相抗衡。

精神神經免疫學的研究指出：

1.心理社會的壓力會減低免疫力，而增加細菌及濾過性病毒之感染機會。

2.動物實驗已證實，心理社會的壓力可加速癌細胞的成長，或減低對人工移植癌細胞的抵抗力。

3.動物實驗亦證實，壓力可改變各項免疫功能，特別是抗體形成與淋巴球的活性。

4.根據臨床的觀察，許多與自體免疫有關的研究，如紅斑性狼瘡、類風濕性關節炎、潰瘍性結腸炎、重症肌無力、多發性硬化症、甲狀腺毒症等，其病因與病程的變化被認為跟心理社會的壓力或情緒的反應因素有關。

受到心理與社會的壓力，先經由大腦皮質的感受、認知與判斷，進而引起情緒的反應，再作用於大腦之邊緣系統及下視丘路徑，而影響到：

1.腦下垂體控制了全身的內分泌功能。

2.自主神經系統及內分泌系統合起來影響了免疫系統的功能。

3.由中樞神經、自主神經系統及內分泌聯合起來影響了免疫系統的功能。

瓦揚（Vaillant, 1977）闡明生活應變的方式，也應使用較成熟的心理適應方式，例如利他主義（關心別人、施比受更有福）、預期的祝福（為朋友代禱、饒恕別人、為那逼迫你們的禱告）、幽默感（喜樂的心乃最重要）等積極的、建設性的應變方式，較之於那些慣用投射心理防衛機轉，

不滿現實而好批評、好論斷，時常責怪別人等，或一直壓抑自己、自憐、自責、自疚（而灰心喪志、上了魔鬼的當）的內射心理防衛機轉，以及反作用、抑制到潛意識等的消極性，甚至是破壞性的應變方式，要來得有益於健康。利他的、祝福的、幽默感的應變方式，不但給生活帶來了幸福與成功，也給身體減輕了疾病的發生或嚴重度。

丹尼爾‧亞蒙（Daniel G. Amen, 2000.7），是曾經為文致力日常生活精神健康，而獲美國精神醫學協會研究獎的精神科醫師。在 1990 年接觸到腦部核子造影後，開始積極找尋治療精神病患的腦部生理證據。他將臨床所見整理成書，讓大家從腦的運作了解，他發現，過去被認為是純心理問題患者，如焦慮、憂鬱、注意力不集中、強迫行為及暴力傾向等，有許多是因主宰靈魂的腦部功能異常而身不由己，而這些人應該可以治療的。

他讓病人親眼目睹自己電腦斷層攝影腦部缺陷，使其願意接受治療改善病況，也為自己累積了診斷的最佳參考。

例如，一個正逢經前症候群的婦女或憂鬱症患者，由於深層邊緣系統活躍，常會以負面的角度解讀與人的互動。

亞蒙又說，主管人類情緒的「深層邊緣系統」，包括視丘、下視丘及其周圍結構。他也特別談到某些受虐婦女之所以無法離開施暴丈夫，主要可能是難以承受連結斷裂之苦。

而女性的深層邊緣系統平均比男性大，往往在情感上較男性善於表達，但卻也比男性容易產生感情牽繫，受憂鬱之苦。

憂鬱症患者因為退縮，把自己與社會隔絕，使得連結愈少，憂鬱情況也隨之更形嚴重。

亞蒙提到的第二部分，底神經節過度活躍的人，常會因預期負面狀況而造成焦慮、無法放鬆。第二個腦區域是「底神經節系統」，負責統合我們的感覺、思考和動作，控制身體的鬆弛度。作者本身就是底神經節過度活躍的人，容易焦慮，緊張時會咬指甲，因不願與人衝突，曾無法處理一些困難事情，也發生眼見他人跌倒卻僵立無助的情況。

底神經節活躍也有不少有趣的事，亞蒙在書中提到，他發現許多公司

總裁都因底神經節活躍而活力無窮，可以長時間投入工作，所以對社會多有貢獻。而愛情促使底神經節活躍釋出多巴胺，使得戀愛中的人感覺快樂。

第三個腦區域就是「前額葉皮質系統」，位於腦前端三分之一處，是執行控制的中樞，協助我們專注、控制衝動、擬定計畫、做成決策。前額葉如果活動不足，就無法將抑制訊號傳送到腦部其他區域，正常訊息就會受外界環境干擾造成分心，也就是所謂的注意力不足症（attention deficient disease）。

這類患者對於規律性、例行性的日常事物，如學校作業、老闆交付的任務，愈努力效果愈糟，想專心時前額葉活動反而降低，但在新奇、刺激或放鬆的情況下，表現就不錯。

第四個區域是穿越額葉中間，控制我們認知彈性的「扣帶系統」。它就像開車時的「換檔」，過度活躍會造成注意力偏執，無法從情境中轉移，使思考與行為缺乏彈性，出現易怒、鑽牛角尖、好與人唱反調的現象。無法走出舊日傷痛、開車經常為別的駕駛人行為動怒、不斷重複洗手、檢查門戶等都源自扣帶問題。

亞蒙所指的第五個系統，就是位於腦兩側、眼後、太陽穴之下的「顳葉系統」。它掌管我們的記憶與影像的儲存、支配情緒的穩定、對語言理解與表情的辨識處理。

當支配性（常為左側）顳葉系統異常時，會出現攻擊行為，有些甚至會自殺。有輕微妄想、敏感、情緒不穩現象而影響人際關係。非支配性（常為右側）顳葉系統功能失常，則無法辨認別人說話的表情、語調，妨礙個人社交。

此外，顳葉異常還容易出現感官錯覺，像是眼角看到陰影、小蟲，或聽到收音機的聲音，或是皮膚上感到蟲在爬等。

亞蒙雖然將腦部劃分成五個區域系統，但也強調彼此交互影響。比如前額葉影響深層邊緣系統調節，當左額葉中風時，多數患者在一年內會出現重度憂鬱。

從亞蒙的分析中，讀者不但能藉此自我檢測，對有些人老愛鑽牛角

尖、思路飛東飛西，終於豁然頓悟了。

　　而發揮大腦功能，不妨如書中建議，多與正面、積極的人相處，多累積正面經驗來提升生活的能力；平日妥善保護自己的頭腦，預防「腦」的問題，有問題時要尋求專家協助。

　　當社會上憂鬱症、注意力不足症和暴力事件愈來愈多時，我們或許可以試著從亞蒙的理論，由生理層面去探究原由（Daneil G. Amen, *Change Your Mind*, 2000.7）。

　　深受美國精神醫學始祖邁耶（Adolf Meyer）的社會文化觀念所影響的 M. Meod 及 J. L. Hallidoy，首先提議社會問題會導致疾病，個體的疾病是為了應付病態的社會問題才發生。他們專注於探討不同世代與文化下的母子親情關係，以及經濟壓力價值體系的改變對某些疾病之流行率與發生率的影響。

　　美國康乃爾大學教授沃爾夫（Harold G. Wolff）強調，文化因素會影響個人對環境壓力的感受度、壓力所代表的象徵意義，以及在何種器官會受影響。例如，環境的刺激或壓力會誘發意識到的情緒反應，而更進一步地造成一連串的生理反應，意即心身症狀乃是個體為了適應或對付外界社會環境壓力所形成的生理反應。

　　西雅圖的 Holmes 與 Rahe 則合併使用社會文化學派的理論與康乃爾學派的寫實派作法，將生活事件列出四十三項，而將其重新適應每一生活事件所需的時間與精力，即對每一項變化的生活事件所感受到的壓力，給與分數〇至一千分量化，分數愈高，表示個人所感受到的壓力愈大，分數愈低則感受到的壓力愈小。他們發現，大幅度的生活事件的改變會引發某些心身疾病，個人面臨重大或無法預期的生活變化時，需要重新適應它；需要適應的程度愈大，即分數愈高者，愈容易生病。

　　紐約羅契斯特大學的恩格爾（G. Engel）、格林（greene）及施馬爾（A. H. Schmale）（1972）提倡「無望、無助」情結（giving up-given up complex）之學說，表明當個人面臨到真實的、幻想的或脅迫性的失落事件時，會產生憂鬱的情緒反應，及無助、無望感，且具有下列現象：

　　1.自認為不再有能力，缺乏信心。

2.無法從人際間的關係獲得滿足。

3.感覺過去、現在與未來間的關係已破裂，而且不連貫。

以上缺乏信、望、愛的情況太久，若無法獲得解決的辦法，則在這種情境持續下去的話，有朝一日就容易生病。例如，帕克斯（C. M. Parkes）發現，寡婦在喪偶後一年內，患得重大身體疾病之比率，較一般婦人（對照組）高出很多。

Nuckolls、Cassel 及 Koplan（1972）研究一百七十位軍人的妻子，皆有很高的生活變化以及較低的社會支持，她們比那些雖然也有很高的生活變化、但有較多社會支持的婦女，或比那些雖然社會支持很低、但生活變化卻不高的婦女等，有較多的合併症。人生活在高度的環境變遷或生活壓力下，若缺乏社會的支持，則較容易出問題。

De Araujo 等人於 1972 年研究一群氣喘病的患者，若其生活變化的壓力大、但其社會支持少的話，其每天所須使用的腎上腺皮質類固醇（steroid）製劑的藥量較高。他們缺乏社會支持，卻需要每天使用較多的類固醇藥量，才能控制住氣喘病的發作。

布朗（Brown）於 1975 年研究出，婦女們若有其生活上的高度壓力或承受到重大的生活事件時，僅僅在她們缺乏知己密友的時候，才會造成高度的危機，發展成「情感型的精神疾病」，例如躁鬱症或單極型的憂鬱症、更年期憂鬱症等等。人是孤單的，每個人皆需要有親密的、熟稔的、真摯的、誠懇的、值得信賴的、能夠推心置腹的知己朋友。顯然的，社會支持有緩和或調停生活上的飽經滄桑之苦或重大的變遷、創傷等之害。

里波維斯基（Lipowski）及阿瑟（R. J. Arthur）（1970）等人也表明，有許多文件資料證明，經由「社會支持」（social supports）可以增強個人對於生活事件變遷時的適應能力，而紓解為了適應生活事件所伴隨而來的壓力。

世界音樂治療聯盟主席 Hans-Helmut Decker-Voigt（1984）認為，運用不同的音樂性質可以有不同的療效；一般音樂分為激勵性與鎮定性。激勵性是一種鼓勵性的、刺激性的音樂，其節奏形態是嚴謹的、加速度的，藉由以下的特質，讓聽覺的刺激產生不同的反應。

大調：加速脈搏的跳動，呼吸加速。不和諧音程：因節奏性的伸縮，增加橫紋肌的收縮。音的強度變化較大：擴大瞳孔。節奏重、清晰的音樂：增高皮膚的電阻係數。音域廣、抑揚頓挫的音樂：增加情緒化，使人激動，聽多著迷後容易性格暴烈。斷奏多，合音活動高，一些交錯拍子：影響交感神經，控制意志以及維生性的神經系統。所以要選擇音樂，具刺激或激發意志力的音樂皆可以使用，但是須注意的是，激勵性的音樂，通常是設計在鬆弛前播放，使其不至於太過興奮與亢奮的狀態；有時也要考慮，刺激性的音樂過度飽和時，也會使人索然無味，起不了激勵作用。

鎮定性音樂是鎮靜鬆弛的，聽者能夠藉以下的特質，由聽覺刺激反映出不同的狀態。

小調：減緩脈搏的跳動以及呼吸減緩。和諧音音程：鬆弛橫紋肌。音樂的強度變化不大：可以收縮瞳孔。圓滑的音樂：鬆弛肌膚。輕柔的音樂、旋律音變化不大的音樂：有鎮定、幸福感的，可以幫助睡眠。運用以上的特質，選擇時，仍要視聽者對此音樂的感受力與接受度，再加上所受的環境背景與實際反應而定。

同時他也提出，當代音樂治療流派的學術淵源，是依：醫學－學習理論、人類心理學與精神心理學合為音樂治療（包含藝術、動作舞蹈、觸覺藝術、音樂聽覺、繪畫視覺、詩歌語言、劇場多媒體等）。

那麼醫學與精神醫學、人類心理學加上行為醫療，是如何與音樂治療結合的呢？

1. 以人類心理學加上行為心理學研究其歷史的脈絡。
2. 運用醫學科學領域與精神醫學為導向。
3. 基礎醫學加上行為醫療作為實務研究。
4. 醫學與人類心理學加上行為醫療為研究目標。
5. 醫學與精神醫學與人類心理學加上行為醫療為病歷研究。
6. 醫學與精神醫學與人類行為醫療的診斷為基礎。
7. 醫學與人類心理學加上行為醫療治療的目標。
8. 醫學與音樂治療結合時間的安排。

音樂的要素當然不外乎節奏、旋律、和聲，而這旋律因素也會影響人

的情緒。當人們藉由音樂旋律的主要動力去喚起強烈的情感反應與美妙的想像時，就會對節奏與音高產生期待。音高的變化，也隨著旋律的上行與下行，影響情緒的上下起伏，也就是說，音樂上行時，就會帶入一種高潮，是一種積極的、肯定的、鬥爭的、熱情的，而下行較多的音樂，是一種放鬆的、被動的、接受的、具忍受力的。而和諧與不和諧的音程有不同的影響，如下表：

音　　　程	協和程度	情緒反應
同　　度	完全協和音程	中立
小二度	不和諧	萎靡不振
大二度	不和諧	愉快的、盼望的
小三度	不完全協和	忍耐的、順受的
大三度	不完全協和	快樂的、安心的
完全四度	完全協和	婉約的、哀怨的
增四度	不協和	神秘的、厭惡的、反抗的
完全五度	完全協和	中庸的
小六度	不協和	愉快的、渴望的
小七度	不協和	哀傷的、悲泣的
大七度	不協和	強烈的盼望或無感覺
完全八度	完全協和音程	中立

調性的高度反應如下：

調號	大調特性	調號	小調特性
C	莊重的、開朗的	c	陽性的，但有缺點
bD	典雅的、澹然的	#c	優雅悲傷的
D	熱鬧平凡的	d	莊嚴的
bE	鬆弛的	#d	鬆弛的、有點悲哀的
E	高貴的	e	平凡、平穩的
F	強力的	f	激烈，有陽剛性的
bG	優美的	#f	有銳利度的、但很完美
G	平穩的	g	憂愁卻完美
bA	柔和高貴的	#g	悲傷優雅的
A	歡欣的	a	高貴柔和的
bB	優美但不明的	#a	鬆弛陽氣的
B	光明高貴的	b	粗野激烈的

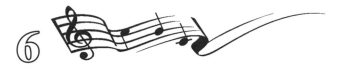

6

轉介音樂

●●●

　　有人曾經發表一篇文章大力的推說，聽莫札特的音樂可以提高智商約
三十個百分比，雖誇張但的確有此論據；根據 1995 年美國加州大學（UC,
Irvine）所做的一個研究，大學生聆聽莫札特的一首鋼琴奏鳴曲十分鐘後，
他們平均的圖像思維（spatial-temporal reasoning）分數提高了九分，而其
他聆聽故事、鬆弛指示、英式的入定（trance）音樂的組別和沒有聽任何聲
音的那一組，參與的圖像思維分數並沒有提高。需留意的是，圖像思維只
是智商測驗中的一個項目，而且提高分數的能力在十分鐘後隨即消失。雖
然在上述研究中，聽莫札特的 D 大調雙鋼琴奏鳴曲可短暫地（約十分鐘）
提高圖像思維，但卻有另外一些研究顯示它並沒有這個能力。既然如此，
那麼聽莫札特可以提高智商百分之三十的說法又是從何而來呢？（Raus-
cher, 1997）

　　原來該組研究學者為了要找出方法，令因音樂而提高了的圖像思維能
力得以維持，他們改變了只用聆聽的方法做研究。這次用了一群三至四歲
的小孩，分成四組，一組學習彈鋼琴，一組學電腦，另一組學唱歌，而最
後一組則什麼也不學（控制組）。結果發現，學習彈鋼琴那一組小孩的圖
像思維能力提高了百分之三十四，而其他組別的這項分數則沒有提高。由
於圖像思維能力是智能測驗的項目之一，因此筆者也相信它對整體的智商

分數會有一定的影響。研究的結果顯示，聽莫札特的音樂可短暫地提高圖像思維能力，而學習鋼琴則可使該能力得以維持。

人類在生活中不斷地求進步，發明語言、使用語言，甚至模仿自然界的種種聲音，也就開始有了「音樂」。原始的音樂經過了世世代代的發展與演變，形成今日的音樂藝術。音樂在人類歷史上，有時被用來傳達訊息，有時用來激勵士氣，有時又成為與神取得聯繫的一種方式。當然，在醫學尚未發達以前，音樂也曾經被巫師和宗教人員用來作為治療的工具。漸漸地，人聲演變為器樂聲，尤其到了十九世紀後，就將器樂聲與文字詞的部分分離，產生了器樂獨奏，於是人們在作曲上有了一大突破。而以學習樂器來排解平時的寂寞，器樂是音樂成就上最奔放的想像，這種音樂如今在我們的經歷中已是不可或缺，但是很難去理解當初如何發生這樣的改變。不含人聲的器樂即使無法確定人類的某種情緒，也能表現出每一種的情緒，英國作曲家薩繆爾‧衛斯里（Samual Wesley, 1766-1837）曾說：「樂器的表現居然可以等同於人聲，如，海頓的快板通常是呈現快樂且令聽者感動雀躍。而他的慢板則哀憐且柔和，即使是用不好的樂器來演奏，效果仍令人無法抗拒。」就如同當我們去參加一場管弦樂的表演後，通常我們都會鼓掌，但是你很難去了解每位聆聽者的感受如何，初次聽賞者與一聽再聽者，所產生的知性與感性的反應也不盡相同，一個人即使對某個樂曲知之甚詳，也可能在不同情境與不同情緒下產生不同激情，就如當個體心境極為憂鬱時，就算所聽的曲子是自己所熟悉的，情緒的反應也完全不會被其樂聲所影響。

例如：一位失戀女郎經過許多心理治療都不能解除她的沮喪，專家就告訴她說：「你不是很喜歡音樂嗎？那麼就試著學一種樂器。」女郎說：「這個主意不錯，你建議我學哪一種樂器？」心理師說：「我覺得大提琴最好，如不嫌它笨重的話，它可以取代你所失去的男朋友，每天你抱著它，跟它聊天，你也可以罵它、打它，當然你用心的話，也可以讓它為你奏出很好聽的音樂。」果然這女郎就迷戀上了大提琴。

大家的印象中可能認為學樂器是從小培養的事情，成人在學怎麼可能會學得好？其實這就要看目標在哪裡。無可諱言的，太晚起步比較難達到

高水準的境界，然而在一個人心智成熟之後，加上有特殊的興趣作為原動力，那麼學起來也可以到達一定的境界，如果再加上我們所談的音樂治療的目的，那麼更是有多重的功能。以前流行的一句話是：「學樂器的孩子不會變壞。」那麼我們要說：「學樂器的大人不會孤獨，也不會變老，更不會憂鬱。」因為音樂與他相隨相伴，身心都會健康，加上不斷地做腦力與肢體的運動，那麼也可能青春永駐。如果他再用這把樂器去和人家搭配，那麼進入多采多姿的社會生活，就更不會孤單了。隨著音樂的旋律去感覺、去統合，那麼情緒即隨之而去，更不會產生憂鬱了（江漢聲，中時電子報，2000.1）。

　　而什麼是音樂治療？音樂治療是一種運用音樂來改善人類的生理、心理症狀及不當行為的治療方法。所以它須包含音樂特性，使得音樂在治療的過程中提供更多的能量。音樂治療可視為類似心理治療的一種程序，藉受過專業訓練並經資格鑑定合格的專業音樂治療師規畫與指示之音樂或音樂活動的方式，為身體或心理有不正常功能之患者，協助去除、修正或延遲其疾病之症狀或不良行為模式，以達成治療目標：⑴改變情境的能力；⑵紓解內部壓力；⑶強化患者自我表達之能力；⑷幫助患者激勵其與社會化之行為活動並與社會結合之能力；⑸加強患者對事物、學習或治療程序之注意力，及協助加強或延長持續注意力集中之時間；⑹轉移患者之注意力及產生替代效果。這些能量創造出音樂治療在精神醫學、教育，及休閒娛樂等方面應用的機制，使其具有轉介與發洩的效能。

　　音樂有什麼樣的特質可用來治療？音樂治療就是唱歌及放音樂給病人聽嗎？治療的對象有哪些？治療的方法與特色為何？如何選用音樂於不同的患者？治療的效果有多大？國內外現況為何？一直是現今社會對音樂治療關切的問題。音樂，其實與我們的日常生活息息相關；我們所使用的語言、所發出的聲音，以及自然界所有的聲響，都可以稱之為「樂音」。

　　而音樂可以成為治療之工具，最主要有以下之特性：

　　1.音樂雖然隨處可得，但卻也具有極大之力量，可直接觸及人類的心靈深處；

　　2.音樂能影響情緒、創造情境、引發情感，並進而作用於我們的身體

上；

　　3.音樂提供了現實與非現實、意識與非意識間之橋樑；

　　4.音樂能分別作用於自我、本我及超我上，而這三者有時是在自己的正常意識下，也不見得能分析與了解；

　　5.音樂上之經驗，能提供慾望及心靈需求上之滿足，人往往能在某種音樂背景之襯托下，回憶起某種情境；

　　6.音樂是一種非語言的溝通，能在無法以語言溝通時，達到溝通的效果。

　　這些音樂本質正可應用於音樂治療上，並為許多在醫療上無法解決的問題，提供了另一個思考空間與解決管道。

　　進行良質音樂治療需要具備何種條件？

　　在音樂治療的定義中，我們可以分析出音樂治療的五個要素：

　　1.需要專業的音樂治療師　專業音樂治療師必須是專業音樂家，熟悉音樂理論、音樂的發展、各種樂器的彈奏、指揮與即興創作；而在醫學臨床部分則須接受心理學、精神醫學與基礎病理學等各方面的課程，再經過醫院實習與訓練，才能符合基本音樂治療師的基礎教育。更重要的是，在經過這些教育過程後，還要經過某些合格單位的審查驗證，才能成為合格授證的音樂治療師。因此，目前國內符合資格的音樂治療師屈指可數，備極珍貴。

　　2.以音樂或音樂活動為治療工具　音樂治療之所以為音樂治療，或異於其他治療，就是因為是以音樂或音樂活動為主要工具；音樂治療師除以語言與患者建立互動治療關係，更以非語言的音樂或音樂活動的方式與技巧，深入患者不為人見且無法企及之心靈深處，建立起溝通的橋梁。

　　3.音樂治療是經規劃與診斷的　音樂治療之診斷，須有音樂治療師協同該科之專業醫師及社工人員等共同配合。再由音樂治療師根據診斷，規劃適當的音樂或音樂活動。

　　4.要有明確的治療目標　這些目標必須闡明治療對象的狀況為何，要使用何種音樂或音樂活動，以達到什麼程度的改善或療效；這治療目標也須同時與其他醫護人員或治療師所設定的治療目標契合。

5.施予對象為在身體或心理有不正常功能之患者　音樂治療有預防、教育、緩和、矯正、復健等功能，所以適用於各式聽障、語障、中風、失語、自閉症、腦性麻痺、唐氏症、腦外傷、帕金森氏症、失憶症、癡呆症、肢體殘障與多重障礙等患者和精神科患者。當然，對於一般人身心壓力之紓解也有極大助益。

音樂治療的目標？

　　音樂治療之第四要素為訂定明確之治療目標。這些目標通常要與其他醫護人員或治療師所設定的治療目標相結合，諸如：

　　增進社會化技巧　如加強對自己與別人之觀察與回應、發展與同僚間之支持系統與功能、學習團體互動、協助患者接受社會規範之約束或展現負責任的行為等。

　　增進模仿技巧　如增進患者獨力處理事務的能力、接受具建設性之批評、加強自信心與自我表現之能力、學習如何避免焦慮與恐懼、自我糾正過動傾向、強化患者接受現實事務之導向等。

　　增進認知技巧　如加強專注集中的能力、延長專注集中的時間、協助開發目標導向思考能力等。

　　增進接受任務賦予與解決技巧　如加強運動技能、加強人際關係與協調能力、加強對任務評估之能力、建立職前教育之習慣與增進問題解決之能力等。

　　這些治療目標，將因著施用之對象、症狀、疾病種類與所希望達到效果之不同，而有變化與調整，端賴音樂治療師與其他醫護人員或治療師診斷、協調與規劃而得。

　　單身生活的人應該在日常生活中找一個可以當成心理支柱的東西，所以現代單身貴族很時興養寵物，可以把寵物當成最知心的伴侶，可以和牠聊天、看牠長大愈來愈可愛；同樣的，學一種樂器也可以當成最心愛的伴侶來呵護，如果你說它不像寵物一樣會發出聲響、表情，可是當你有演奏它的技巧時，它會比寵物更能跟你對話，讓你抒發內心的所有情感。從音

樂治療的觀點來說，並不需要演奏得很好，能彈奏簡單的曲子或幾個調調，甚至讓自己邊彈邊唱，就可以消磨掉一個鐘頭或整個下午茶的時間，你說它是不是寂寞的人相當知心的伴侶呢？

　　當我們聽到大提琴濃郁、低柔的樂音會，有什麼特別的感受呢？像聖桑（C. C. Saint-Saëns）的〈天鵝〉，在《動物狂歡節》這個組曲中是壓軸的一個動聽名曲，在伴奏的豎琴水波中，悠揚的大提琴旋律就如高風傲骨、出淤泥而不染的潔白天鵝在遨遊，這是聖桑對自己最高的期許，也是用大提琴來表達自己的心境。至於巴哈的無伴奏大提琴組曲，也是巴哈刻意為大提琴創造出的新生命，自此以後，人們才知道這種樂器能獨奏出這麼有深度的樂曲。其實所有樂器中就以大提琴的音域和人聲最相近，所以你真的可以想像有人面對面向你傾訴，安慰你、取悅你；有人把樂器當作生活良伴，就如同大提琴被形容為男性化的樂器，是有它的道理，那低沈、悠揚的琴聲實在充滿了男性的溫柔與魅力，一定也使很多女性為之著迷。所以愈來愈多的女孩子大提琴拉得很好；想想看，如果這把樂器就像自己的情人擁在懷裡，細訴衷曲，讓樂器成為身體的一部分，那麼拉出來的音樂還會不好聽嗎？（江漢聲，中時電子報，2001.1）

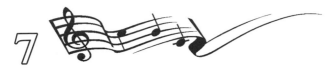

7

音樂的本質

哲學家史蒂芬・戴維斯（Stephen Davies, 2003）已經提出：「如果要給這三十年來在美學中頒獎的金像獎，金牌就應屬『音樂哲學』」。若人們要接著選出在音樂哲學中最棒的領域，音樂本體論（musical ontology）將是最大贏家：那就是什麼是本體的種類（ontological kind）。哲學家把世界區分為兩類事務：抽象事物（abstracta）和具體事物（concreta）。根據不同的種類，事物的存在條件（existence conditions）和等同條件（identity conditions）也不同。例如：音樂作品是被創造的。在作曲家創造一件音樂作品之前，該作品並不存在，而存在的音樂就稱為「音樂本體論」。音樂是有直覺的，其音強、音高、音色、節奏、旋律、曲式及風格，都會影響對音樂的直覺，例如：我們聽了一首歌曲，而感覺很感性的樂音，讓我們稱這個直覺為「藝術理論的直覺」。

音樂是多元、是有黃金比例的，一首歌曲要產生在樂曲結構之應用上，可運用數學推演和計算畢氏音階、純律音階和十二平均律音階的組成；也可以用五度相生律的應用；或是像巴哈以歸納和分析音程和音調的數學二元圖表應用，以提供促進科技與人文藝術之融合的另一種思考的模式。

有關音樂作品是抽象類型。《第五交響曲》是不佔據時空的類型

（type），佔據了特定的時空。雖然不同的演奏之間有所差異，各時各地的聽眾都同時欣賞著同一件完整的作品，這個情況說明了音樂作品是有別於具體個例的抽象類型。讓我們稱這個直覺為「藝術本體論的直覺」抽象類型無法被創造。形上學有個主流觀點是，身處時空中的人無法和非時空的或永恆的抽象事物發生吸引關係（causal relations）。

例如：某人創造某種關係，因此沒有人能創造類型。一個人可以在黑板上寫下作為個例的數字（numerals），隨後擦掉它們，卻不可能創造（或破壞）作為類型的數目（numbers）。讓我們稱這個直覺為「形上學的直覺」。這三個直覺很容易被接受，但它們不可能同時正確。用邏輯行話來說，它們不一致。如果音樂作品是被創造的，則它不是抽象類型，或抽象類型可以被創造。如果音樂作品是抽象類型，則它不是被創造的，或抽象類型可以被創造。如果抽象類型無法被創造，則音樂作品不是被創造的，或音樂作品不是抽象類型（Stephen, 2003）。

根據文獻顯示，音樂的確可以紓解身體的病痛、緩和激動的情緒，和減輕抑鬱。

迪司雷斯（Disserens）及費尼（Fine）（1939）曾發現音樂對生理反應產生之影響：音樂頻率的高低可以影響心臟、呼吸、肌肉骨骼、神經系統與代謝系統等之功能，進而改變血壓、呼吸率、肌肉張力等現象，達到減低焦慮反應之治療效果。普林斯利（Prinsley, 1986）指出音樂治療能達到以下治療目標：

1.心理性——增強動機與改善自尊；

2.社會性——增進團體互動合作、凝聚力與社會行為；

3.智能性——改善智能反應、定向力、刺激力與記憶力；

4.心靈性——提升心靈平靜和諧。

目前從文獻上可以看到的音樂療效，至少包括有：幫助精神科病人提升情緒及鬆弛肌肉；對心臟病及高血壓的病人，聆聽祥和的音樂有助於改變病人的心跳速度及血壓指數，並對呼吸頻率、新陳代謝有顯著的影響；對於長期受慢性病煎熬的病人，柔和的音樂也能夠減少他們對疾病的焦慮……等等。而且，音樂治療的潛力與適用範圍，目前正由各專業領域的研

究人員積極開發中。更重要的是，這樣的趨勢代表醫療已不再只是藥丸、針筒、手術刀，更是同時關照身、心、靈的整體醫治。唯有當這樣的理念廣被採用之後，人們的健康才能真正的完整。

奧特席勒（Altshuler）（1948）曾指出：音樂的刺激會經由視丘傳遞到大腦半球，視丘為情緒與情感反應之溫床，而大腦半球更主掌高層次之功能，如注意力、動機、記憶、理解與分析等能力，在輕柔音樂的安撫下，除可穩定情緒外，亦可增加思考與認知的功能，進而減低妄念、幻覺或強迫思考的侵入意識中。多位學者認為：數個同時傳到大腦的神經刺激，彼此間具相互抗衡作用，一旦疼痛時，若同時接收音樂聽覺刺激，可削減疼痛感。此外，音樂亦能在潛意識中轉換自主神經在視丘上的反應，放鬆肌肉、降低 ACTH 等化學物質的釋出，提高疼痛耐受力（Cook, 1986; Schott & Luff, 1988）。貝克（Beck, 1991）則認為：音樂可影響腦的邊緣系統，使腦下垂體釋出內啡衆（endorphin），達到止痛成效。此外，音樂可重整個體的能量，使個體更能面對疼痛的挑戰。

臨床應用：

西爾斯（Sears, 1990）將音樂治療分為以下三個階段：

1.體驗與感受音樂之詞曲（experience within music structure）。

2.心靈上之體驗（experience in self-organization）。

3.由聯想的關係中來體驗（experience in relating others）。

音樂治療可由以下模式呈現：

1.擬藥物治療模式：將音樂依特性分類，依症狀類別開立音樂處方，對症治療。

2.精神分析模式：藉由音樂引導個案自由聯想，使潛意識衝突浮現意識中，以利精神分析進行。

3.行為治療模式：以音樂作為增強物，藉以促進個案學習動機，矯正不當行為。

4.諮商模式：藉由與個案共同鑑賞音樂，引導個案達到拓展人格領域與改善症狀的目的。

5.鬆弛訓練模式：藉由音樂的鎮靜作用，促進個案的自律訓練，達到

身心鬆弛成效。

　　6.職能治療模式：藉由音樂演奏所伴隨的動作，以改善身心功能障礙。

　　7.遊戲治療模式：藉遊戲方式降低個案的身心防禦，進而促進個案與治療者彼此間的交流與互動。

　　8.情緒抒發模式；藉由音樂欣賞尋回內心平靜，或藉音樂演奏抒發心理壓力，促進心理健康。

　　9.團體治療模式：依個案問題與團體目標設計音樂團體活動，以團體運作方式進行音樂欣賞或樂器合奏等活動，發揮音樂與團體治療的雙重效益。

　　音樂治療是諸多心理、社會復健領域中，兼具經濟、有效、執行簡單，且極易引發病患興趣與樂於配合的一種治療模式，因此在歐美國家已有許多臨床醫護人員將其廣泛應用於醫療與復健中，成效良好。雖然文獻顯示，最適合提供音樂治療的專業人士為受過特別訓練的音樂治療師，但由於目前此專業人員人數有限，護理人員若能於接受音樂治療訓練後，有系統、有組織的將音樂治療模式合併於護理情境中，將可達到提升臨床工作中護理專業之獨特功能，並使護理工作更富藝術化與人性化。

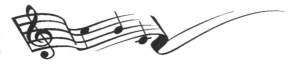

8 音樂時期的分類

●●●●●●●●●●●●●●●●●●●●●●●●●●●●●●●●●●●●●●●

　　有人說：早期的詩就是歌。歌曲和言語的不同，在於音高的系統。就如同日常說話時，我們隨時都在改變音高，甚至發單一音節的音也是。但是在一首歌曲裡，音高的持續既嚴謹又不連貫。言語音程是在十個八度之間，閒談時是在一個五度的某一音高部分上上下下，其上下的音程不會超過小二度到大三度。歌曲則是在較大的音域上，以嚴格且定規的音程，如山一般有高低的起伏，一個音移向另一個音。希臘之音樂律法是由畢達哥拉斯所研究出來的，以聲樂為主，大致分為：自然的（diatonique）、半音的（chromatique）、四分音法（enharmonique）。前兩種已經成為西洋音樂的理論基礎；而四分音法可以從中東或阿拉伯民族音樂中發現。能與希臘音樂相抗衡的莫過於基督教音樂，也就是宗教音樂，而這才是西洋音樂的真正基礎。

　　若要說音樂語言是同時性的發展，那麼現代詩就是典型的代表。現代詩是一種混合技巧，有歌曲的弧步，也有言語的音高滑行。但是，古詩更似歌曲。重音不像日常的話那樣，增加強度即成，而是在於音高的改變。一般認為在古希臘，重音的音高恰好是詩句基音之上的五度音程，因此，若以我們的音階表示，揚抑抑格是 Gcc，Gcc，不特別重計 G 音。另外三種重音，揚（入）音是音節裡音高上升的音，揚（抑）音是同一個音節裡為下

降音，先升後降的一個音，抑音走音高下降的音。這樣的結果，就是類似唱歌般的素材中的修飾音，讓歌曲生動化、活潑化與感動化（Anthony, 1999）。

約翰・布拉金聲稱，歌唱和舞蹈比言語交流的發展更早出現。證據顯示，早在現代人種帶著我們如今所知的語言能力出現之前的數十萬年，初期的人種就會跳舞和唱歌。

十八世紀的義大利哲學家吉安巴提斯塔・維果（Giambattista Vico）說的也可能沒錯，他認為人類先會跳舞，才會走路。他還認為詩先於散文，而且人類自然而然就會用象徵具體表現他的情感、態度和思想，但是無論結果如何，環境的變遷就會改變音樂的素材及風格。

以音樂年代來劃分素材

文藝復興時期（1450-1600）

就歷史上來說，「文藝復興」這個名詞指的是在所謂黑暗時代（Dark Ages）的許多世紀過去之後，文化與學術重新興起的時期。這個時期開始於英國伊利莎白女王的宮廷，莎士比亞也正處於他戲劇創作的高峰。

合唱出現於文藝復興開始前不久。文藝復興後期的音樂常常需要第五個聲部，這有時是第二女高音或第二男高音，另外也有為六部、八部，甚至十六部合唱所寫的曲子。

伴奏經常應用重唱的方法，也就是以樂器演奏其音域內部，目的只是在幫助那個聲部的歌者。但合唱團也經常在小禮拜堂演唱，這時器樂的伴奏不很方便或並不需要，稱為「以教堂風格」演唱，義大利文寫作 a cappella。這個術語現今非常廣泛地用來指無伴奏的合唱。

過去，合唱團（chorus，演唱世俗音樂的團體）和唱詩班（choir，專唱聖樂的）這兩種是有分別的。但現在我們並不常常這樣劃分。例如，現在許多的合唱團也偶爾會唱無伴奏的教會音樂，這時它就變成了無伴奏唱詩班。

文藝復興時期的合唱指揮，主要任務是在保持聲音的整齊。當時十分普遍的非韻律節奏，使指揮無法以規律的二拍子、三拍子或四拍子指揮，

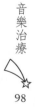

因此文藝復興時期的指揮家很少廣泛應用現代指揮家所用的拍子模式。他所做的，只不過是打出一系列沒有重音的基本拍子，如「拍，拍，拍，拍」而非「一，二，三，四」。這種拍子稱為 tactus，是用手一連串的上下動作來表示，指揮家手上常握著一捲紙，用來使拍子的表示更加明顯。每個歌者必須自己算清休止與長音的拍子數，並自己決定他們進入與停止的時機。嚴格而言，此一時期的音樂特色為華麗、富於野蠻與挑戰，所以在音樂治療的過程中，可以運用在心靈沈澱、寧靜、增加挑戰力、冥想、增強記憶力等。

此時期參考的音樂：⑴早期基督教音樂（以聖經中的詩篇為詞，頌詞，靈歌），一種教導、勸戒、感恩之歌頌。⑵葛雷果聖歌（Cantus Gregorianus）（稱為單音聖歌，Contus Gregoria），一種沒和聲、沒伴奏、節奏不規則的音樂，也是羅馬天主教的音樂，又分為彌撒音樂、日課音樂。

巴洛克時期（1600-1750）

上一個時期極度表現的音樂風格，在巴洛克時期早期革命影響之下，被拋棄了好幾十年。查爾斯‧羅森（Charles Rosen, 1971）認為，音樂直到晚期才擺脫語言的牽連，因為早期的樂器多是在旋律上模仿人聲而已。在整個巴洛克時期都使用於教堂與貴族宅第中，用途超過所有其他形式，這就是三重奏鳴曲（trio sonata）。它需要四個人演奏（不是三個人，與名稱所表示的不同），以兩把小提琴和一把低音提琴或大提琴組成三重奏，再加上一個人以大鍵琴、風琴或其他鍵盤樂器即席奏出數字低音伴奏，如上面所說明的那樣。由大約一六〇〇年開始，直到一七五〇年巴哈去世，作曲家用這種形式寫出了非常多的曲子，如柯賴里（Arcangelo Corelli）、韓德爾（George F. Handel）、巴哈、泰雷曼（Geoog P. Telemann）和其他較不出名的巴洛克作曲家的這類作品，在現在的演奏會上還能聽到。其實純樂器演奏早已行之多年，但是器樂變為主流是在此時期才正式發生，在英國第一幢為音樂演奏建築的演奏廳，建於 1742 至 1748 年，是由尼可勞斯‧裴佛茲納（Nikolaus Pevsner）在牛津建造的聖維爾廳。這時期許多作曲家的複音風格的音樂「撕傷了詩句」；因為在複音音樂中，任何時候，合

唱的各聲部中，很可能都在唱歌詞中不同的字。巴洛克時期是音樂史上最多采多姿的時期之一。它相當於美國由荒蕪開發而成為許多殖民地的那段時期。在這一百五十年過程的初期，許多作曲家就拋棄了調式系統，現代的大小音階系統形成。

作曲家也使用歌詞，他們的努力產生了新的作曲與演奏風格，歌劇由此出現。歌劇發展於十六世紀的最末幾年，這是巴洛克初期最重要的事件之一。

器樂曲在這個時期也臻於成熟，並開始消滅其中殘餘的聲樂語法與聲樂形式。巴洛克早期常以三人或四人組成小團體，來代替風琴，在教堂儀式中演奏適當的音樂。另外也有差不多大小的團體，能在貴族宅第及宮廷的房間（chamber）中，演奏輕鬆的娛樂性音樂。這種活動不久帶來了一種新的音樂媒介：室內樂（chamber music）。演奏較為盛大或房間較大時，便將器樂演奏團體擴大，這就是今日所謂的管弦樂團。

在獨立的器樂音樂出現及歌劇興盛的同時，有些新的合唱聖樂被譜寫出來。事實上，巴洛克初期還創造了幾種新的聖樂形式，特別是神劇（oratorio）和宗教清唱劇（sacred cantata）。這些作品的作曲家也發展出一種新形式的音樂風格。它在巴洛克初期已經被拋棄過；然而世俗音樂，特別是世俗器樂愈來愈普遍，到了近期接近尾聲時，大部分的作品都是為人而作，非為上帝而作。

1. **巴洛克的巴爾托克歌劇**　三個半世紀以來，歌劇演出有相當大的變化，但在歌劇人員的重要要求方面，仍保留了十七世紀初的面目。歌劇演出的主幹是三個至十九個歌樂獨唱家，他們唱出主要角色的部分。另以合唱支持戲劇性的表現，並有許多歌劇用芭雷舞來增強效果。用管弦樂來將配合與音樂部分連接在一起，可以是十幾個人的小劇團，也可以用一個大型的樂團。另外，服裝、燈光、布景以及一座裝備齊全的舞台，也是歌劇演出的重要部分；所有這些加在一起，產生了這種音樂戲劇的壯觀演出，在我們的文化中再難找出其他形式能與之相比。

今天偶然會有歌劇在音樂會中演出，不化妝也不用布景，演出者穿著平常的服裝，這稱為歌劇的音樂會式演出（concert version）。某些歌劇需

要的舞台動作很少〔如華格納（Richard Wagner）的崔斯坦與伊索德〕，有時以此種方式演出。

初期歌劇採用的是一種新風格，它需要新的演奏方式，也就是即興演奏（improvisation）。歌劇樂隊中的鍵盤演奏家，所用的皆是由一行低音加上數字和其他符號構成。符號和低音音符加在一起，便可以大膽表示出作曲家所希望的和弦。根據這些符號，演奏家即興奏出和弦及各歌曲與朗誦調的所有伴奏。

這種根音稱為數字低音，或按照當時說法「認出數字低音」；即興演奏的方法很快地傳到了其他音樂媒介之中。一個半世紀末，鍵盤樂器演奏家必須要能即席演出歌劇、宗教音樂、室內樂及較小作品的伴奏。一直到1850 年代，作曲家還偶然使用數字低音聲部。

2. **巴洛克室內樂**　室內樂是巴洛克器樂曲中最早開始的一種。它的傳統特徵是這樣的：每個樂器聲部只由一個人擔任，與管弦樂中同一聲部有十幾個人不一樣；而且不依管弦樂、歌劇、管樂或合唱那樣需要一個指揮。因為有這些傳統，室內樂作曲家可以說是在接受自加限制的挑戰刺激，而寫出他們最好的作品。於是，產生了這親切、清明、值得玩味的音樂。世界所有曲目中，有許多最好的作品都是由這塊田地出來的。儘管室內樂是這樣清澈明淨，一般的欣賞者常覺得它很「深奧」。的確，它不是一種很親切的音樂媒介，在效果上也時常並不很令人激動。但只要對它稍加認識，就可以發現其中無與倫比的價值（鄔里西，音樂欣賞，1984）。

3. **巴洛克管弦樂**　巴洛克時期開始時，最早的歌劇中用來伴奏的管弦樂，和我們現在的幾乎完全不同。它是以二十至三十件樂器奏出許多種音色，一些鼓號吹奏及一些和弦，來替聲樂伴奏。所用的許多樂器，如古提琴（viols）、魯特琴、直笛，後來幾乎都廢棄不用。

差不多在同時，貴族們也擁有為跳舞配音或為芭蕾舞伴奏的管弦樂，其中包含二十件弦樂器。這些樂隊以大小不同的各種古提琴為主，俾到十七世紀現代提琴族樂器發展出來之後，古提琴很快便開始被小提琴、中提琴與大提琴取代。隨著巴洛克時期的進展，這兩種管弦樂也逐漸擴大。提琴族樂器加上低音提琴成了樂曲的核心，另外也常加入一些木管樂器──

長笛（Flute）、二簧管（Oboe）、低音管（Bassoon），有時有小號或法國號，有時也用一對定音鼓。各首作品所用的配器法各不相同，沒有一定的標準（如巴哈六首「布蘭登」協奏曲中不同的樂器），因此我們無法對巴洛克時期管弦樂的構成做一般性的描述。當時的管弦樂作品中都包含數字低音聲部，事實上，幾乎所有巴洛克時期作品都如此。

指揮家（常常就是作曲家）坐在樂隊中央大鍵琴前，在他賣力地提示節奏與速度的同時，還要即席彈出曲子的和聲伴奏。這種方式後來非常普遍，成為一種趨勢，在數字低音伴奏失去需要性之後，還保留了許多年。

巴洛克時期可參考的音樂家：

1. Gesualdo 1560-1613　吉索拉多
2. Peri 1561-1633　裴里
3. Monteverdi 1567-1643　蒙台威爾第
4. Wilbye 1574-1638　威爾比
5. Weelkes 1575-1623　威爾克斯
6. Gibbons 1583-1625　吉邦斯
7. Schutz 1585-1672　舒茲
8. Lully 1633-1687　盧利
9. Corell 1653-1713　柯賴里
10. J. Pachelbel 1653-1706　帕海貝爾
11. Purcell 1659-1725　普塞爾
12. A. Scarlatti 1659-1725　亞歷山大‧史卡拉第
13. T. G. Albinoni 1671-1751　阿比諾尼
14. Vivaldi 1680-1743　韋瓦第
15. G. P. Telemunn 1681-1767　泰雷曼
16. D. Scarlatti 1683-1757　杜曼尼可‧史卡拉第
17. J. P. Rameau 1683-1764　拉摩
18. F. Manfredini 1684-1762　曼菲第尼
19. J. S. Bach 1685-1750　約翰‧賽巴斯汀‧巴哈
20. Handel 1685-1795　韓德爾

古典樂派時期（1750-1825）

　　古典樂派時期的早期發展，與美洲革命、美國獨立同時。華盛頓出生於1732年，與海頓同年，後者的作品對古典派風格的形成有很大的影響。緊接著拿破崙戰爭的結束，這個時期也隨之結束，當時歐洲普遍的文化混亂是促使古典主義沒落的原因之一。

　　古典時期的重心偏向器樂曲。雖然作曲家寫作歌劇、宗教與世俗合唱曲，但大多數重要作曲家都把主要精力放在室內樂、管弦樂曲和其他器樂曲上。以前各時期皆一樣，這個時期新音樂的風格與內容改變，帶來了一套新的演奏方法。人們對數字低音開始失去興趣，將作品中所有的进部都完整地寫出來；即興演奏的方式逐漸消失，除了在協奏曲的裝飾奏之外。

　　1.**古典樂派室內樂**　古典樂派時期剛開始時，音樂風格的變化使人們差不多放棄了三重奏鳴曲的形式，而以一種新的形式——弦樂四重奏（string quartet）取而代之。這種最常見的室內樂形式需要四件樂器：兩把小提琴、一把中提琴和一把大提琴；一直到現在都沒有改變。從海頓到亨德密特（Paul Hindemith），差不多每個大作曲家都寫作一首或多首作品（海頓作了八十三首四重奏，莫札特作二十六首，貝多芬十七首）。

　　巴洛克三重奏逐漸沒落，大大削減了大提琴在室內樂中的地位。十八世紀發展出來的鋼琴這時備受喜愛，為鋼琴和弦樂所作的新曲子也隨之出現。對作曲家來說，鋼琴、小提琴和大提琴的組合是最有魅力的一種安排，只有弦樂四重奏會比它具有魅力。因為它是鋼琴和弦樂的三重奏，這種新組合就簡稱為鋼琴三重奏（piano trio），這個名稱一直使用到今天。我們在這要特別強調，就音樂的技巧來說，「鋼琴三重奏」和「鋼琴四重奏」並不代表好幾架鋼琴的組合，而是代表上述的意義，與商業性媒體娛樂中所代表的意思不一樣。

　　鋼琴也在古典樂派時期的早期獲得重要地位。巴洛克室內樂中，鍵盤樂器演奏家是擔任伴奏，每首作品的重心都在弦樂上面。然而，古典樂派時期的室內樂中，情形完全不同；這時鋼琴不再扮演伴奏的角色。音樂的任務由各部平分，鋼琴與弦樂變成平等的夥伴。因為這個理由，在古典樂

派和古典樂派以後的室內樂中，我們無法分辨誰是獨奏、誰是伴奏。

在室內樂的園地，木管樂器的組合也開始出現。最常見的一種音樂是木管五重奏。另外，兩三件木管樂器，加或不加鋼琴的曲子，故而相當有限。木管樂器的組合很少引起大作曲家的興趣，因此許多這種曲子都是名氣小的作曲家的作品。

除了上述幾種媒介，包括數目最多、音樂上最重要的弦樂器組合之外，名曲中也有一些零星的傑作是使用不常見的組合。莫札特的長笛與弦樂五重奏，K581，及木管與鋼琴五重奏，K452；貝多芬的鋼琴與木管五重奏，作品十六，及弦樂與木管七重奏，作品二十；舒伯特的弦樂與木管八重奏，作品一六六等，都是這類作品中古典樂派時期的主要作品。

奏鳴曲組合的名稱通常都加以縮短，不明白說出其中有鋼琴，例如：小提琴奏鳴曲（Violin sonata）（小提琴、鋼琴）、大提琴奏鳴曲（Cello sonata）（大提琴、鋼琴）、豎笛奏鳴曲（Clainet sonata）（豎笛、鋼琴）。

最常見的弦樂器組合：

1.弦樂三重奏（String trio）：小提琴、中提琴、大提琴。

2.弦樂四重奏（String quartet）：第一小提琴、第二小提琴、中提琴、大提琴。

3.弦樂五重奏（String quintet）：第一小提琴、第二小提琴、第一中提琴、第二中提琴、大提琴。

4.弦樂六重奏（String sextet）：第一小提琴、第二小提琴、第一中提琴、第二中提琴、第一大提琴、第二大提琴。

鋼琴與弦樂的組合：

1.鋼琴三重奏（Piano trio）：小提琴、大提琴、鋼琴。

2.鋼琴四重奏（Piano quartet）：小提琴、中提琴、大提琴、鋼琴。

3.鋼琴五重奏（Piano quintet）：第一小提琴、第二小提琴、中提琴、大提琴、鋼琴。

最常見的木管樂器組合：

1.木管四重奏（Woodwind quartet）：長笛、雙簧管、豎笛、低音管。

2.木管五重奏（Woodwind quintet）：長笛、雙簧管、豎笛、低音管、法國號。

3.木管－鋼琴五重奏（Woodwind-piano quintet）：長笛、簧管、豎笛、 木管、鋼琴。

貝多芬的中期和晚期作品偶爾還需要另外一些樂器。例如，在「英雄」交響曲中，他需要三支法國號，在第五交響曲中需要伸縮長號、短笛和倍低音管。但一直到浪漫派時期中期，管弦樂團的規模才做了最大的擴展。

古典樂派可參考的音樂家：

1. K. P. E. Bach 1714-1788　卡爾・菲利浦・埃曼紐・巴哈

2. Gluck 1714-1787　葛路克

3. Haydn 1732-1809　海頓

4. J. C. Bach 1735-1782　約翰・克利斯倩・巴哈

5. W. Mozart 1765-1791　沃克剛・莫札特

6. Beethoven 1770-1827　貝多芬

7. Auber 1782-1871　歐貝爾

8. Weber 1786-1826　韋伯

9. Meyerbeer 1791-1864　麥亞貝爾

10. Rossini 1792-1868　羅西尼

11. Donizetti 1797-1848　董尼才悌

浪漫樂派時期（1825-1900）

差不多在拿破崙對歐洲的蹂躪結束的同時，一種對音樂的新態度也開始出現。彼得（Walter, Peter）也提到其他藝術中類似的新態度：「在美感之上增加一種奇妙，帶來了藝術中的浪漫情調；在每種藝術的呻吟中，除了對美感的追求這個必備要素之外，再加進一種好奇，構成了浪漫的氣質。」當時作曲家接觸到一些東方故事、神奇傳說、神話和民間故事，這些外來因素引發了歌劇與器樂作曲家的靈感；而東方傳奇和文學也就成了

許多作品的泉源。人們發展出一種完全針對音樂中聲音的濃厚興趣，聲音本身與其他音樂要素如旋律、和聲及曲式完全沒有關係。

　　浪漫主義的明顯特性是它的濃厚主觀性。作曲家不再努力追求平衡、勻稱的形式，短小和巨大的作品層出不窮。豐富的感情常以這種新形式的感情用事表現出來。細膩的情感、病態的抑鬱、歇斯底里的熱情、情感的衝動，這些以及許多類似情緒都表現於其中，而不論情緒是哪一種，它的表現總是籠罩在閃亮的器樂音色之中。

　　1.浪漫樂派的管弦樂　管弦樂是浪漫派聲響的創造結果。可以說在有遠見的作曲家開始增加樂器以後，浪漫派才露出端倪；這方面的發展，貝多芬是浪漫派作曲家的前輩。樂團在添加了短笛、倍低音管、低音壁笛、伸縮長號、低音號，並增加了法國號數目後，弦樂器需要更多的人員，到浪漫樂派時期將近結束時，現代的管弦樂團已經成形。

　　然而，這樣的管弦樂團除了規模之外，還有別的地方與古典樂派管弦樂不同。早期樂團所使用的管樂器，在機械動作方面受到限制。一般來說，吹奏時使用的是簡單的指法；而法國號和小號上面也沒有活塞，號角也一樣。

　　1820 至 1885 年之間，一些更有效的技巧運用加入了管弦樂團，其構造和指法系統使木管樂器的音域加大，彈性增加，也改良了它們的音色。鋼管樂器也加入了旋轉式和蓋覆式兩種活塞，可以發出完整的半音階。

　　這樣，最後所產生的就是我們現在所看到的小喇叭與法國號，使得管弦樂團的音色生動又活潑。浪漫樂派時期的作曲家不斷地對演奏家的技巧做更多的要求，即興演奏變為任何一個稱職的管弦樂團團員所必備的條件，而演奏家和樂器家也共同完成了這種挑戰。

　　2.浪漫樂派的演奏方法　鋼琴在浪漫樂派時期變成了一種人們喜愛的音樂會獨奏樂器。過去的鋼琴演奏家，活動範圍大都只限於私人沙龍或在管弦樂合奏時幫助演奏。這時他們開始在更多的大眾面前出現，在所謂鋼琴獨奏會（piano recitals）中彈奏奏鳴曲、小品，和歌曲與抒情調的改編。差不多同時，鋼琴也變成了小康家庭與富有家庭所共有的一項常見家具。

　　在這些浪漫樂派時期鋼琴大師手中，主觀的詮釋成了一門技術，如孟

德爾頌、李斯特（Franz Liszt）和畢羅（Hans G. F. von Bülow）這些鋼琴家。許多歐洲鋼琴家同時也是手執指揮棒的管弦樂團指揮，因此音樂的詮釋很快地成了指揮的主要任務。

　　有一段時間，是由首席小提琴在其位置上，以琴弓來指揮。

浪漫樂派可參考的音樂家：

1. Schubert 1797-1828　舒伯特
2. Halevy 1799-1862　哈勒威
3. Belini 1801-1835　貝里尼
4. Berlioz 1803-1860　白遼士
5. Glinka 1804-1857　葛令卡
6. Menldelssohn 1809-1847　孟德爾頌
7. Chopin 1810-1856　蕭邦
8. Schumann 1810-1856　舒曼
9. Liszt 1811-1886　李斯特
10. Verdi 1813-1901　威爾第
11. Wagner 1813-1883　華格納
12. Gounod 1818-1893　古諾
13. Franck 1822-1890　法朗克
14. Smetana 1824-1884　史麥塔納
15. Bruckner 1824-1896　布魯克納
16. J. Strauss 1825-1899　約翰・史特勞斯
17. Borodin 1833-1887　鮑羅定
18. Brahms 1833-1897　布拉姆斯
19. Saint-Saëns 1835-1921　聖桑
20. Bizet 1838-1875　比才
21. Mussorgsky 1839-1881　穆索斯基
22. Paine 1830-1906　潘恩
23. Tchaikovsky 1840-1893　柴可夫斯基

24. Dvorak 1841-1904 　德弗札克

25. Massenet 1842-1912 　馬思奈

26. Grieg 1843-1907 　葛利格

27. R. Korsokov 1844-1908 　李姆斯基‧高沙可夫

28. Faure 1845-1924 　佛瑞

29. Leoncavallo 1858-1919 　雷恩卡發洛

30. Puccini 1858-1924 　浦契尼

31. Herbert 1859-1924 　哈伯特

32. Mahler 1860-1911 　馬勒

33. MacDowell 1861-1908 　麥克杜威

34. Debussy 1862-1918 　德布西

35. Mascagni 1863-1945 　馬斯康尼

36. Parker 1863-1919 　派克

37. R. Strauss 1864-1949 　理察‧史特勞斯

38. Sibelius 1865-1957 　西貝流士

39. Vaughan Williams 1872-1958 　弗漢‧威廉斯

40. Rachmaninoff 1873-1943 　拉赫曼尼諾夫

現代樂派時期（1900-　　）

　　以十九世紀的作曲風格，帶入浪漫樂派的教條，加上印象的和聲技巧，便形成了：

　　1. **新派音樂**　一種非美感的、內在心靈的抽象表現，一種內在潛意識的呼喚，完全脫離系統的和聲技巧。曲式結構具有一種完全新穎的風格，此時期的代表人物：

　　　(1)荀白克（Arnold Schoenberg, 1874-1950），維也納人，1920年創出十二音列作曲系統（twelve-tone system）。其特色為：a.一個音自音列移高或移低一個八度或二個八度。b.技巧不斷的變化（per-petual variation），也就是說，不做反覆或再現的技巧，在每一次主題裡，完全是一種新對位新節奏。c.是一種無調性音樂（atona-

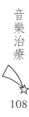

lity）。

(2)貝爾格（Alban Berg, 1885-1935）和魏本（Anton von Webern, 1883-1945）皆為荀白克的學生。貝爾格寫作之音列加入十八世紀曲式風格，有大、小調的感覺。魏本則將十二音列帶入未來的精神，也是將十二音列加以發揚光大的一種嶄新音樂，創造出一種音樂內含音色變化的類型，稱為音色旋律（tone-color）。

(3)巴爾陶克（Bela Bartok, 1881-1945），匈牙利人，一種非韻律節奏的重要人物。其特色為：a.具有十分特出的音樂。b.將樂器發揮得淋漓盡致的音響效果，如撥奏顫音（pizzicato tremolo）、滑奏（glissando）等技巧。c.以四度、五度一種完全音程的和聲技巧。d.應用有大、小調同質性的和弦。e.一些不和諧音程的結束，如運用九和弦及加一和弦。

(4)史塔溫斯基（Igor Stravinsky, 1882-1971），俄國人，提倡回復到十八世紀音樂風格的人物之一。也是新古典樂派（neo-classical）或是新巴洛克（neo-Barogue）的代表人物，但是他也運用了十二音列系統與複調性（Polytonality）的風格。

(5)亨德密特（Paul Hindemith, 1895-1963），德國人，雖是新古典樂派的愛好者，卻很喜歡用對位法中平行的方向，來創造出一種非常不和諧、每行旋律皆獨立的樂音，其每行的緊張與鬆弛皆不同，也許是很詼諧的、節奏明朗的，但是卻無法表現感傷的樂音。

2.**爵士樂**（Jazz）　從美國新奧爾良興起的一種音樂，主要樂器是鼓，可能源自於非洲部落文化的產品，運用複合韻律、不規則節奏、切分法等一些即興技巧，非照著譜演奏，其和聲用法以六、七、九、十一、十三度的音程為主。

3.**搖滾樂**　一種爵士樂發展後的樂風，又分為鄉村音樂（country music），以民歌風情，一種心情的寫照、風景的描述為歌詞，簡單的木吉他，或一到兩種弦樂器，加上敲擊樂器，也許是鼓、風琴等，演唱者以鼻音演唱為其特色。

搖滾樂（rock & roll）——節奏愈來愈強，吉他也加入電子裝置，爵士鼓為其特色，和聲的運用保留不和諧感，不斷的加上新樂器、音列技巧、複音技巧。

此時期的音樂家可參考：

1. R. V. Williams 1872-1958　弗漢·威廉斯

2. Ives 1874-1954　艾伍斯

3. Schoenberg 1874-1951　荀白克

4. Gliere 1875-1956　葛利亞

5. Ravel 1875-1937　拉威爾

6. Falla 1876-1946　法雅

7. E. von Sohnanyi 1877-1960　索南尼

8. Respighi 1879-1936　雷斯碧基

9. Bartok 1881-1945　巴爾陶克

10. G. Enesco 1881-195　恩尼斯柯

11. Stravinsky 1882-1971　史塔溫斯基

12. Webern 1883-1945　魏本

13. K. Szymanowski 1883-1937　希馬諾夫斯基

14. Berg 1885-1935　貝爾格

15. Prokofiev 1891-1953　浦羅高菲夫

16. Milhaud 1892-　米堯

17. A. Haba 1893-　哈伯

18. Piston 1894-　皮斯頓

19. Hindemith 1895-1963　亨德密特

20. Hanson 1896　漢森

21. J. Wenberger 1896-　溫柏格

22. Sessions 1896-　賽興斯

23. Thomson 1896-　湯姆森

24. Cowell 1898-1965　柯維爾

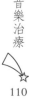

25. Gershwin 1898-1937　蓋希文

26. Harris 1898-　哈里斯

27. Copland 1900-　柯普藍

28. Krenek 1900-　柯林尼克

29. W. Walton 1902-　華爾頓

30. C. Lambert 1905-1951　藍伯特

31. Shostakovich 1906-　蕭斯塔高維基

32. B. Britten 1913　布萊頓

33. M. Blitzstein 1905-　布利慈坦

34. P. Creston 1906-　克瑞斯頓

35. S. Barber 1910-　巴伯

36. W. Schuman 1910-　威廉‧舒曼

37. G. C. Menotti 1911-　梅諾悌

38. D. Siamond 1915-　戴蒙

39. L. Bernstein 1918-　伯恩斯坦

40. L. Foss 1922-　路卡斯‧弗斯

　　4.**電子、電腦音樂**　拜科技之賜，電子樂器與電腦的技術愈來愈發達，人類所要的刺激愈來愈多，這種運用電腦剪接的技術所製造出來的新樂音，也許作曲家只要寫出一個音符，就可以創造出一首歌，一種可以用數學符號運算出一系列音的組合，不協和的、一種厭煩的音樂，用 CD、錄音帶、MD 錄音效果來呈現，也稱為具象音樂（musizue concrete）。

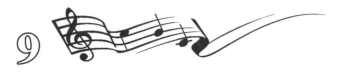

9

音樂治療的方法與模式

音樂治療的方法區分為：㈠音樂治療對於心理障礙的療法；㈡音樂治療對於心身疾病的特殊療法；㈢音樂治療的模式；㈣以音樂教育或歌唱教學的音樂療法；㈤以心理治療理論為主的音樂療法；㈥其他治療法；㈦演奏音樂的方法。

音樂治療對於心理障礙的療法

活動療法

以舞蹈與律動，一開始選擇音樂是非常重要的。音色、節奏與音效是主要考慮的因素，若能以現場演奏，效果最佳，音色須以清晰與乾淨的音色為主，節奏以中板為佳，但可以視當時的情境為要素。舞蹈與律動仍以即興為先，有基礎的人就可以加一些難度。

接受性療法

以聽音樂或欣賞音樂為主，其目的在於使個案對音樂產生興趣，以及依靠聽音樂的過程中，漸進的引導情緒，運用心理學裡的同理心或轉借方

式轉出情緒。但最重要的是，仍要以個案的接受能力為主，最好是請個案一起來選擇音樂。

創造性的音樂療法

以演奏樂器為主，即興方式為先。沒有任何音樂底子的，可以選擇一首大型演奏的管弦樂，如柴可夫斯基的第一號鋼琴協奏曲。每個人選擇一項樂器，隨音樂即興表演，其目的在於使個案與樂器之間產生情感，並創造行為方式的變化與表現方面的發展，適合集體治療，可以相互接近融合、交流，建立社會性人際關係，不必去計較拍子的準確度，不必理會誰演奏得對或錯，只要盡情的演奏，隨著音樂的起伏，讓自己的情緒隨音樂逐流。有音樂底子的，就以個人的專長樂器，組一團，做沒有任何樂章束縛的即興演奏，因為若將範圍規定太窄，會影響他們自我表現與自我發揮，這樣就得不到紓解與解除壓力的作用。德國的一位音樂治療學家威而姆說：「我不會以我的建議去壓住病人，就如同一位母親曾經做過的，以免妨礙她的孩子的自我發現。」所以創造性的音樂療法會比接受性的音樂療法更為有效，因為自我演奏無論如何都比聽音樂較為融入音樂。

音樂治療對於心身疾病的特殊療法

放鬆與調節性的音樂療法

運用音樂伴奏或聆聽音樂的方法去調節身體的緊張，掌握集中注意力的精神，達到放鬆的方法，運用時以慢的音樂或大自然的音樂會更好，且以一首曲子不斷的連續播放為主，直到身心放鬆後，才改播其他緩板的曲子。適合身心疾病、住院醫療、壓力大、失眠的患者。

運用場景配合音樂的療法

布置一種非常自然的場景，例如海景、草地、高山等一些大自然的場景，患者就盯著布景，再配合臨場感佳的音效與相同的音樂後，由小聲漸

漸的放大，當患者有適度性的放鬆後，即改播放刺激性強的音樂，激發患者新世界後，觀察其情緒反應，應避免過度的反應，再強調幻象的音樂，節奏須平穩，如心跳。再返回場景音樂使其平復心情。適合精神官能症患者、語言障礙患者、身心疾病之患者。

表演療法

音樂心理劇　由患者表演一種接近現實生活的固定動作，此時須播放一種固定拍子的音樂，再慢慢依情緒的起伏播放不同音樂，以配合其音效，就如同電影配樂般，患者可以隨著音樂哭、笑、叫喊、罵、悲傷等等的情緒發洩。主要的目的是，檢視患者自己的生活，以尋找一種更好的處理方式，以期發現新的交流與處理衝突的最佳方法；由音樂來領導，常常有意想不到的效果。適用於獨奏、合奏或合演的多角色，但是一定要在音樂治療師能控制的範圍內，不要超過三人。

自由音樂表演法　一般而言，音樂治療師皆會指定某種方式去演奏音樂，或是一定的演奏樂器，但是有時候在某種情況下，固定模式並不能有效的達到治療的效果，尤其是一些不受控制的兒童或是聽不懂指揮的人，就可以自由的表演其情感，方式有運用自己的身體、物品、樂器，或利用人等不同的道具，去表演或演奏。此時選擇的音樂就必須是一種有結構性的、有次序性的音樂，隨性的演奏或舞蹈，或蠕動，運用一種啟發性的、創造性的機能，去了解並且調整其情緒，引導出來做一個適度性的發洩。

音樂治療的模式

創意即興法（Creative Music Therapy）

創始人： 諾多夫和羅賓斯（Paul Nordoff & Clive Robbins, 1959-1976）。
　　　　　羅賓斯和羅賓斯（Clive Robbins & Carol Robbins, 1975-1996）。
治療中心： 英國、丹麥、西德、澳大利亞、美國。
原則：

1.治療師在治療過程中依著個案的情緒或癥結，創作即興音樂。

2.藉由治療過程中的音樂，與治療對象維持與發展關係，創造治療經驗。

3.根據治療對象的發展與成長，持續創造不同的音樂經驗來配合。

臨床應用：自閉症、情緒困擾、心智障礙、肢體障礙、學習遲緩、聽覺障礙、心理疾患。

理論導向：

1.因受到心靈科學家斯坦納（Rudolf Steiner）的影響，認為對音樂的反應是一個人心理及發展狀況的反射，他可以顯出發展特質、病理因素，並有診斷上的意義。

2.每個人都有個內在的「音樂小孩」（music child）。

3.受人本心理學家馬斯洛的影響而形成的觀念，包括：自然的衝動與驅力是治療中的動力；治療的動機是發自內心而非效率。

引導想像與音樂（Guided Imagery and Music；簡稱 GIM）

創始人：海倫·邦尼（Helen L. Bonny）。

治療中心：Institute for Consciousness and Music，巴爾的摩，馬里蘭。

原則：

1.使用古典音樂為媒介，喚起潛在能力的思緒與感覺，引導擴張自我察覺的能力至最深層的意識層面。

2.非藥物的進入內心世界，改變意識的狀態。

3.治療對象體驗意識改變的狀態，進而產生力量解決自我衝突，以達成自我實現的目的。

治療對象的能力：

1.有圖像思考的能力。

2.有區別圖像與真實情境的能力。

3.口語能力足夠表達自己的音樂經驗。

治療過程：

1.前奏（prelude）：說明。

2.放鬆與引導（relaxation and induciton）：藉著音樂及音樂治療師的指導語，進入肢體放鬆與精神集中的狀況。

3.音樂聆聽（music listening）：經由整理分類的古典音樂，可體驗不同的感受，包括：團體經驗、情感釋放、正面感受、安慰、死亡與再生、高峰經驗、寂靜、宇宙等。

4.整合（postlude integration）。

莊氏四段式音樂療法（Clinical Application Four Steps of Chuang's Music Therapy）

原則：

1. α波的音樂催眠法階段。

2. 運擁中國醫學中「攻」與「洩」的音樂療法階段。

3. 轉介式音樂法階段。

4. 心理輔導階段。

過程：

1.配合α的音樂，加上呼吸法，使肌肉放鬆，進入淺式睡眠或催眠的狀態。

2.試著找出原因，可依情況使用口語「繪畫」表演來表達受試者的情境。

3.加以「攻」或「洩」使情緒發洩。

4.轉圜心情，針對心理與心靈上的需要，給與兩星期的音樂處方箋。

應用於：

1.工作或讀書壓力大者。

2.有自殺傾向或初期精神疾病者。

3.憂鬱與躁鬱症。

4.有家庭問題的青少年，「智弱」或情緒障礙之青少年。

5.酗酒與菸癮者。

6.老人與安寧治療。

以音樂教育或歌唱教學的音樂療法：

奧福音樂治療法（Clinical Orff Schulwerk）

創始人：奧福・舒爾維克（Orff Schulwerk）

原則：以音樂教育為基礎，認為音樂、動作、語言三者是不可分的要素。

整合音樂、舞蹈、語言、戲劇的學習經驗。除了強調音樂學習的功能，並同時強調文化學習及社會學習的功能。

過程：

　　1.鼓勵在音樂中探索、模仿、即興、創新。

　　2.將音樂的節奏與旋律配合身體的姿態來表現。

　　3.使用的樂器包括各類打擊樂器及木琴、鐵琴。

　　4.以團體活動的經驗為主。

應用於：

　　精神疾病、智能障礙、自閉症、感官障礙、肢體障礙、安寧照顧、銀髮族、兒童治療

目的：

　　1.刺激發音意願，幫助口語能力發展（語言溝通表達能力）。

　　2.幫助動作技巧的發展（肢體復健功能）。

　　3.察覺自我形象、空間、方向感（感官認知經驗學習）。

　　4.拉長注意力長度（社會行為學習）。

　　5.探索團體經驗與發展社交技巧（社會行為學習）。

高大宜臨床應用音樂療法（Clinical Applications of Kodaly Concept）

創始人：羅坦・高大宜（Zoltan Kodaly, 1882-1967，匈牙利人）

原則：高大宜最大的成就，就是鼓勵人人受音樂教育，並且建立每一個人全備的音樂素養，他說：「稚子的心是具純潔無暇的。撒下好的種結出良善的果子，撒下壞種可能毒害靈命終生」。又說：「打開人們的耳朵和心

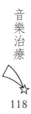

靈去接受精緻藝術化的古典音樂是一件偉大的事業」。高大宜並且呼籲作曲家要不斷地為兒童作出好音樂，也常常呼籲：「沒有人可以自命偉大而不屑為兒童創作，相反的，應當拿出最好的作品給未來的主人翁」。

過程：

1.人人都應該有接受音樂教育的權利和義務。鼓勵在音樂中探索、模仿、即興、創新。

2.音樂教育的目標是建立每一個人全備的音樂素養，須有敏銳的耳朵、豐富的音樂知識、敏感的心和靈活的技能。樂器包括各類打擊樂器。

3.從民謠為出發點，認識音樂的要素，進而走向更為豐富寬廣的音樂世界。

4.歌唱是最自然的樂器，透過人聲可以抒發至誠深刻的情感，表現豐富的音樂性。

5.歌唱教學採無伴奏，懂得如何唱歌的人必定能夠運用樂器「唱」出美的音樂。

6.選擇好的音樂才配作為教材。如本國民謠、外國民謠、名家創作曲、歷久不衰古典經品等是好音樂的來源。

應用：與奧福音樂治療法同

目的：

1.培養良好的音樂素養（社會行為學習）。

2.增進民族音樂與環境音樂的心理感受（感官認知經驗學習）。

3.刺激發音意願，幫助口語能力發展（語言溝通表達能力）。

4.幫助動作技巧的發展（肢體復健功能）。

5.察覺自我形象、空間、方向感（感官認知經驗學習）。

6.探索團體經驗與發展社交技巧（社會行為學習）。

達克羅茲臨床應用音樂療法（Clinical Application of Dalcroze Eurhtthmics）

創始人：瑞士作曲家及音樂教育家愛彌生‧沙克‧達克羅茲 （Emile Jaques-Dalcroze 1865-1950）所創立。

原則：利用肢體對於音樂的自覺性，思考利用協助理解音樂概念及各種教學方法，將音樂從有意義的節奏動作設計為學習的過程。這個學習過程基本上也涵蓋了聽覺的感受和即興與節奏性動作間的持續互動。

過程：

1. Eurhythmic（律動教學）節奏訓練是達克羅茲教學法的重心，以肢體運動的知覺性，配合音樂節奏的訓練；以律動的方式，去感受及表現音樂。目標在引導學生能以整個身體包括各種知覺感官來感受音樂，藉由即興彈奏觀察學生的肢體表現加以配合，進而提昇教學效果。

2. Solfege（音感訓練）從固定唱名開始，作為訓練識譜、記譜及聽音之基礎，並加強內在聽力之訓練。了解曲子的特色，多多蒐集兒歌、童謠，深入的研究與了解，找出曲子的動機，設計成遊戲式的教學活動，改變學習音感式枯燥困難的印象。

3. Improvisation（即興創作）即興創作在其教學法中有很重要的意義，以啟發式的教學來引導孩子學習，不論是樂器上或者肢體上，唯有透過自身的體驗，進而創作音樂，表現音樂。

應用：與奧福音樂治療法同

目的：

1. 刺激創造與想像（感官認知經驗學習）。

2. 幫助耳朵聽力能力發展（語言溝通表達能力）。

3. 創作肢體動作（肢體復健功能）。

4. 幫助動作技巧的發展（肢體復健功能）。

5. 察覺自我形象、空間、方向感（感官認知經驗學習）。

6. 探索團體經驗與發展社交技巧（社會行為學習）。

日本的赤星式音樂療育法

創始人：赤星建彥（Takehiko Akaboshi）

原則：是一種呼吸練習法與；歌唱練習法，常運用在團體療法較多

應用：與奧福音樂治療法同

目的：

1.壓力抒發，膽量訓練（心理復健功能）。

2.刺激發音意願，幫助口語能力發展（語言溝通表達能力）。

3.幫助肺部技巧的發展（肢體復健功能）。

4.拉長注意力長度（社會行為學習）。

5.探索團體經驗與發展社交技巧（社會行為學習）。

以心理治療理論為主的音樂療法

心理動力取向音樂治療法（Psychodynamiscally Oriented Music Therapy）

原 則：與心理學理論中現實治療法之創始人物 William Glasser（1925）提出之理論雷同，人能有自由作自己的選擇，重點放在當事人要弄清自己在做什麼，並以控制理論（control theory）來解釋人的總和行為。總和行為由四個要素來決定：㈠行動（doing）；㈡思考（thinking）；㈢感覺（feeling）；㈣生理反應（physiology）。Glasser 將此四個要素比喻為車子的四個輪子，前輪（行動與思考）是特別重要來引導方向的，人有足夠的能力來決定要走的方向與目標。

過程：

㈠行動（doing）；㈡思考（thinking）；㈢感覺（feeling）；㈣生理反應（physiology）。

發展音樂治療法（Developmental Music Therapy）

原 則：強調人性的正面觀點，認為行為受到社會興趣、追求意義與目標的影響，探討個人的成長模式，強調負起責任，創造出自己的命運。

過程：依據 Freud 而發展出來的代表人物有 Alfred Adler（1856-1939）阿德勒學派治療法，也稱個體心理學雷同，Jung 的集體潛意識；與 Erikson 所提出的心理社會化發展階段論。Mahler 等人所提出的客體關係理論（object rel-ations theory）；Pine & Bergman（1975）有系統地提出分離—個體（separation-individuation）過程的理論，這個過程包含了分離與個體過

程，為探討幼年三歲前與母親的互動關係。

分析式音樂治療學派（Analytical Music Therapy），是由普里斯特利（Mary Priestley）所創。當然也有以醫學角度為主的研究

原則：運用佛洛伊德，Sigmind Freud（1856-1939）精神分析治療法，對於心理學的影響非常的深遠，深刻分析音樂都與精神分析治療法之關係。在依具個體的生理狀況、性格、能力、價值取向、思維方式及生活經歷等個人因素的影響，尤其是其童年經歷的影響。問題是世上沒有一個人能在生理、心理、知識、能力乃至生活的各方面都是一個強者、優秀者。所以抓住心裡自我的認定，加強音樂動力的發展，符合心理的動力為原則。

過程：

1.其主要的觀點為決定論的認為潛意識是行為產生的驅力，行為是受制於心理能量與幼年時性心理事件的影響。

2.若以 Freud 提出了性心理發展階段，包含口腔期（零至一歲）、肛門期（一至三歲）、性器期（二至六歲）、潛伏期（六至十二歲）、性徵期（十二至十八歲），而其中幼年時（六歲之前）的心理衝突來察覺，影響人格發展健全的關鍵所在。

3.普里斯特利特別強以醫學角度為主做音樂療法的研究。

音樂治療與溝通分析（Music Therapy and Transactional Analysis）

原則：心理學上的溝通分析治療法始人物 Eric Berne（1910-1970），是屬於一個認知風格很重的學派，特別強調早期決定所造成的影響，認為每個人都能力作新的決定。藉由分析當事人與他人及自己的溝通型態與分析音樂的接受度，父母、成人及小孩自我狀態（ego state）來輔導發現問題所在，在加強改變意念。

過程：

1.自我認知法——人的價值追求，主要在通過展現自身智力，追求達到能力所及的目標，而不是追求完美無缺。須認清人非完人，既不可能十全十美，這樣一種現實。這種全面、辨證地看待自身情況和外部評價，持

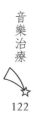

理智的態度，概不自欺欺人，以積極的方式應對現實的方法。

2.轉移法──將注意力轉移到喜歡的音樂或自己感興趣也最能表現的活動中去，如書法繪畫、寫作、學習製作樂器、收藏特殊文物等活動，從而淡化和縮小心理上的自卑陰影，緩解心理的壓力和緊張。

3.回憶法──以具體方法通過聯想和早期經歷的回憶，分析找出心理分析返回意識層，讓求助者領悟到，而是潛藏於意識深處的癥結使然，讓過去的陰影來影響今天的心理狀態是沒有道理的。

4.工作法──方法是先尋找某件比較容易也很有把握完成的事情去做，成功後便會收穫一份喜悅，然後再找另一個目標。在一個時期內盡量避免承受失敗的挫折，以後隨著自信心的提高逐步向較難，意義較大的日標努力，通過不斷取得成功使自信心得以恢復和鞏固

5.補償法──以某一方面的突出成就來補償生理上的缺陷成心理上的弱點，就要設法予以補償。這就是心理學上的：「代償作用」。即是通過補償的方式截長補短。

完形音樂療法（Gestalt Approach Music Therapy）

原則：運用心理學上的完形治療法：創始人物 Fritz Perls（1893-1970），一種以存在價值與現象學為基礎，治療不以分析為主，主要是整合內心所存在的內在衝突，並且有能力去了解與解決問題的癥結或是早年所受的困擾，Perls 曾對完形下過一個解釋：「完成乃是一種形態，是構成某事物的個別部份的一種特定組織。完形心理學的基本前提是，人類本質乃一整體，並以整體（或完形）感知世界，而不同事物也唯有以其組成之整體（或完形）方能被人類了解。」，Perls 將佛洛依德的心理的理論和身體的理論統整為一。但是也對佛洛依德精神分析學的心理主義違反，就是他將身體帶進治療的領域裡。

過程：

1.人有追求完整的傾向。

2.人會依照其當前之需要，完成其完形。

3.人的行為是一種大於部份的相加總和。將音樂的旋律配合身體追求

一種整合。

　　4.人的行為一定要由其生活環境整體中去了解。

　　5.人透過形與景之原則、了解其所處環境。以團體活動的經驗為主。

進化：由於現象學上所指的現象，是指「憑個人感官察覺到的立即經驗」而完形治療深信「當事人必須對環境立即的有所察覺，而不去分析一些形成或某一行為的原因。」所以，完形治療是現象學取向的。又因為該治療法的基礎是此時此地，因此也是存在取向的。在完形治療中，「覺察」、「責任」、「自由、選擇」是很重要的三角關係，即察覺力愈強，自由的可能性愈大，而自己應為自己所做的決定，行為負責。此即存在主義的味道。受到許多學派的影響在完形治療中，有採用的一些是源自精神分析的名詞，諸如「投射」、「內化」、「壓抑」……等。

應用行為矯正的音樂療法（Applications of Behavior Modification Principle to Music Therapy Treatment）

原則：以「認為人是被決定的」為治療哲學的基礎，主要是由環境所決定的，人類無法突破環境制約的控制。早期由 Skinner 所提出的行為治療的哲學基礎是認為人是被決定的，行為治療法是根據實驗心理學發展而來的，其特徵為運用科學的原理與步驟，使用客觀的評量，治療方法有一定的原理與步驟。認知行為治療法代表人物 Albert Ellis（1913-2007）、Arnold Lazams（1932-2013）及 Albert Bandura 等，當然了解另一認知行為學派，認為人們同時具有理性的思考及非理性的思考，認知歷程會影響個體行為與情緒，可以經由改變認知歷程來改變行為與情緒，具高度的教育與指導性。

過程：主要的方法有鬆弛訓練、系統減敏感法、果斷訓練、自我管理方案代表。

生物音樂學（biomusicology）

原則：生物音樂學是從生物學的角度研究音樂。由 Nils L. Wallin 在 1991 年創造，莊婕筠也深入研究。包括**音樂心理學**（musicpsychology）和神經

音樂學（neuromusicology）、演化音樂學（evolutionary musicology）、比較音樂學（comparative musicology）。

　　演化音樂學研究「音樂的起源、動物歌曲的問題、音樂演化的選擇壓力」，以及「音樂演化和人類進化」為原則。**神經音樂學**研究音樂處理的大腦區域，音樂處理的神經和認知過程，以及「音樂能力和音樂技能的個體發展」。**比較音樂學**研究「音樂的功能和用途，音樂製作的優點和成本」，以及「音樂系統和音樂行為的普遍特徵」。應用生物語言學「試圖提供生物學洞察力，如音樂在醫學和心理治療中的治療用途；音樂在視聽媒體中的廣泛使用，如電影和電視；公共場所無處不在的音樂存在及其在影響中的作用大眾行為；以及音樂作為學習的一般增強者的潛在用途。

過程：

　　1.經過 FMRI 功能性磁振造影（fMRI, functional Magnetic Resonance Imaging）是一種神經影像學技術。其原理是利用磁振造影來測量心理在神經元活動所引發之血液動力的改變。

　　2.心理諮詢與計畫腦波的變化，好規畫適合的音樂治療過程。

　　3.有依據的腦波形象測出心理狀況，科學性的音樂療法與醫療界有深度的結合。

其他治療法

布盧斯西亞（Bruscia）區分音樂療法的技巧與方法

　　聆聽法（listening or receptive）　運用現場或是複製的音樂（recorded music），如使用CD或錄音的方式。可用於放鬆練習（relaxation）、冥想（meditation）、歌曲的檢討與討論（song-discussion）、引導想像（guided imagery and music）、生理的回饋（music biofeedback）、音樂共乘（music entraiment）、記憶數法（music memonics）與感官刺激法（ through music）等。

　　再造法（re-creating）　結合音樂表演與音樂教導的技巧，個案不需有

高的音樂常識，著重於教導時或表演時的行為改變，這種過程稱為「過程取向」（process-oriented）。1990 年安可弗（Unkefer）提出運用包含學習唱歌或學習樂器，節奏與曲調的模仿，反覆背誦的學習唱歌，最後所得的成果稱為「成果取向」（product-oriented）。

即興法（improvising） 運用不同的主題做不同想像的即興，如對節慶做一即興，或是對某一旋律做一段即興，甚至可以依個案的情緒或病源來分析且做一即興，也是非常好的方法，在諾多夫和羅賓斯所創的創意即興法，即以治療師與個案作為互動的主要方法，利用即興的演奏方式，將個案的自我實現潛能發揮出來，進一步去發覺與克服情緒上或身體上等障礙。

創作法（Composing） 運用兩台 CD 錄音機，把自己喜歡的音樂做一些不同的整合，如古典音樂與搖滾樂合起來成為一首不同風味的音樂，或是把自己熟悉的音樂旋律，創作成歌曲或改歌詞，如果有很好的音樂底子就可以創作曲子了，這個方法可以將自己的情緒或感受，適時的表現在作品上，是一種極大空間的表現。

大自然音樂療法

運用大自然的樂音，如海浪聲、瀑布聲、小鳥在森林中飛翔的聲響或小橋流水的景致感覺，可以減輕身心疲勞、活血通絡、調節身體各種功能，如免疫功能等、消化功能等。近些年來，自然音樂在世界上許多國家頗為風行，這對常年生活於噪音污染嚴重環境中的人們來說，聽聽自然音樂，使人有如吸入大自然的「芬多精」，或一種安祥、擁抱大地的感覺。

演奏音樂的方法分為

模仿與描述

選擇音樂，以音樂聲響模仿生活情境相同的同質性樂音，適合個人，也適合團體，但是團體以三人為主，而且需同性質的病人。

同時演奏

運用樂器放喜愛的歌曲來伴奏，或是隨著音樂一起演奏，適合團奏，用於老人治療或兒童治療。當然工作壓力的抒發也可以嘗試。

交替演奏或對比演奏

所謂交替與對比是為呼應或問答式的，以短樂句為主，主幹演奏為輔，治療師——問，患者——答，兩相對應，以不同樂句演奏稱為對比，相同的樂句相互交替稱為交替演奏。

即興獨奏

以小組三人一起演奏，在一固定拍子內，每個人先後的演奏，可以的話，控制在兩小節內為段落的拍長為主。

即興合奏

一種自由的、無約束的、集合眾人情緒的呼應互為關懷。運用人類行為心理學的心理模式，事實上，人的交際行為模式有很多種，而音樂是人類最成熟的交際層次，可以發展為行為學裡的口頭交談模式。利用人性的優點，人類常犯的就是只有看到別人的缺點卻看不到自己的，就如聖經說：「不要老是看到你弟兄眼裡的一根刺，而沒感覺自己身上有一根橫木。」

第二篇
一般治療

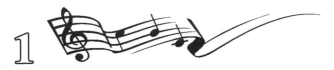

工作情緒壓力之音樂治療

生活壓力和疾病

工作壓力與來源

依照心身醫學的觀點，任何疾病的產生皆有其遠因的條件及近因引發的原由，並非只是某單一因素所造成的。依心理師提供身心壓力衡鑑與諮商時，常碰見的問題可分為三大類：

(1)純心理問題——生活壓力引發情緒、行為問題。例如，長期工作負荷過量引起的緊張、焦慮或挫折。(2)心理為主、生理為輔之問題——生活壓力引發情緒、行為問題，且伴有心身症狀；或其身體症狀之抱怨超過檢查結果所能預期。例如，緊張焦慮引起的胃痛、拉肚子。(3)生理為主、心理為輔之問題——身體疾病引發情緒、行為問題，或伴有身心症狀。例如，患有慢性病（如糖尿病、高血壓等）或威脅生命的疾病（如癌症等）所伴隨的憂鬱情緒。

美國精神醫學的鼻祖阿道夫・梅耶（Adolf Meyer, 1948）的學生——前哈佛大學精神醫學教授馬克・甘貝爾（Dr. Campbell）曾說：「為何是現

在（今日），而不是以前（昨日）或以後（明日）發病呢？為何出現的是這樣的症狀，而不是那樣的症狀呢？」他闡明了導致疾病發生在特定時間是「近因」，而不同的疾病所表現出的不同症狀是由於「遠因」的不同。近代的身心醫學專家解釋身體疾病的發生與病程，其派別與理論雖然很多，但以同時綜合考慮到心理、社會與環境的經驗與壓力對疾病發生之易感性，則較能夠被接受。疾病的病因是錯綜而複雜的，任何疾病的病因皆是多元化而並不單純的。到目前為止，尚有許多疾病，其病因（itiology）仍然是個謎，例如糖尿病、精神分裂病、癌症、癡呆症、許多免疫科的疾病等，今日的醫學家們只知道其病理機轉，或病程的變化是什麼，而無法探尋出真正的病因是什麼，所以許多疾病的預防醫學的困難處就是在此。據統計，屬於高壓力的行業，像律師、醫師、法官、高科技經理管理者、警察、教師、電腦設計師、業務營業員、飛航人員等，乍看之下，這些社群人士應該具備相當優秀的能力與條件，可以去面對他們的工作與生活，可是他們沒有足以應付壓力的自我強度與良好的健康身心，也會有疲憊枯竭的一天。

　　一般人處在高壓力的情況下三個月以上，輕則容易出現適應性違常，使人短暫性的無法有效因應人際與工作生活；重則容易出現現代人的心理疾病，如頭痛、失眠、肌肉緊繃、肌肉痠痛、腹瀉、腰痠背痛等現象，最嚴重的是失眠，有的還會出現情緒干擾，使得個人無法處理工作事務，也可能會出現自殺的念頭或行為。心理、社會與環境等之經驗或刺激，不僅僅是扮演著疾病的發生（近因）之角色，也會影響到疾病的遠因，它能夠影響體質的變化，而形成疾病的遠因。它跟疾病的形成或產生之病因有關，而非必然條件之因果關係，因為疾病的產生，還有個體的基因遺傳佔了很重要的角色，也受年齡、性別、種族等其他變數上的差異所牽制。

　　例如：李先生拖著疲憊回家，一屁股跌坐沙發，瞥見晚餐還沒著落，白天被上司責罵進度遲的怒氣，瞬間引爆；急如火鍋上的螞蟻般在廚房轉來轉去的李太太，還來不及換下公司服裝，就被丈夫刮得滿頭包。李太太氣呼呼丟下圍裙，一臉撞見兒子邊盯電視邊寫功課，毫不囉唆抓起屁股猛打；哭得驚天動地的兒子躲到玩具間，看到狗狗小白正舔著他最心愛的機

器戰警，忍不住踹了小白一腳。這是一般的情緒流動圖，每天在不同地點以各種不同的形式上演：搶停車位的怒罵、馬路上因超車的擦撞、看不慣公司偽裝的悶氣、丈夫的遷怒、太太的怨氣、掛著冰冷微笑的服務員，其實正暗自咒罵著你等等。職場上的怒火一點就燃。美國耶魯大學管理學院研究發現，四分之一的上班族經常生氣。耶魯大學組織行為教授巴薩德強調：「經常生氣就像不斷的小感冒，嚴重影響工作表現。」

董氏基金會一項針對台北地區民眾的「怒氣與健康」調查發現，有六成民眾每星期生一次氣，一成半的人每天都在生氣。這項調查也發現，每天生氣的人比不是每天生氣的人不快樂，除了有更多健康上的困擾外，還伴隨著憂鬱、焦慮、恐懼，並且對別人較有敵意。這種輕則容易出現適應性違常，使人短暫性的無法有效因應人際與工作生活；重則容易出現現代人的心理疾病，如頭痛、失眠、肌肉緊繃、肌肉酸痛、腹瀉、腰酸背痛等現象，最嚴重的是失眠，有的還會出現情緒干擾，使得個人無法處理工作事務，也可能會出現自殺的念頭或行為。心理、社會與環境等之經驗或刺激不僅僅是扮演著疾病的發生（近因）之角色，也會影響到疾病的遠因，它能夠影響到體質的變化，而形成疾病的遠因。

壓力後的病症

馬克森近二十多年來，一直在研究情緒與內分泌之間的關係，他發現人體內有多種荷爾蒙會因為外界的壓力刺激而有所變化，心理社會壓力會破壞內分泌系統之動態平衡，而導致心身症狀、各種疾病之發生。例如個體在長期慢性的壓力累積之下，或短期內相當重大的壓力，不論是身體上的壓力刺激（如手術開刀、意外傷害、燒傷、疼痛等）或心理上的創傷痛苦等皆會改變或干擾內分泌系統的平衡，而引發身體各樣的疾病，例如高血壓、甲狀腺素過高、胃酸分泌過多、胰島素降低、糖尿病、早醒失眠、骨質疏鬆易骨折、免疫力降低而容易感染病菌如膀胱炎、肺結核及感冒等。

別把加班當作常態；你是否也是鎮日繞著工作打轉？甚至心中因此感到滿足？每天準時下班是否成為遙遠的記憶，加班反而是常態？「過勞

死」這個名詞在日本受到關切，因為日本企業高階管理者猝死事件頻傳。當時統計，死於心臟病的二十一萬名日本人中，至少有百分之二十以上是死於過勞，且多半是年輕力壯的中年人。過勞死指的是長期慢性疲勞，誘發的猝死（天下《康健》雜誌，2001.11）。日本醫界發現，猝死的高層主管往往原就有疾病存在，只是他們不知道或不以為意，任由過勞蓄積，壓力遽增，才誘發舊病，突然惡化死亡。台灣地小人稠，競爭壓力逐年有增無減。目前雖然未如日本，有明確的過勞死情況，但一心投入工作、健康惡化的例子，卻常常聽聞。

企業界、政界菁英的健康紛紛亮紅燈，隨著銀行存款簿的數字漸增，健康卻一路負債。一項調查發現，台灣的上班族有百分之三十（約二百六十萬人）有疲勞的問題，他們在都會區人數即達一百九十萬人。緊張壓力大的高科技業，是其中一族。為因應市場劇烈變化，他們超時工作、睡眠不足、壓力大、沒有休閒，成為生活常態。

宏碁集團董事長施振榮雖已有兩次心臟病發的經驗，但對工作的熱誠與責任感，還是讓他第三度住院。台大醫院院長李源德說，施振榮是位很有毅力的企業家，對醫生的指示，施振榮都能做到，「唯一沒有做到的是（減少）工作，他給自己太多壓力了。」

台大醫院內科教授張天鈞指出，遇到壓力，身體會分泌交感神經素與腎上腺皮質類固醇等荷爾蒙，幫助人因應危機。其中，交感神經素會讓人的心跳加快、血流上升。而交感神經長期太興奮，「首先會影響心臟血管。」台大心臟內科教授江福田指出。交感神經素太多，血液會較濃稠，易阻塞，易發生高血壓、心血管疾病等。醫學研究也證明，交感神經太興奮，會使人突然心律不整。可怕的是，這樣的侵害過程無聲無息，所以一旦病發，往往令人措手不及。

列舉科技新貴十大健康警訊：「胃炎、痔瘡、肝功能異常、膽固醇偏高、脂肪肝、體重超重、三酸甘油脂、血糖、尿酸異常及 B 型肝炎帶原等，屬於肝病及心血管疾病高危險群。」聯安醫療機構曾在 1997 年底，整理二十五家高科技公司共一千五百位人士，提出「科技人健康白皮書」，並且有很多人自覺身體折舊率比一般人快。值得注意的是，高血壓

不再是老年人的專利，台灣四十歲以下的年輕高血壓患者，似有愈來愈多的傾向。年輕高血壓患者日增，據台北榮總統計，該院高血壓門診在過去五年內，四十歲以下的新病例，由每年二、三十名，逐漸增加至七、八十名。而 1992 至 1996 年該院共約有三百例年輕高血壓患者。其中，有三分之二的病人屬於找不出確切原因的「本態性高血壓」，他們即使不抽菸、不喝酒，血壓仍高。醫生懷疑，年輕高血壓患者得病的可能原因除遺傳體質外，工作壓力等環境壓力應是點燃引線的那把火。

美國心理學家柯恩（Sheldon Cohen）等人的研究顯示，愈覺得有壓力的人，接觸呼吸道的病毒時，愈容易受到感染而感冒。他在 1998 年重做實驗，結果更指出，處於長期精神壓力下（如持續與同事或家人發生衝突），生病的機率會增加三至五倍。而免疫力一低，等於身體內部的防衛軍力不足，生病的機率便增多。台北市立仁愛醫院精神科醫師許豪沖說，工作過度就像失去彈性的橡皮筋，明明可放鬆，心思卻仍陷於工作，停不下來，以致失眠、憂鬱、莫名的恐懼、害怕，變得不情願去工作，或轉而以酗酒等來逃避工作壓力。有些工作狂的男人，可能是婚姻或家庭等方面有問題，在不願正視、解決問題的心態下，選擇投入工作，以減少面對問題的時間。

「要培養自己覺察壓力的能力，不要只是逃避。」台北市立和平醫院家醫科主任施嫈瑜將身體比喻為一個蓄水池，她指出，當承受的工作壓力愈多，加上生活習慣惡化等，蓄水池在有限的容量下，水位上升愈快。在這個疲勞不斷加碼的過程中，首先是只覺得稍微累一點，休息一下就會好的「生理疲勞」關卡；疲勞繼續累積，走到「累積疲勞」關卡，身體器官漸漸失去平衡。「疲勞在累積中，有時是查不出來的。」施嫈瑜提醒：「我們必須正視疲勞。」然而許多人對「健康」麻木無感，覺得「我好得很」、「我底子強，不會生病」。對別人「要注意健康」的提醒，掉以輕心甚或嗤之以鼻。《康健雜誌》所做的「台灣民眾健康品質大調查」顯示，台灣有五分之一的人口吸菸，五分之一的人睡眠不足，四分之一的人不常吃早餐，有四成的人缺乏運動，六成的人戴眼鏡，近半數的人覺得生活有壓力。整體看來，台灣民眾的健康生活習慣並不算好。然而卻有四分之三的受訪者認為自己健康，只有不到百分之七的受訪者，認為自己不健康。

台灣人民對健康常識的缺乏，以及「人定勝天」的逕自引伸為身體"perfect"（一切完好），得意洋洋的每天在高壓力底下工作。一位電腦公司副總經理覺得昏昏沈沈，心想「大概久不運動，體力不濟」，就去慢跑，後來以腦膜炎住進加護病房。文化價值廣告公司高級主管因毫無體力，連樓梯都爬不上去，就去買了俱樂部貴賓卡，天天發憤長泳，結果卻是爆發血癌，到鬼門關前走一遭。他既自責也慨嘆的說：「多好笑，血癌發作，皮下出現紫斑，我卻以為是游泳時撞到泳池造成的，竟不知道已病得很重了。」可口可樂總裁迪森（Brian Dyson）曾在為大學生畢業典禮致詞時提醒大家：「生活就如同一項擲球活動。你的雙手必須輪流拋擲『工作』、『家庭』、『健康』、『朋友』與『精神生活』五顆球，而且不可以讓任何一顆球落地。你將很快發現：工作是一顆橡皮球，如果它掉下去，會再彈回來。而其他四顆球──『家庭』、『健康』、『朋友』與『精神生活』是玻璃做的，如果你讓任何一顆球落下，它會磨損，甚至粉碎，將不會再和從前一樣。」（《康健雜誌》72 期，2001）

　　赫斯於 1924 年即已研究出動物在面臨環境刺激時，會經由大腦皮質下中心影響到自主神經系統，及交感神經系統及副交感神經系統的反應。交感及副交感神經系統功能的表現，兩者應該交替使用，互相牽制及平衡，但心理社會的壓力亦會使某一系統使用過度而失去平衡，破壞了體內的恆定狀態而影響了健康。當一個人的人格特質表現得過於僵化、不適應，而造成顯著的功能障礙，或是此人主觀的不舒服時，便形成人格違常的現象。具人格違常的人，他的內在主觀經驗與行為模式，持久的違反他生活中社會文化的期許，所以他人有時往往可以發現此人有異常的行為表現，但是其嚴重度還不到疾病的程度，故過去學者多認為人格違常是介於正常人與精神疾患之間的一種狀態。

　　西洋俗語：「生氣是拿別人的過錯懲罰自己」。憤怒得太厲害，所以導致交感神經過度的反應，而使心臟的冠狀動脈突然痙攣收縮，形成心肌梗塞狀態，若來不及急救，就會產生心臟衰竭或心跳停止，真的是會「氣死人」。又如高血壓被認為除了與體質（遺傳）有關之外，也跟長期壓抑的敵意或憤怒而興奮了交感神經系統的反應有關。有的人眼看股票下跌，

自己感到金錢的損失慘重，心有不甘，怨恨憤怒，結果股票指數往下降，他的血壓卻往上升。有的人壓力一來就胃腸出血，一緊張就拉肚子，考試一到就患氣喘；有些人天天生氣，發怒時呼吸急促，空氣一口一口地往肚子裡吞，肚子裡漲滿了空氣，弄得他更是「一肚子氣」。聖經上教導人「生氣卻不要犯罪，不可含怒到日落」，是有保健衛生的道理。有的人一發怒便滿面通紅，一會兒就昏迷倒下去了，有可能是生氣的情緒反應，導致交感神經過分亢進興奮，造成血壓上升，腦血管形成腦栓塞，或腦血管破裂形成腦溢血等腦中風之症狀。箴言書也述及：「不輕易發怒的，勝過勇士，治服己心的強如取城。」的確，人生沒有什麼好計較的，人賺得了全世界卻賠上了自己的生命，有什麼益處呢？

Cobb（1976）也調查出當一加工廠倒閉關門的時候，那些被解雇、遣散而失業的員工們，因為缺乏受惠的支持，而又不得不面對著生活上現實的壓力之際，許多人因此而病倒了。他也研究出當一些有較多的社會支持的時候，其體內的尿酸成分及膽固醇含量皆較那些缺少社會支持的人為低。同樣是躺臥在床上，不便於行動的關節炎患者，有較多的社會支持者其關節的腫脹程度輕於那些少被人重視、被人關懷與探望的患者。的確，社會支持可以減輕或緩和生活上重大壓力所帶來的身體危害，減少疾病的發生率。

Cannon（1978）等人發現，人體內富有上帝所賦予人類與生俱來的Homeostasis——意即「維持體內的恆定」的功能，以備當人類遭受到身體內外的壓力、攻擊或侵害之時，其生理上有了變化，總動員起來保護及挽救那瀕臨垂危的個體生命。此 Homeostasis 有生理上的及心理上的，心理上的即是心理防衛機轉。當個體面對著心理或身體上的刺激或威脅的時候，這兩種（一體兩面）的 Homeostasis 皆會同時作用起來，並且相互影響。例如，當一個人面臨著某些自認有危險的壓力之際， 他會採取一項「攻擊—逃避」的反應（fight-flight reaction）。心理層面對壓力的認知與感受的信息會傳遞到腦部的邊緣系統，經由下視丘路徑，以交感神經系統為媒介，釋放出交感素（sympathin）往下刺激腎上腺髓質素（adrenaline）的分泌，而增加代謝（分解）作用，瞳孔放大、心跳加速、呼吸加深、血

壓升高，肌肉充血及熱能、氧氣的消耗量增加，意識更清醒，提高警覺性來準備對抗那外來的威脅，其目的在於快速且有效地利用身體內的能源，藉以消滅或逃避危險。若當外界的危險或威脅無法克服時，個體即會自主性地採取另一項「保守—退縮」的反應（conservation-withdrawal reaction），而呈現出副交感神經系統有關之生理變化，例如新陳代謝的合成作用，減低心跳速度、降低血壓及氧氣的消耗量、肌肉放鬆、呼吸緩慢下來，胃壁充血減少而胃酸、腸液分泌增加、胃腸蠕動加快以準備消化狀態，吸收營養，儲存及節省能源，藉以預備下一次再遭受壓力時的攻擊或逃避反應。

當外在的危險持續不停，而此兩項的其中任一項反應使用過久，使得心身疲於奔命或缺乏活動（身體內的代謝產物乳酸無法氧化掉而積留在體內等），則會導至身體的崩潰，產生疾病。

Lipowskin 在 1970 年 也發表了類似的看法，他以應變的模式 Coping Processes 來解釋，所有心理層面的認知及身體活動，皆是病患用來保存其身體及精神的完整性，來恢復已被傷害但可復原的人體功能，且補償性地限制了任何無法復原的危害。他分別出心理認知的應變方式為二：其一為 Minimization 貶低方式，以心理防衛機轉的方法，將不幸的消息完全否認掉，或將此不好的消息忽視到最輕微的印象；要不然就是使用另一種 Vigilant focusing 警覺性的焦點方式，集中注意力且使出渾身解數來應付危險的徵象，而產生一些合理化的解釋、強迫及焦慮的特性。

Vaillant 於 1977 年闡明生活應變的方式也應使用較成熟的心理適應方式，利他的、祝福的、幽默感的應變方式，不但給生活上帶來了幸福與成功，也減輕了身體疾病的發生或嚴重度。

壓力與疾病的轉機

從心理學的角度來看 心理、社會與環境上的壓力並非全對健康有害，而要看你怎麼樣去想、去利用此壓力的機會，將消極的一面昇華成積極的一面，化悲憤為力量。當個人受到威脅時，他會考慮在此情況下，是直接表現出「生氣」，還是往內壓抑、把焦慮悶在內心，才能有效地降低

威脅所帶來的傷害？如果他認為表現出生氣才能讓自己感受到掌握情境、有控制感的話，他必定會將衝突外化。由此可知，任何人的情緒表現與他的想法及評估是息息相關的，而這些想法往往是要幫助個人避免失去「控制感」，因為一旦失去了控制感，個人想要達成的目標就有所阻礙，這會使人產生挫折感，而只要挫折感升高，攻擊行為發生的可能性便會增加。

有些時候，生活上的一些變遷或苦難，也是一種上帝暗示的祝福，若現在不明白這個道理，將來就會明白。因此生活上的壓力也未必都會造成身體的疾病，其作用端看個人的應付能力、社會支持及其他相關因素之互相影響。愉悅的心情與會心的笑，能使病患的淋巴球數量增加百分之三十五；相對地，造成緊張的荷爾蒙──氫基皮質激素則減少了百分之四十五；笑也會提高人體內免疫球蛋白Ａ的數量，並刺激腦內嗎啡產生。人體大腦處於快樂情境時，會自然分泌出內啡肽（endorphines），此種荷爾蒙可以增加身體防禦機能，並負責將愉快的感覺往體內傳遞，進而啟動各種器官組織運行順暢，可使人長保年輕、快樂、健康、抗癌及長壽。一個人對於壓力、苦難的感受程度、認知看法及其情緒的反應，均會影響到壓力或苦難的作用結果。因此，一般人應抱持著正面積極的人生態度，有助於青春防老、延年益壽；而癌症患者在醫院療養之外，應多培養積極、樂天的心情。身心愉悅的人，在疾病的治療上，再加上愉悅的音樂，必定相得益彰！

從生理來改變心理　政大心理系教授許文耀從兩個層面揭露問題根源，一個層面是須回歸到個人根源，心理學家發現現代人的性格，舉凡與忍耐、承諾、超越、突破、毅力等有關的特質，愈來愈脆弱，也愈來愈會去計算。另一個層面是企業經營者或主管，部門主管忽略了工作複雜度帶給員工的困擾，總認為當年我可以這樣熬過，你為什麼不能。許文耀從心理學角度說：「你當年可以，不見得我也可以做到。」個別差異應該受到重視，不能拿同樣一把尺，丈量每個不同的個體。

被擺錯工作位置也會造成問題：三十五歲的羅密歐，畢業後在一家大型運輸公司服務，有著穩定的收入和幸福的婚姻生活，他每天走出家門時心情還不錯，進了公司卻又悶悶不樂。他一直找不出原因，為什麼這份安

定、有保障的工作老是搞砸他的心情，逼得他每天想回家。他鼓起勇氣求助心理諮商師，經由對談後才恍然明白，原來他屬於好交際型人格，天生就愛往人群鑽。偏偏他的工作是朝九晚五，天天守著公文卷宗，難怪無法熱情擁抱工作。他主動找上司懇談，最後被調到業務部門，現在他每天忙於周旋客戶談訂單，業務壓力雖大，卻樂此不疲（健康電子報，2001）。

同事相處之道

艾森豪（Dwight D. Eisenhower）將軍有個參謀，經常與他意見不合，時有勃谿。有一天，他決定請辭。艾森豪問他：「為什麼要走？」參謀老實回答：「我和你常意見衝突，我想你大概不喜歡我，不如我另謀出路算了。」艾森豪很驚訝說：「你怎麼有這種想法？如果我有個意見一致的參謀，那我們兩人當中，不就有一個人是多出來的？」最後，艾森豪把參謀給勸留下來。能包容不同立場，多肯定同事對公司的不同貢獻，是建立職場良好關係的起點。

魏特利在《樂在工作》中強調，建立良好工作關係的關鍵，就是溝通。最偉大的溝通技巧，在於重視別人的意見。「傾聽，是有效溝通最重要的關鍵，卻也最容易被忽略。」魏特利認為，讓別人了解你很重視他們不難，仔細傾聽即可。

說服不如影響。除了用心待人，更要以實際行動影響別人，這比唇槍舌劍有效。彭懷真教授相信：「中國人容易被影響，而不容易被說服。」他認為中國人不擅長使用權力，卻喜於運作影響力。古時縣太爺旁的師爺、皇帝旁的太監，權力不大，影響力卻不小。職場亦然。例如跨部門會議常因本位主義作祟，意見不合。不妨施以小惠，先到最難溝通的部門走走，送點禮物聯絡感情。

比馬龍效應曾在美國哈佛引起廣泛討論，他們認為最成功的領導者，能對別人有很高的期許，並且幫助別人活出這高的期望。關鍵在於如何引導。「當你要求別人做事時，要去引發他心中做這件事的渴望。」

溝通專家庫比恩（Qubein, 1996）提醒說者掌握三個重點：

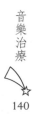

1.具體、有組織地說出來。盡量以討論問題，而不要用指責的方式，提出想法。

2.對主管說話要簡明扼要，丟問題前先擬好解決腹案，主管會較願意溝通。

3.讓對方覺得與你溝通有收穫，下次傾聽的耐性會提高。溝通考驗說者，更考驗領導者。

溝通需要經營。創造面對面的溝通環境，是為了「在網路溝通外，找到平衡點。」一身書卷氣的李鴻裕堅持。他認為網路溝通一刀兩刃，雖有助於將想法文字化，迅速擴散出去，但不能因此削弱與員工互動的機會。

打考績是最好的談心時機，台灣雅虎總經理李建復，經常與部屬進行價值觀的溝通。他認為打考績是最好的談心時機：「我用『情』牽住同仁，而不是『利』。」他通常藉著打考績，發掘部屬工作背後的問題，也許是家庭或感情問題困擾，影響工作表現。他以朋友之姿對待，在深談中進入個別內在的溝通，傾聽他們對未來的想法，然後站在他們的立場考量，而不是從公司利益出發給建議。接任台灣雅虎沒多久，與李建復共同打拚的工作夥伴，絕大多數是從前公司跟著跳槽過來的。

在工作中談心是許多溝通專家都同意的。職場除了講理，也要談心。人際專家黑幼龍建議，與同事平時要多談心。一開始可能有點難，不妨從問題開始：⑴你過去這一年來最有成就感的事？⑵你覺得最近工作最愉快／挫折的事？

虛擬團隊很重要；公司有很多社團活動，讓你有機會接觸不同部門的同事。「辦公室應該是有條件講情的地方。」中華投信協理林志明主張「曖昧管理」。他認為有些事要睜隻眼閉隻眼。例如員工要「溜」回家兩小時，處理漏水的管線，就讓他去吧！換成自己，也會心煩，反而做不好事。「九二一地震」當天，富邦集團董事長蔡明忠親自打電話，一一問候災區每個主管。他劈頭只問：「你有沒有怎樣？」「你家有沒有怎樣？」「你家人都好嗎？」一位男主管哽咽說：「『老大』（暱稱老闆）打來都沒有問公司有沒有怎樣，只惦記我們，叮嚀主管們要去看其他員工，給與必要的協助。」多一點同理心、體貼關懷、人性化領導，自然建立好關

係。

　　說得巧，可化解衝突，並且要記住「要求別人前，先肯定對方」的說話哲學。

　　網路溝通影響工作關係。台灣雅虎總經理李建復說：「網路溝通對工作關係有百分之百的影響。」網路讓好或壞的溝通都更容易，要謹慎使用。李建復認為，直接走入對方辦公室溝通，前製時間長，能多一些冷靜思考；網路溝通則沒有太多時間讓你修正或後悔。他建議，寫電子郵件時多加些符號，讓收信人感受到你的情緒。但它也有缺點，因為一按了「傳送」，信息永遠追不回來，可能一輩子的友誼也毀了。台灣卡內基副總經理黑立言有感而發：「先建立積極的人與人溝通模式，網路溝通工具才有幫助。」他認為電子郵件的副作用是，導致人與人溝通的練習變得很缺乏。許多人因此得了「語言能力退化症」。

找到怒氣的根源

　　生氣是可以自己控制的，但是要先了解自己生氣時的內在心理狀態，如此才能知道生氣對自己的影響。政大心理系教授錢玉芬把生氣分為兩類：一類是因為時間壓力或資源不足所導致；另一種類型的生氣比較麻煩，錢玉芬教授稱它為「毀滅性」的怒氣。毀滅性的怒氣經常是憤怒壓抑累積的結果，火力強大，殺傷力驚人，幾乎到了攤牌、醜話盡出的程度。

　　時間壓力或資源不足所導致急迫、焦慮下引發的怒氣，來得快去得也快，負面效應較小，運用一些行為策略可獲得改善。由臨床心理學家教導民眾生氣控制的訓練，便是針對他的認知來進行改變；再配合肌肉放鬆訓練來降低生理反應，以提高個人的自我控制感。於認知改變方面，是教導個人了解自己的怒氣來源，重新詮釋引發生氣的事件，以緩和自己遭受威脅的感受。譬如早點起床，避免過於匆忙。

　　怒氣衝上頭，一時難掩，遑論自我對話時，該怎麼辦？

　　高度壓抑的日本社會裡，商人發明付錢砸東西的「解脫室」，供怒氣難遏又無處發洩的人宣洩。不過，砸東西、踢家具等藉著外物轉移情緒，

雖然可暫時紓解怒氣，但許多人開始擔心會不會演變成暴力行為性格？肌肉放鬆訓練可以降低生理反應，放鬆訓練的目標在於使個人能敏感於容易引發生氣的生理緊張及激動，透過對內在狀態控制感的提升，使個人發展出能控制生氣時的內在想法。若不去察覺情緒的細微變化，而總是以宣泄方式排解，其實怒氣並沒有真正被消除，反而會形成惡習，重複發生。

暴力行為的背後就是強烈的憤怒情緒。挫敗與無力的感受會使人憤怒，為了發泄遂演變成為對他人或對自己的攻擊，因此，化解暴力行為的第一步就是要做安撫，不要讓委屈成為憤怒。

如何讓怒氣消失，以免犯了大錯，後悔莫及？

1.首先要閉上嘴，因為盛怒時的舌頭像把利劍，容易刺傷人。

2.離開現場，找個安全的環境，把音樂放得很大聲，隨著音樂唱歌或深呼吸，強迫心跳、血壓回復正常狀態，記住隨時放一片放鬆的音樂在唱機內（音樂的選擇見本章末）。

3.起來轉移注意力，動動身體，想一些快樂的事，打球或做體操。

心理學家約翰‧懷海德曾說：「負面情緒可以為生命帶來一份禮物。」美國生理學家艾爾瑪將一支支玻璃管插在攝氏零度、冰和水混和加入溶液的容器裡。蒐集人們在不同情緒時呼出來的「氣水」，來研究情緒對健康的影響。結果發現，心平氣和時呼出的氣，凝成的水澄清透明、無色、無雜質。如果生氣，則會出現紫色的沉澱；研究者將這「生氣水」注射到白老鼠身上，幾分鐘後，老鼠居然死了。生氣的確對身體健康有很大的影響，而這個禮物代價太高了。

工作壓力音樂治療的個案經驗

第一階段

先了解階級的工作壓力，先有一段的時間來觀察，並不斷的將個案導入內心不為人知的感情世界，再了解其壓力的來源與自我要求的程度，以及從心理與年齡的層面去探討其接受的音樂環境與生活背景，運用精神動

力學的原理，在自由談話的情境下，與個案建立相互間的互動關係與信賴感。佛洛伊德將人格分成三個部分——本我、自我、超我，本我是指隱藏在潛意識的強大力量，是一種與生俱來的原始精神，也是本能與慾望的所在，所以要設法滿足，也許是非道德的、反社會的，也許是我們一點也不知道它的存在，可是在生活裡卻佔了一個重要的角色；自我是人格特質的部分，也是極為有力的一個因素，是一種文明的產物，也是一種受限的、控制著每個人維持正常合理的生活，所以在每個人的心裡，多少會有本我的慾望以及自我的道德規範在做一種長期的拔河。超我卻是代表人一生當中所有合乎道德的力量，告知人什麼可以做，什麼不可以做，就像一個稽查員，設法讓自己走向一個更高尚的途徑，是超道德的。在此階段所需的是，找出本我的方向，選擇同質性音樂，以個案喜歡的音樂背景與常聽的音樂素材為主，將自我本身可接受的聲波，選擇有淨化及定氣精神的音樂，讓自身有親切感，以同理心的聽覺進入。

第二階段

先了解個案在第一階段的進入程度為何，再選擇不同的音樂進入。

1.進入的感覺良好：此時須選擇與第一階段完全不同的音樂素材為主要觀察階段，仔細聆聽個案的聽後感受，其真正的情感表達，就必須運用心理學與行為心理學，分析其表情感受與聽覺感受。

2.還沒進入狀況：此階段就需要依個別的狀況來輔導，第一階段同質性的音樂可以再放一次，需要考慮的是其本身述說喜愛的音樂是否有虛偽或誇大的成分，所以必須從年齡與生活水準、工作背景來做考量，再選擇同質但應與語言相配合。

3.進入的感覺若有不良的反應時：加強其信心建立後，再排除心理因素與心理障礙，試做冥想、打坐後，靜下心來，再試一次同質性的音樂。

第三階段

是利用音樂治療對於心理障礙的療法，選擇一項，加以運用。但是仍以聽音樂為主，可以參考個案的意願，但是個案的情緒或常聽的音樂有時

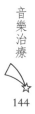

候是其病來源的主要原因。佛洛伊德認為，人的心理層面包含感覺、思維、願望，內在心理又分為意識與潛意識，意識是人可以控制的，是一種認知性的，也是一種保持正常狀況下的心理部分。潛意識是一種隱藏內心不為人知的，也許是童年的記憶，也許是自己一種感覺的秘密，怨恨、愛、熱情，包含了原始本能的慾望，是一種內驅力，這種內心的心理是不為人所接受，或是受幻境的影響，或為環境上的長期壓抑，此階段若能喚起內心的感情世界，其內驅力的感動，可幫助其情緒的紓解，所以音樂的選擇就必須是情感的感性或是同理心的素材，喚起內心最深層的感情世界，引導出情緒的生命，盡情的抒發與排解。

第四階段

運用行為治療的反射治療法，是一種學習心理學，以反覆的練習與矯正不良行為的方式為治療方式，因為行為治療包含了行為療法與行為矯正，這兩種治療類型都強調對適應不良的行為，做情境思考的分析，最常用的就是，通過放鬆，慢慢的去接受其真正焦慮的情境，而慢慢的減輕焦慮。再依獎勵與希望加強的行為模式來減弱或減除適應不良的行為，所以音樂的選擇就必須以隱藏性的激勵，以及明朗的節奏形態，來幫助個案消除壓力，以及走出憂鬱。

音樂治療對於心理障礙的療法

1.以舞蹈與律動進行的活動療法。

2.接受性療法。

3.創造性的音樂療法。

演奏音樂的方法

1.模仿與描述。

2.同時演奏。

3.交替演奏或對比演奏。

4.即興獨奏。

5.即興合奏。

有時候，簡樸的生活也是生活的宗旨，如德蕾莎修女（Mother Theresa）所說：「簡樸的生活，可以幫助上千的生命存活」（Simple living can help thousands of lives simply live.）。如果有機會到非洲難民區或印度加爾各答的貧民區，你就會發現，你去麥當勞吃一餐所用的錢，在那個地方可以給一個家庭過一個月，所以勤儉是一個美德。

安排時間固定的運動，美國亞特蘭大市疾病控制預防中心（CDC）也發現，十五歲以上有運動習慣的人，比不運動的人每年省下三百三十美元的醫療支出。

參考音樂：

壓力大、生活緊張、不能入睡時

德弗札克—新世界交響曲第二樂章

蕭邦—夜曲

舒伯特—小夜曲

巴哈—G 弦之歌

或一些大自然的音樂，並且隨著音樂做放鬆動作，自我催眠。

被責罵情緒低落時

羅德利哥—阿蘭費茲吉他協奏曲

馬斯奈—泰伊思冥想曲

泰爾雷加—阿爾漢布拉宮的回憶

韋瓦第—調和的靈感

莫札特—鋼琴協奏曲第二章 作品 21

比才—採珍珠的探戈

或一些冥想的、沈靜心靈的音樂。

✿ 早上不想去上班時

馬斯奈─泰伊思冥想曲

林姆斯基高沙可夫─天方夜譚組曲

德弗札克─幽默曲

莫札特─嬉遊曲

馬賓‧哈姆利斯─追憶（memory）

保羅‧賽門─惡水上的大橋

葛利格─皮爾金組曲（清晨）

或一些可以清晰腦波的音樂。

✿ 下班後不想回家時

聖桑─動物狂歡曲（天鵝）

韓德爾─彌賽亞（哈利路亞）

伊巴諾維奇─多瑙河的漣漪

約翰‧史特勞斯─蝙蝠喜歌劇　序曲

貝多芬─浪漫曲鋼琴協奏曲第二樂章羅曼斯

卡本特合唱團─昨日重現

或選擇一些柔情的、有感情的、溫馨的音樂。

✿ 效率低、沒信心時

柴可夫斯基─花之圓舞曲

艾爾加─威風凜凜

貝多芬─皇帝交響曲第二樂章

莫札特─長笛與豎琴協奏曲第二樂章作品 K 299

霍斯特─行星組曲（木星）

或是一些激勵的、雄壯的、有鼓勵性的音樂。

人際關係不好，沮喪抑鬱時

貝多芬—命運交響曲

貝多芬—鋼琴奏鳴曲　熱情

比才—鬥牛進行曲

約翰・史特勞斯—皇帝圓舞曲

莫札特—單簧管協奏曲

韓德爾—席巴女王之進場

或一些壯烈的、激情的、鼓舞的音樂。

精神無法集中、焦慮時

巴哈—布蘭登堡協奏曲第二號

李斯特—交響詩「前奏曲」

西貝流士—芬蘭頌

柴可夫斯基—斯拉夫進行曲

貝多芬—鋼琴奏鳴曲 第二十一號 華德斯坦

貝多芬—田園交響曲

或是穩定的拍子樂曲，先以自己的情緒為主導，再以清晰乾淨的樂聲進入。

註：可用音樂眾多，請再參考書末附錄一。

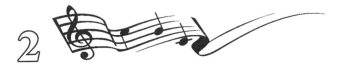

2 訓練專心的音樂

《維修靈魂的硬體》這本書的作者丹尼爾‧亞蒙說：「腦的運作功能正常，人就正常；而腦運作不正常，人就無法正常。」曾經致力日常生活精神健康而獲美國精神醫學協會研究獎的精神科醫師丹尼爾‧亞蒙，經過八年五千多份腦部單光子放射電腦斷層攝影片（SPECT）研究，將人腦劃分為五個區域系統，說明不同系統失調引起行為失常的狀況，並透過腦部攝影佐證，如果腦功能不佳，會讓人在任何生活層面都難以成功。

1.是主管人類情緒的「深層邊緣系統」，包括視丘、下視丘及其周圍結構。它就像一個情緒過濾器深層邊緣系統也和人際連結密切相關，與人相處融洽會讓我們情緒愉悅，但死亡、離婚、空巢症候群會破壞深層邊緣系統的情感連結，造成極大的痛苦。

2.是「底神經節系統」，負責統合我們的感覺、思考和動作，控制身體的鬆弛度。一些現象如興奮時跳躍、緊張時發抖、驚嚇時呆若木雞，都是底神經節過度活躍，造成思考或行動僵住的結果。

3.「前額葉皮質系統」，位於腦前端三分之一處，是執行控制的中樞，協助我們專注、控制衝動、擬定計畫、做成決策。前額葉如果活動不足，就無法將抑制訊號傳送到腦部其他區域，正常訊息就會受外界環境干擾造成分心，也就是所謂的注意力不足症（attention deficient disease）。一

些成年注意力不足症的患者，就有人因無法專心聽朋友與伴侶說話而損及彼此關係。這個區域失調的患者除了分心，也無法控制衝動。他們因為前額葉缺乏活動與刺激，所以渴望活動，靜不下來，老會找些麻煩。

4.控制我們認知彈性的「扣帶系統」。過度活躍會造成注意力偏執，無法從情境中轉移，無法走出舊日傷痛，開車經常為別的駕駛人行為動怒，不斷重複洗手、檢查門戶等，使思考與行為缺乏彈性，出現易怒、鑽牛角尖、好與人唱反調的現象，都源自扣帶問題。

5.就是位於腦兩側、眼後、太陽穴之下的「顳葉系統」。它掌管我們的記憶與影像的儲存、支配情緒的穩定、對語言理解與表情的辨識處理。

音樂有幾項功能可以改變一個人的情緒，包括它可以降低腦部杏仁核所主導分泌的腎上腺素——這也是一個人變得憤怒、亢奮、緊張等等壓力上升的一個原因，所以聽幾分鐘柔和的音樂之後，必定能使情緒舒緩下來。其次，它能改變腦波，使一個人進入一種放鬆的狀態；也可以使一個人的右腦發揮更多的功能，那就是不必太專注精神在持續工作的狀態。這麼一說，當然也能使人開始對美的東西產生感覺，如藝術、音樂、電影，而暫時丟開煩惱。最後，許多實驗都證明，常聽音樂能增加一個人的某些智能，這些是來自大腦協調的功能，就可以運用在生活上、協調人際關係和自己的情緒上。

所以，知道腦部的功能後，就可以進一步推想，你如何去訓練自己？誰較需要訓練專心度？在這裡筆者將其分為幾種族群。

上班族

最需要的就是生涯規畫，能專心的將自己的生涯規畫後，找到所喜愛以及所專長的，就如蘇佩（Super, 1976）曾說：「它是生活裡各種事件的演進方向與歷程，統合個人一生中各種職業和生活的角色，由此表現出個人獨特的自我發展組型。它也是人生自青春期以迄退休之後，一連串有酬或無酬職位的綜合；除了職位之外，尚包括任何和工作有關的角色，甚至也包括了副業、家庭和公民的角色。」日本的松本等人認為，就一般人而

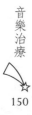

言，三十歲乃是人生極為重要的一個關鍵時刻。大部分的人在三十歲以前是「摸索」的年代；三十至四十歲間是「累積」的年代；四十歲以後才是真正「發達」的年代。生涯規劃學者阿羅巴（Arroba, 1977）曾列出生涯規劃的六種主要類型如下：

1. **理智型** 冷靜客觀了解各項有關事實，分析可能的選擇與利弊，最後基於最有利的判斷下決定。

2. **魯鈍型** 人云亦云，無法客觀了解、分析及價值判斷。

3. **猶豫型** 翻來覆去，思慮再三，關鍵時刻仍舉棋不定，無法決斷。

4. **情緒型** 忽東忽西，不依循客觀理性判斷，而是訴諸主觀偏好及情緒爽快與否決定。

5. **順從型** 缺乏自信，自覺須聽從他人意見，決斷常受他人左右。

6. **直覺型** 依據自己當下直接的判斷做決定，而不顧念外在客觀環境是否允當。

蘇佩又認為人生的整體發展，通常是由三個層面所構成，這三個層面分別是：

1. **時間（time）** 即一個人的年齡或生命歷程，通常又可分為：成長（growth）、探索 （exploration）、建立（establishment）、維持（main-tenance）和衰退 （deline）等五個階段。

2. **廣域或範圍（breadth or scope）** 指一個人終生所扮演的各種不同角色，如孩童、學生、公民、休閒者、工作者和家庭主婦等。

3. **深度（depth）** 乃指一個人在扮演每一個角色中所投入的程度。

在生涯規劃時所付出的心力多寡，常和最後的收穫成正比，畢竟「生命是一段旅程，而不是目的地」，已領悟生涯規劃的重要性，並且具有絕對的信心選定方向後，懷著好奇心和求知慾，定出一個具體可行的目標和方案後，便要採取行動。因為，只有坐是不夠的，要起而做才行。

青少年

國內升學競爭的激烈環境下，能考取大學，不僅代表個人價值的積極

肯定，有的甚至視之為贏取社會地位的一種表徵。因此幾乎每位考取自己理想大學的新鮮人，為了自己將要投入的大學生活，須進一步來訓練專心的音樂治療，這得從基本的心理層面了解起。

　　當孩子成長的過程中，如果有了某些負面的情緒，會很自然的以攻擊本能的方式，表現出情緒。然而，倘若父母和老師缺乏情緒和情緒表達是兩種現象的觀念，就會造成在批判情緒表達方式時，連帶著也批判孩子不應該擁有某些情緒，讓孩子學習到人似乎是不應該有負面情緒的。於是，一旦出現負面情緒，就會採取壓抑的方式，不敢表現出來。但是一旦情緒逼近了警戒線，就可能因為無法控制，而採用極端的方式表現和紓解情緒，造成不可磨滅的傷害和痛苦。全球聞名的大提琴家馬友友，年少時也曾經頹廢過，甚至拒絕練琴。幾乎所有的男孩子在成長為男人的旅程中，都會受到各種誘惑、叛逆等等的考驗。音樂救了馬友友，因為音樂有幾項功能可以改變一個人的情緒與思想。佛洛伊德說，一個人至少有四十五種不同的情緒；可是你從每種情緒再去做更細的區分，從字眼來說，「憤」和「怒」、「悲」和「哀」都不一樣。音樂可以導引想像，當然也可以導引情緒，這些應該都是在冥想的時候最容易達成。所以我們說改變情緒、創造EQ，應該在安靜下來，以冥想打坐的方式聽音樂，效果才能顯著。

　　聯考壓力過大，有一種可能的原因是考生過度的擔心，怕自己考不好，以及怕面對考壞了的可怕後果。適度的緊張，有助於增加讀書動力，但過度的憂心，反而佔據整個心思而無法專注，甚至出現因壓力所引起的各種心身症，如頭痛、胸痛、腹瀉、暈眩、心悸、失眠、疲累等，使得考生更無法專心讀書。愈是看不下書就愈緊張害怕，愈緊張害怕心身症就愈嚴重，愈看不下書，造成惡性循環。

　　另一種的原因是出在讀書計畫。因為就快要考試了，自責於過去不夠努力，於是給自己安排的讀書計畫。往往超過自己能夠念完的分量。目標設定過高，無法完成是可以想見的事。一旦無法完成，便又開始責怪自己，告訴自己要發憤圖強，把落後的進度統統補上。於是原本已無法完成的讀書計畫更是雪上加霜，更不可能完成。無法一而再的面對自己無法達成的事實，只有逃避一途。於是打電動、上網、閒晃、吃東西、睡覺，做

一切與讀書無關的事，以逃避自己所不願面對的難堪處境。

根據 1995 年美國加州大學所做的一個研究，一群大學生聆聽莫札特的一首鋼琴奏鳴曲十分鐘後，他們平均的圖像思維（Spatial-temporal rea-soning） 分數提高了九分， 而其他聆聽故事、鬆馳指示、英式的入定（trance）音樂的組別和沒有聽任何聲音的那一組，參與的圖像思維（spa-tial-temporal reasoning）分數並沒有提高。

找出讓自己放鬆的方法，有些人藉著深呼吸、有些人靠散步或聽音樂等，如果還是不能處理且出現心身病症的話，可到醫院尋求身心諮商的協助。第二種情況的解決之道是，改變定目標的方式。清楚認識自己的習性，將目標定在可完成的範圍內；達成目標的快樂感受，不僅會讓自己更有信心，同時會更有讀書動力。

所謂「考試焦慮」，是指由考試所引起，在生理或心理上的緊張。生理上的緊張，諸如：心跳加速、呼吸急促、冒汗、頻尿、頭腦一片混亂或空白等；心理上的緊張則大都以擔心的形態呈現，例如：擔心考試時自己有一大堆題目不會寫、擔心以前念過的書想不起來、擔心考壞了被父母責罵等。這些考試焦慮源自於考試的兩種壓力，第一種是考試本身的壓力，包括：考試的方式、考題的難度等。第二種是個人對考試的反應所帶來的壓力，包括：對考試所認定的意義、對成績的期待、對自己表現的評價等。一般常見的不當處理，包括下列三種：第一種是否認逃避，但這只是暫時不處理焦慮，其實焦慮還是存在的，等到有一天再也無法忽視，並產生身體或心理上的症狀時，才被迫去面對已擴大的問題。當父母觀察到子女有類似的情形時，同樣也是先接納孩子，讓孩子感受到父母不會因為他的某些行為而全面否定了他的尊嚴與價值，然後再與孩子共同商討如何面對這些問題。如果過了一段時間仍不見效，可與專家會談，共同思考解決方法。

第二種是合理化的外在歸因，把考試帶來的不愉快歸罪於考試制度、老師，甚至父母親等等，它同樣解決不了問題。這時候，父母能做的是，先接納孩子的緊張焦慮，撥個十分鐘聽孩子說說他的擔心與不安，並且給他情感上的支持，讓孩子覺得他是被了解、被接受的。當孩子心情比較輕

鬆下來之後，再和他聊一聊他對考試的想法，一起討論，讓孩子慢慢能放棄那些不利的想法，代之以理性、有利的思考，如此一來，考試焦慮通常便能獲得改善。

第三種則是把考試焦慮反果為因，這不但使人跳不出焦慮的深淵，反而愈陷愈深。若當父母發現子女有考試焦慮的問題，而自己又無法幫助他時，可向學校輔導室或其他機構之專業輔導人員聯絡，提供子女一條解決之道，這同樣可以幫上孩子的忙。

專門研究美國家庭關係的治療師葛理安調查如何適才適性的教育，首先須了解男孩與女孩之間的差異性。科學家發現，男孩是受到男性荷爾蒙的影響，使他會對世界充滿探索的好奇心與興趣，而女孩所感興趣的是對人的模仿及好奇。

澳洲專門研究親子關係的畢德福也指出，男孩成長大致分為三個階段：㈠出生至六歲㈡六歲至青春期㈢青春期至成人。

㈠出生至六歲是男孩學習愛的階段中最重要的時期，這個階段的男孩若獲得充分的關愛和安全感，特別是母親是此階段他第一時間接觸的親人，所以會影響他對異性的認知，這時母親扮演的角色就極為重要。科學家也發現男孩與女孩的大腦也有所不同，尤其是左、右腦聯繫的纖維束比女孩小一點，所以在語言的表達能力會比女孩慢，所以此階段，母親的全程照顧，就會影響日後他對異性、家庭、社會、人際與父母的對待關係，比較會有健康全人的發展。最重要的是男孩需積極培養語言的表達能力。

㈡六歲至青春期，這個階段是男孩模仿父親或其週遭的男性最重要的時期，父親在這階段需多陪孩子，教導其學習生活的技能，畢德福分析澳洲的男孩喜歡父親擁抱他們、比腕力、探險等，而筆者認為身為中國人會比較含蓄，所以父親一天若能撥出一、二個小時與小孩聊聊天，一起動手做工藝、運動、散散步，或一起培養休閒的嗜好，更好的是能像個心靈導師的帶領，會有更大的幫助。當青少年生理在成長時，會有自我懷疑、恐懼、缺乏安全感的心態，若父母在青春期無法正確教導其生理上的困擾時，容易影響孩子在成長時期對性的錯誤概念。研究顯示，父親常缺席的男孩比較會有暴力行為，情感易受傷，甚至影響學業成績，而與父親有代

溝的男孩會比較沒有主見，缺乏自尊與信心，所以容易受引誘接觸酒精與毒品等，當父親者要調整溝通的態度，而母親也要適度的化解家庭中的衝突，若這時期再出現關懷他的男性，如老師、牧師、學長等，良性的帶領使其蛻變為男人，也是不錯的選擇。

如何解決學習障礙與運用音樂解除壓力

在學習過程中，應讓自己有充分的機會、客觀的資料，及師長的協助，檢視自己對學習的了解程度，也對自己的未來抱持崇高的理想。志向既定，將學習的領域做廣泛的涉獵，從中逐漸摸索出自己的興趣所在，同時了解各學科的主要內涵及思維方式，以作為日後選擇個人的專攻領域；此時學習的方法，應從原有的籠統而趨於細膩、多樣，由等觀而分出先後、輕重。

開始時的方法

1.有家庭作業就立即著手進行，莫讓功課延宕。

2.每天固定一段讀書時間與聽音樂一百分鐘，養成讀書的習慣，音樂選擇有幫助記憶的曲子。

3.在每一固定的週期（週或月）設定階段性的學習小目標，此部分必須在你能力處理範圍內。

4.在讀完一段時間之後，演奏自己喜歡的樂章或聆聽一些快樂的音樂，給自己一份快樂的獎賞。

5.如果在作業上有困難，立即主動去找老師、家長或向同學尋求幫助。

6.排上讀書的時間，在你感覺最清醒和體力最佳的時段。

7.壓力大、無法專心時，利用放鬆的音樂、技巧，練習控制自我放鬆，來引導自己進入讀書的氣氛。

8.有效率的組織你的學習教材，並且調整你的學習環境，讓你可以隨手取得教材。

9.建立檔案並做索引。

10.每天安排（規劃）下一階段的學習時間。

專心聽課並參與教學活動

1.對課堂上教師講解的內容與重點做筆記。

2.對教師講解的課程內容做一個簡單的摘要。

3.上課前先預習並完成指定作業。參與教學討論時，可以盡量發言表達自己的看法。

4.在課堂上對於不了解的一定要發問。

5.中間休息時間，播放輕鬆快樂的音樂幫助解除壓力。

6.午睡時間，播放一些柔和的音樂以幫助睡眠，提振精神。

7.多練習語言表達以改善你的發言技巧。

有效的閱讀課本

1.先讀課本的標題和子題章節後，思考它內容的可能問題。

2.寫下你想到的每一個問題。

3.若此時腦部無法清晰的思考，可選擇播放巴哈的音樂，增加理解力。

4.對重要的問題加以註記。

5.依據時間序和樹狀觀念組織你所閱讀的課本。

6.對圖表中的敘述與術語定義，研究它的數種可能資料來源。

7.依你正常的讀書速度閱讀。

8.對自己所提的問題要有信心。

考試

1.運用大自然的音樂，多方練習以控制你的焦慮、呼吸、思慮和肯定自我。

2.依據教師的測驗習慣準備，對於那些可能出的題目，先行自我測驗。

3.在自我測驗時，先將你在課本上所做的註記反覆問自己。

4.分析各類測驗出現的可能機率。

5.組織一個讀書小組，相互準備可能的各種問題。

6.在考試時要放輕鬆。

7.比預定時間略早一點進入試場。

8.先做會做的和簡單的。

9.每做完一單元時略喘一口氣。

10.如果有不會的題目,依據你推理的可能答案去撰寫。

11.寫完後必須再重新檢查。

12.準備考試中所需的各種文具。

13.在考試時不可以分心去看其他同學的作答情況。

參考音樂

1. 德國音樂協會之音樂

2. 令心情為之開朗的音樂

3. 紓解身心疲勞的音樂

4. 大自然的音樂

5. 幫助集中精神訓練專心的音樂

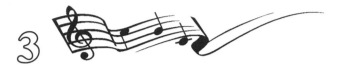

兒童音樂與零歲之音樂教育

根據現代醫學研究，胎兒發育成形時，腦力就有活動的功能，所以愈早刺激，愈能幫助腦力的開發。心理學家霍沃德‧加德納（Howard Gardner）強調多智能理論，有很多方面顯示孩子是聰明的。根據多種智力理論，我們每人擁有七種「智能」。每一種智力是我們生活中自我的表現，每個人都與眾不同。

語言智力——善於以寫作或說話來與人交流的智力。記者、律師和作家等人經常表現出語言能力。

圖畫智力——或說空間智力，這涉及到圖畫或想像思維。這種人能跟定方向，或能精確地描述視覺和繪畫。

音樂智力——這種智力能跟上音樂的節拍，唱準調和分辨不同音樂選集的差異。音樂家、作曲家等人能構思和欣賞音樂曲調。

體能智力——個人身體活動智力能控制他們自己的運動。這涉及的不僅是室外運動，也包括室內活動，像縫紉和織地毯。

人格智力——一種互動的人格智力，這類人有回應他人、理解他人和與他人共事的能力，是能從他人眼中看出來的天賦。

邏輯智力——擁有驚人邏輯數學智力的人，善於推理和思維。科學家、會計師和電腦程式員一般都有這種能力。

自我智力——有內在人格智力的人能自我反省和喜歡沈思默想。這種人傾向沈思默想和能接近自己的感情。

　　針對人必須具備的七種智力，孩子的智力開發愈早愈好，最好是從胎教就著手，而不必等到孩子懂事才開始。家長要留心發現孩子的特長，但不能片面強調孩子的特長，因幼兒在成長發展過程中，這種特長會因年齡段的不同而發生變化。但我們也不否認有些孩子的天才很早就顯示出來，可為他的一生發展奠定基礎。對這種特殊的天才或稱超智兒童，就要特別輔導教育。

　　胎兒是泡在羊水裡的，水的傳導不及空氣的傳導，所以胎兒根本聽不清楚聲音，更何況子宮中還有母親心跳的聲音、血液流動的聲音在干擾。他可以聽見的，只是母親本身說話的語氣和句調、抑揚頓挫、重音和節奏。

　　每一個人對音樂都有先天的愛好和反應，從一項初生嬰兒對聲音反應的研究（Standley & Madsen, 1990）顯示，初生嬰兒最愛聽的，便是媽媽的聲音，其次就是女性的聲音和音樂聲，由於初生嬰兒對音樂的反應並沒有經過一個學習階段，這顯示了我們對音樂的愛好是與生俱來的。另一項早產嬰兒的研究（Caine, 1991）中發覺，聆聽音樂的一組嬰兒比沒有聽音樂的一組康復得較快，出院的日期平均可以提早五至六天，這些研究都顯示了嬰兒對音樂的正面反應。嬰兒剛出生時，他的發聲器官跟非人類的靈長類相同，喉頭是升高的，像個潛水鏡似的連在鼻腔上，使嬰兒可以一邊吸奶，一邊呼吸，不必像我們大人這樣，吞嚥東西時就沒辦法呼吸；因為大人的會厭軟骨會把氣管的開口遮閉，以免食物或水進入氣管內。嬰兒三個月大後，喉頭才開始下降到喉嚨處。這會使舌頭後面的空間增大，使舌頭可以往前和往後移動，發出多種母音，同時增加共鳴腔（口腔、鼻腔和咽腔）的空間。所以，五至七個月的嬰兒會開始「玩」聲音，發出來的聲音逐漸像子音和母音了。到七、八個月大時，嬰兒可以分辨世界上所有語言所用的語音。但是這個能力到一歲左右就逐漸消失，剩下的是他對自己母語音素的區辨力和敏感度，也就是我們所謂的「牙牙學語期」（babbling stage），嬰兒開始學會發出真正的音節。牙牙學語的重要性在於：嬰兒聽

到自己的聲音後，他了解移動什麼部位的肌肉（舌頭、嘴巴），會發出什麼樣的聲音，就好像在寫自己的發音手冊一樣。也就是說，一個嬰兒可以分辨出他母語中所沒有的語音，他的父母卻不能。例如，一個美國嬰兒可以分辨捷克語和印度語中的音素，但是美國成人在經過五百次的訓練後，仍無法區辨。這也就是在過了語言學習的關鍵期後，再去學新的語言時，在發音上總是不能如本地人的緣故。

日本系統化胎教課程

在日本，有人將胎教的方法加以統合，做成系統化的課程，指導孕婦來進行胎教。他們將接受胎教的準媽媽們，分為懷孕五至八個月的前段班，以及懷孕八個月以後的後段班。

胎教課程四大要素包括：

1.放鬆（relaxation）──是指自律訓練。準媽媽在一間燈光柔和的房間裡，盡量放鬆自己。這是為了促進副交感神經系統，使身體和精神達到穩定的狀態。是在開始所有的課程前，所進行的一種預備動作。

2.創造力（creativity）──是以促進與情緒、感覺、空間感、繪畫感有關的右腦的腦開發為目的的課程。包括「音樂製作」、「庭園式盆景製作」和「紙黏土製作」這些具體方式。

3.對話（conversation）──是指對腹中的胎兒說話。這種稱之為「胎談」方式，可以從打招呼開始，也可以說說花和鳥的名字，教一些數字、字母等。

4.音樂（music）──是胎教中最常被運用的。所選用的曲子除了古典音樂和童謠之外，最好有不同國家語言的音樂，可以刺激腦部的發展，也可以配合母親的喜好，聽搖滾樂或流行音樂。

但是這種胎教法後來引起爭議的是，腹中的胎兒其實在初期時並無法聽見母親的或外在的聲音，所以這種以對話式的胎教法值得商榷。

史生狄克式胎內教育法

在美國，史生狄克夫婦對腹中胎兒進行「胎教」，包括讓胎兒聽一些歌曲、音樂、教導英文字母、計算方法，以及說一些生活對話或與動植物有關聯的話，他們將此稱為「子宮對話」。由於不斷進行「子宮對話」，史生狄克夫婦所生下的四名女兒，初期就會說一些單字；到了三個月時，就能說一些話；六個月時，就能說一些會話；八個月時，就開始學習使用便器；甚至在九個月時，已經開始學走路了。雖然有成效，但並未被證實。

1.「史生狄克式胎內教育法」的計畫：將懷孕十個月分為前期及後期。從受精至懷孕四個月是前期，懷孕五個月至生產是後期。

2.受精之前開始進行胎內教育：胎內教育最重要的第一點，就是夫妻的身心必須健康；其次是訂定懷孕計畫，讓夫妻能共同期待懷孕。

3.為了胎內教育準備寶寶的房間：嬰兒房以淡雅、自然的顏色為宜，對胎兒教育所使用的「教學卡片」有加強集中力的作用。

4.懷孕之前即開始準備教材：找尋一些色彩鮮艷、內容有趣的童話故事；準備一些教導英文字母和數字的卡片。

受精至懷孕四個月的胎內教育法

1.讓寧靜美妙的音樂飛揚在生活的空間。

2.經常用溫柔的聲音唱快樂的歌給胎兒聽。

3.朗讀童話書或故事給胎兒聽。

4.隨時隨地不忘胎兒的存在，並常和他說話。

5.到屋外散步，可以看看、聽聽許多事物，思考更多的事情。

懷孕五個月至生產的胎內教育法

1.利用「教學卡片」進行語言及文字的學習。

2.利用「教學卡片」來進行數字、算術及圖形的學習。

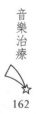

3.將日常生活所發生的一切事情都說給胎兒聽。

4.利用散步時間,將日常生活以外的外界情形告訴腹中胎兒。

5.選擇快樂的童話故事說給胎兒聽,以教導生活中接觸不到的事物,最好不要選擇有可怕內容的故事。

6.晚上騰出些時間,作為父親的胎教時間。父親將自己擅長的事物,以及感到有趣的東西對胎兒加以解說,可以刺激胎兒腦部的發展。

音樂對嬰幼兒的影響與方法

音樂是語言教學的助力

障礙兒童,常因身心發展遲滯或腦傷,而造成語言表達的困難或障礙。因此,藉著音樂的節奏及組成含有音樂性的語言教材,可以增進兒童說話的順暢度,促進其語言的學習,配合觸覺動作與舞蹈動作,或是一些視覺的分享,更可促進感情交流。

語言學習主要模式

說話的音量、速度、音色、音調及節奏等因素,會使語言產生不同的特色模式,語言的發音係由口腔、喉部及聲帶、牙齒、唇、舌等共同運作而發出聲符,成為語言。再加上配合說話中表現出抑、揚、頓、挫及固定的節拍,即形成好聽的音韻。世界上各種民族與不同的地域自然形成代表其文化特色的語言,這些性質常從其歌謠、詩歌、唱辭中表達出來。在各種語言中都充滿節奏與音韻感的特色,而構成不同語言的特性。如我們的數來寶,採用固定節拍押韻的語言節奏,表達一句或一段話,即表達出說話的特殊風格。

對於音樂治療的教學目標

・啟發兒童的認知,可藉由熟悉的兒歌與童謠的說唱。

・培養親子間的感情,多做親子遊戲。

・藉由口技訓練矯正兒童的發音。

・藉由音樂性的節奏，促進兒童語言的流暢。

・藉由音樂劇的表演活動，訓練語言表達的技巧。

・可由不同的吹奏樂器，訓練兒童呼吸與說話的方法。

・運用音樂的遊戲活動，啟發兒童的觸感及敏捷的反應能力。

此音樂治療的理論基礎包含：

1.心理學：依照心理學家分析，環境與生活會影響一個人在不同狀況下的行為心理學或變態心理學，再依其心理感受而接受音樂。

2.生物學：身體有許多部位均牽涉到創造，它也可以具有演奏與接收音樂之功能，運用我們的身體成為天然的樂器。

3.哲學：音樂提升我們的心靈、精神及思想，因為它帶來美，並為生活增添色彩。也因為有價值的哲學帶來愉悅感，並增加我們對美的鑑賞。

4.社會學：使用音樂在不同理由之社會行為，如宗教聚會、慶典儀式等，協助達到其教化功能。

5.音響學：音響本身即涵括頻率（音高）、強度（音量）、速度（節拍），而音樂本身即是這一全括之物理現象，所以我們說音樂是一種音響學。

6.音響心理學：音樂可以影響我們心理感覺、培養心情、影響思想及回溯記憶，也能使我們振奮與放鬆，即稱為音響心理學。

7.教育：音樂能有效地引起孩子的注意力，提供一個無壓力且快樂的學習空間。並且能與許多時定概念、科技相結合，以達成學習目標。

8.醫學：音樂會刺激身體釋放一種腦內嗎啡；可以轉移對痛苦的注意力，幫助個體放鬆、降低血壓、心跳及呼吸。

9.創造性藝術：音樂可以增進自我的表達能力、個性的藝術形式及富於創造能力；並且可結合戲劇、舞蹈、視覺藝術等其他形式，幫助個案探索、表達，並進而自我調整，以期達到治療效果。

10.語言治療：音樂可引起一種互動性的激力，並引發口語練習，以期幫助發展表達性的語言及接受性的語言。

11.物理治療：音樂能自然地引發個體動作的動機，尤其音樂幫助個體

從傷害、疾病中恢復四肢的行動力和肢體的強韌度，藉著音樂也能增加動作的幅度及行動的協調。

參考音樂

1. 令心情快活的音樂
2. 令心情為之開朗的音樂
3. 潛能激發，增加靈感與創造能力的音樂
4. 附錄二全部

4

家庭音樂

結婚

　　斯托曼和希伯特（Stahmann & Hiebert, 1977）認為，結婚是一種生活的「規則改變者」，每一個人都應當結婚，因為人類無法脫離社會獨居，人類的行為受到社會的壓力和別人行為的影響。我們的社會期待人們要結婚，並以不同的眼光來看待沒有結婚的人。有些人為了社會的期待而結婚，他們喜歡有那份歸屬感，也覺得結婚可使自己成為一個「正常」的人。由於我們的社會對婚姻的期待，有些人結婚事實上並不是要與自己所選擇的人在一起，而是要得到社會的認同。當孩子出生後，他改變了父親和母親的互動「規則」，同樣的，結婚改變了親子之間互動的「規則」。

　　由於荷爾蒙的增加以及性特徵的發展，青少年男女開始經驗性慾的激動。大部分的青少年和早期的成年人，這種要經驗生理上和心理上親密的驅力，是牽引人走向結婚和再婚的強大力量。尋求另一個與自己在生理上和情緒上類似的人結婚，使兩人能夠建立緊密的親密經驗，在他們之間便建立了一種生活模式，把他們編織在一起，這種情緒的成熟，當進展到了結婚的階段，他們已準備好尋找一個同伴，以便在生理上和情緒上的親

密，以及分享婚姻的陪伴。對大部分的配偶來說，走進結婚禮堂並不是一種偶然的邂逅，而是經過周詳思考之後的行動。

人們進入婚姻都抱著某種夢想和期待，是受我們所居住社會的影響或傳承。男人和女人結婚的時候，對婚姻是什麼也都有一些觀念。

非常有名的人文學家達爾文，本人在婚禮之前已燃起熊熊的愛火。但光有熱情，是否便能帶來持久的婚姻，則是另一回事。熱情一定會消褪，只是遲早而已：在這之後，尊重、實際的互相配合、單純的感情以及決定，則成了婚姻存亡的關鍵。雖然有了這些因素的支持，但是只有愛情才能長存至老至死。只是這種愛和催生婚姻的那種愛是不同的。這種愛是否更為豐富、更有深度、更富性靈之美？因此達爾文傾向於將結婚和擇偶分開。最後他下定決心要結婚，並盡可能使婚姻成功，這和他決定選誰為終身伴侶是同等重要的。約翰‧史都華‧米爾（John Stuart Mill）的看法也一樣嚴肅。

配偶選擇和婚姻是靠運氣嗎？古時候的「指腹為婚」，當事人完全沒有選擇的餘地，婚姻的幸福與否，全靠運氣。所以許多人抱著一種想法，認為婚姻和配偶的選擇是一種機率。如果婚姻失敗或是不幸，那是由於運氣不好，所以配偶雙方都不必負什麼責任。

婚姻本來就是不平等的。也就是說，有一方會贏，而另一方會輸，夫妻通常是呈現單方面的，有一方好像是輸家，其實是平衡的。而我們的社會好像是要灌輸一種思想：婚姻是沒有意義的。我們相信婚姻是有目的的，配偶的相互選擇，是建立在對方是否有能力來激發或促進自己持續的成長。我們選擇配偶不是來作為自己的絆腳石，而是根據內心深處的需求，有目的的追求一個最能夠刺激自己成長的伴侶。宗教自由論的先驅約翰‧史都華‧米爾相信，所有會受你行動影響的人，特別是那些因你的婚姻而產生關聯的人的甘苦，都應涵括在你的道德考量中。此外，他也強調，「高等的官能，不只重視喜悅的多寡，還重視喜悅的品質。」他寫道：「沒有人願意變成低等動物，即使他能享有野獸的最大樂趣。寧可做個不滿足的人，也不要做滿足的豬；寧可做不滿足的智者，也不要做滿足的愚人。而如果愚人或豬另有定見，那是因為他們只知道他們那一邊的事

情。另外這一邊的則通曉兩邊的事情。」

婚姻有特殊的社交和人際活動的分享；婚姻有不尋常的分享空間和身體上的親近；婚姻有情感關懷和支持，以獲得親密的情緒分享和生理上的安慰。婚姻有生理、感官、性和生產的分享。婚姻有心理上情緒和幻想的分享。婚姻有一起分享特殊的生命哲學認知、做計畫、設定目標和雕塑未來。婚姻有快樂和幽默的層次，婚姻有會計和經濟金錢的使用分配。婚姻有娛樂和享受以維持關係的穩定。婚姻有分享宗教實存哲學和靈命的態度、行為和生命價值。婚姻在我們的國家有法律的身分，意味著配偶的關係是通過政府和社會的法律程序。在婚姻後，雙方開始以語言或非語言的方式來表達對對方的特殊關懷。到了某一個階段，雙方對對方說：「你是我的。」這個時候，兩人的聯結程度愈來愈深，關係也在許多方面建立深厚的基礎。

高得納（Claude Guldner, 1971）稱這種婚前狀態是一種極大的幸福，這種關係的吸引力是密集的、有力的，更往往是全人的投入。每當回想到那些夫婦的時候，我們發覺到他們在求偶與婚姻的經驗中，都明顯地經過某些歷程。他們的成長包括更積極進取、更自信自足、更加親密，或在人格上更加開放。他們覺得從百萬人之中所選擇出來的伴侶，就是能夠滿足他們需要的那一位。似乎大部分的人所選擇的配偶，是根據內心深處的需求，或多或少是在選擇能夠促使自己改變以及追求一個最能夠刺激自己的人。成長或使自己獲得完全的慾望，是人類非常有力的內驅力。這個力量使男女結合在一起，建立親密的關係。我們相信婚姻是有意義的力量，驅使人走入婚姻，促進更進一步的成長和健康，有些心理的力量是健康的，所以人們走向結婚也是健康的。

但是如何維繫夫妻之間的感情生活呢？其實音樂是最好的催情劑，所以選擇音樂時須特別注意。以下分就三種情調音樂加以說明：第一為回憶性音樂，二為催情音樂，三為創造環境情感音樂。

回憶性音樂

其實人們最容易犯的毛病，就是不知道製造一些情調，以及兩人在情

感上有特別意義的音樂，例如兩人在初次見面時所聽到或共同擁有的回憶音樂，或是兩人訂情之夜所聽的音樂等；但是如果常放的話也會失去意義，所以回憶性的音樂應適當的播放。何時是播放的時機呢？

1.各種紀念日，如含有特別意義時。

2.音樂可以使人進入一種不可言語之情境，所以在親密時刻適當的播放回憶式的情歌，是一很強的催化劑。

3.人類有語言，是幫助互相之間的溝通，但是一言不合時，又或話不投機半句多時，久而久之，夫妻之間的情感就產生鴻溝，此時音樂就是夫妻之間的橋梁，播放兩人之間海誓山盟的音樂，或是選擇互相想表達情意的曲子播放，一切怨氣與不滿也隨之飄散。

催情音樂

何謂催情音樂呢？很簡單，如果你聽到一首曲子會讓你心跳加速，感覺澎湃洶湧，這首曲子就可以作為催情的音樂。

現今流行的藍色藥丸，不論藥性如何，都會有副作用，所以只有音樂是沒有副作用。你們之間，還沒有一些共同音樂嗎？現在就開始培養吧！用自我心目中所喜好或感動的曲子，用心靈感受即可。

如果夫妻兩人皆喜歡舞蹈的話，強節奏的舞蹈音樂，有時可以作為強力催化劑。

創造環境情感音樂

我們談到婚姻有生理、感官、性和生產的分享；婚姻有心理上情緒和幻想的分享。所以創造一些幻想的空間，會讓夫妻之間多一些甜蜜的回憶。

工作了一天後，有時先製造一些放鬆環境，不但可以解除一天的疲勞，亦可減少沒必要的語言衝突。

以下的音樂可為參考：

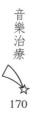

令人增進感性的音樂

杜魯杜拉－回憶

布朗嘉－天使的小夜曲

杜博爾薩克－弦樂四重奏曲　第十二號「美利堅合眾國」

林姆斯基・可魯薩可夫－交響組曲「薩拉邦德」

西貝流士－「托涅拉的天鵝」（Tuonelan Joutsen）

保羅汀－弦樂四重奏曲　第二號　第三樂章「夜想曲」

葛利格－抒情組曲　作品 54「夜想曲」

杜賓西－摘自前奏曲集「亞麻色頭髮的少女」

莫札特－橫笛四重奏曲　第一號 K285

蕭邦－華爾滋　第十二號　F 小調作品 70 之 2

李斯特－慰藉

杜博爾薩克－斯拉夫舞曲　作品 46

邦・威利亞茲－飛揚的雲雀

巴特利－緩三拍變奏曲（Chaconne，巴洛克音樂之一）G 小調

杜普拉－匈牙利田園幻想曲

阿耳貝尼斯－阿斯托利斯（Asturias，位在西班牙西北部）

葛利格－「兩首悲傷的旋律　第三十四號」裡的「逝去的春天」

蕭邦－華爾滋　第九號　作品 69 之 1「離別」

西貝流士－小提琴協奏曲　作品 47

羅德利哥－阿朗費斯的協奏曲

孟德爾頌－小提琴協奏曲　第二樂章

紓解身心疲勞的音樂

見附錄二　巴洛克之音樂

第四章　家庭音樂

171

離婚

2013 年台灣主計處統計我國離婚率為全球第四名，亞洲排名第一名，幾乎每十分鐘就有一對離婚。是不是現代人的愛情來得容易，要甩掉也不算太難，所以現代人反而弄不清什麼是「愛」，不知道該忠於婚姻或隨婚外情而去。在一場場追逐情愛的遊戲中，失去辨別真愛的能力？

曾昭旭教授感嘆說：「那是因為現代人還沒學會實現愛情。」難道真的是現代人的愛情落在生活上是失敗的。從前的人，像徐志摩，為了證明愛情的偉大，從傳統的婚姻中掙脫而出；可現代情人進入婚姻後，愛情呢？永遠在事業、累積財富的後面，要不然就是玩危險的愛情遊戲，應該不能說是愛情，應該稱為一種刺激的性遊戲。離婚率節節上升，是普世的現象，即使在保守的台灣社會也不例外。如何保持恩愛穩定的婚姻，是當前重要的課題，也是婚姻與家族治療師以及教牧人員所面臨的挑戰。

根據美國人口統計局的統計資料（1995），每一百對的婚禮中有 54% 的新婚夫婦是第一次婚姻，有 46% 的新婚夫婦有一人至少結過一次婚。這也就是婚前和再婚諮商愈來愈受重視的原因。認為與其婚後治療，不如婚前防治。不理會道德論述的早期文人很多，抗日作家郁達夫拋棄貧病交迫的妻兒，與王映霞結婚。魯迅只依鄉俗行婚禮後，就離家與學生許廣平相知摯愛，獨留朱安在老家侍奉母親二十個春秋。這些人挑戰禮教，背叛婚姻，好似替外遇取得正當性。包括徐志摩，他聲稱「沒了愛，所以要離開」，然後使盡氣力爭得所愛，乾淨利落地拋妻棄子，不談責任、沒有承諾的婚姻態度，是「比新新人類更新、更激烈，是人們隱藏在內心晦暗角落的一種需求」。

依據美國人口統計局的統計，第一次結婚的中間年齡，女性是二十四歲，男性是二十六歲。而離婚的中間年齡，女性是三十四歲，男性是三十七歲。根據最近的一些調查（Stahmann & Hiebert, 1997），美國約有三成至四成的伴侶接受婚前諮商和輔導，同時也有愈來愈多的婚前準備課程和婚前評估與評量工具，來了解自己和配偶。

小說改編成電影的「麥迪遜之橋」，女主角的婚姻表面上看沒有問題，先生認真老實、一雙兒女孝順乖巧，她卻在偶然邂逅一位浪跡四處的攝影師後，猛然驚醒，原來自己的婚姻多麼貧乏無味。不同於徐志摩，女主角最後仍選擇守在婚姻中，將這段情收在心底深處。心理學家余德慧表示：「感情本來就是多種關係的呈現。」替複雜難捉摸的情愛下了註解。

古老的傳統婚姻靠外在禮教勉強維持，複雜的情愛關係有機會被解套，胡適有三次出軌記錄，前兩次愛苗在他「發乎情，止乎禮」的道德意識制止下，戛然中止。第三次來得熾烈，差點和他「心頭吹不散的人影」曹珮聲衝破婚姻枷鎖，最後在他母親親自點選的妻子江冬秀以死相逼威脅下作罷，從此胡適寄情詩文以解心頭苦悶，與妻子白首到老，在當時贏得「事母至孝」的美名。

心理分析大師容格（Carl Jung）說得好：「透過女人，我認識自己內在的女性特質，使我人格更完整。」不過如果經常更換伴侶，這趟探索親密之旅的深度和厚度自然有限。

長期從事男性研究的王行教授認為，愛情中最大的考驗在於分辨。分辨究竟是愛對方還是愛自己理想的投射？洞悉愛情的人，可以從中澄清出自己人生的價值，這同時也是愛情最大的價值。後人評斷徐志摩對林徽音的愛戀，其實是徐的自戀，「他眷戀的更多是自己的理想投射。」

王行解釋婚姻中的親密關係，intimacy（親密）的原意是inner most（最內在），這含有兩層意義，一個意義是指兩人最內在的部分互相觸及，產生感情和心靈上的交流。另一層是說，除非你能與自己的最內在接近，否則你無法和別人親密，因為親密來自最內在。說得更清楚一點，如果你不了解自己最內在的部分，如何能了解對方最內在的部分。愛因斯坦（Albert Einstein）的妻子梅麗可，曾是前途看俏的年輕物理學家，聰穎傑出，卻因持家育兒的包袱，學術上的風采日漸被愛因斯坦遮掩，最後被眾人遺忘。

愛因斯坦在學界風光，情場更是得意，他有了婚外情，遺棄妻兒，甚至對妻子惡言相向。沈陷在婚姻壓力的梅麗可，不堪重重打擊，最終崩潰倒地。受高等教育的知識分子，處理感情依然無力。

路易斯（Robert Lewis）和斯潘尼爾（Graham Spanier）（1979）指出

了兩個重要的婚姻向度的婚前預測：品質和穩定性。婚姻的品質是指婚姻關係的主觀評價（例如，滿足和快樂）。婚姻的穩定性是指婚姻是否合法的結合（例如，配偶沒有分居或離婚）。經過多方的研究，路易斯和斯潘尼爾把影響婚姻的品質和穩定性之婚前變數分為四個種類。

第一類是同類結合。配偶之間愈多的類似，婚姻的品質就愈高。婚姻的穩定性包括下列的類似因素：種族背景、經濟能力、宗教歸屬、智力程度、年齡和社會地位。

第二類是個人和情緒的婚前資源與生活經驗。婚前的資源包括高度的人際技巧、情緒的健康、正向的自我概念、高度的教育程度、第一次婚姻有較大的年齡、高度的社會地位、婚前有深度的互相認識，以及健康的身體。

第三類是正向的親職模式。婚姻的品質和穩定性與原生家庭的婚姻品質、兒童時期的快樂、與親子之間的美好關係密切相關。

第四類的變數是親友的支持。父母對未婚配偶的認同、配偶對姻親（特別是父母）的喜愛，以及朋友對將來婚姻的支持。

除了這四大類外，路易斯和斯潘尼爾又提出了四個影響婚姻品質和穩定性的因素。第一，愈遵守慣例，穩定性愈高。第二，婚前性行為與價值觀愈一致，婚姻的品質會愈高；婚前性行為與價值觀愈多衝突，婚姻的品質會愈低。第三，未婚伴侶經驗婚前懷孕，其婚姻品質會比沒經驗婚前懷孕的伴侶低。最後，最普遍的一種，結婚愈少外來的壓力，其婚姻品質就愈高。

新近的研究對路易斯和斯潘尼爾的發現加以印證、澄清和擴充。於1994 年，拉松（Jeffry Larson）和霍爾曼（Thomas Holman）查驗過去五十年的研究文獻，他們對婚姻的品質和穩定性之婚前預測做了三點結論：(1)配偶的背景和情境因素（例如，原生家庭、社會文化因素，及現在的情境）；(2)影響配偶之間關係的個人特質和行為（例如，情緒健康、自尊心、身體健康，及人際技巧）；(3)配偶之間的互動方式（例如，類似性、人際間的類似價值、態度和信念，以及婚前性觀念和溝通技巧）。因此，婚前和再婚諮商以及相關的教育課程，能夠幫助婚前配偶了解他們自己的

特殊因素，或他們日後的婚姻品質和穩定性，同時，有需要的話，幫助他們強化或改變某種特質、行為，或互動的方式。

埃利斯（Albert Ellis, 1961）在其《創造性的婚姻》（*Creative Marriage*）一書裡認為，婚姻的失敗是因為對婚姻本質的忽略。他強調許多人在進入婚姻時，對婚姻的要求沒有做任何準備。

巴特菲爾德（Butterfield, 1956）指出，就像人們發展社交的技巧，他們也必須發展家庭的技巧，以建立良好的婚姻關係。他認為許多年輕人對婚姻失望或產生問題，是因為他們擁有很少的技巧或是對婚姻抱不正確的態度。

Lipowski 及 R. J. Arthur 等人也表明有許多文件資料證明，經由「社會支持」（social supports）可以增強個人對於生活事件變遷時的適應能力，而舒解為了適應生活事件所伴隨而來的壓力。然而，就算面臨世界末日般的挫折，現實仍苦苦催逼，日子還得過下去。消極的面對，是徹底潛入悲傷之中，在悲哀的情緒中緬懷自己的失落。讓悲傷浸透的作法雖然消極，卻比強顏歡笑、刻意壓抑悲傷情緒，更能釋放悲哀的能量。另一方面，沈溺於悲傷，也有助自己轉化為更積極的面對，在悲傷中淬煉自己的人生體驗。

根據許多心理治療的理論，要走出受挫陰影，穿過那片黑暗的玻璃，首要課題是得「面對」挫折，不要逃避。在台灣大學社會系開授「悲傷輔導」課程的心理治療師李開敏就一語道破，走出挫折的動力是「面對」，走不出來是因為「不面對」。人遭遇無妄之災，必須承認失落的事實，經驗被剝奪的痛苦，闖過這兩關「十八銅人陣」，才有資格學成下山。正如精神科醫師王浩威所說，要記住悲傷，而不是遺忘，這樣才能把悲傷放在心中一個安適的角落。有時壓力會造成個性上的情緒不穩，所以適當的運用音樂療法，會有不錯的療效。

1.**放鬆與調節性的音樂療法**　運用音樂伴奏或聆聽音樂的方法去調節身體的緊張，掌握集中注意力的精神，達到放鬆的方法，運用時以慢的音樂或大自然的音樂會更好，且以一首曲子不斷的連續播放為主，直到身心皆放鬆後，才改播其他緩板的曲子。適合身心疾病、住院醫療、壓力

大、失眠的患者。

2.**運用場景配合音樂的療法**　佈置一種非常自然的場景，例如：海景、草地、高山等一些大自然的場景，患者就盯著佈景，再配合臨場感佳的音效與相同的音樂後，由小聲漸漸的放大，當患者有適度性的放鬆後，即改播放刺激性強的音樂，激發患者新世界後，觀察其情緒反應，應避免過度的反應，再強調幻像的音樂，節奏需平穩，如心跳。再返回場景音樂是其平復心情。適合精神官能症患者、語言障礙患者、身心疾病之患者。

3.**表演療法**

(1)音樂心理劇：由患者表演一種接近現實生活的一種固定的動作，此時須播放一種固定頑固拍子的音樂，再慢慢的依情緒的起伏播放不同的音樂，以配合其音效，就如同電影配樂般，患者可以隨著音樂，哭、笑、叫喊、罵、悲傷等等的情緒發洩。主要的目的是，檢視患者自己的生活，以尋找一種更好的處理方式，以其發現新的交流與處理衝突的最佳方法，由音樂來領導，常常有意想不到的效果。適用於獨演，或合奏，合演的多角色，但是一定要在音樂治療師能控制的範圍內，不要超過三人以上。

(2)自由音樂表演法：一般而言，音樂治療師皆會指定某種方式去演奏音樂或是一定的演奏樂器，但是有時候在某種情況下，固定模式並不能有效的達到治療的效果，尤其是一些不受控制的兒童或是看不懂指揮的人，就可以自由的表演其情感，方式以運用自己的身體、物、樂器，或利用人等不同的道具，去表演或演奏。此時選擇的音樂就必須是一種有結構性的、有次序性的音樂，隨性的演奏或舞蹈，或蠕動，運用一種啟發性的、創造性的機能，去了解並且調整其情緒引導出來做一個適度性的發洩。

參考音樂

1. 令心情為之開朗的音樂

2. 令心情快活的音樂

3. 紓解身心疲勞的音樂

4. 增加自信

5. 放棄萎靡振作精神的音樂

6. 附錄二全部

婦女常患的身體疾病

偏頭痛

偏頭痛的開始是搏動性的頭痛，通常源自某一眼的上方或後面；或也可能從頭的背面開始發作，然後延及頭的一整邊。它通常伴有噁心、嘔吐、視線模糊、四肢刺痛及麻痺（可持續十八小時之久）。典型的偏頭痛在發生時是有前兆的，包括視覺混淆、語無倫次、體虛、各種感覺受擾。另外也可能包括視野中有一些閃亮的星光火花或簡單的幾何形狀掠過。

過敏症是常見的偏頭痛原因，它也可由肝功能不良引起。便秘、緊張及壓力、環境過敏症、缺乏運動等等，均可能是引起偏頭痛的潛在因素。七成的偏頭痛患者是女性，而且此病通常有家族性，許多病人腦部的化學組成含量不正常，導致腦血管過度擴張或收縮。協助腎上腺分泌抗緊張荷爾蒙，增強免疫力，以維他命 C 最佳。

其他還有許多因素也可能引起頭痛，包括：情緒緊張、壓力、焦慮、便秘、眼、鼻、喉的疾病、頭部創傷、空氣污染、鼻竇炎、使用藥物、抽菸、發燒、使用香水、刮鬍水，或過敏症。另外的一些可能性包括：腸子問題、黴菌過敏、腦部問題、貧血、低血糖、使用過量的維他命 A（停用

後，即可解決問題）、缺乏維他命 B、高血壓、磨牙，及喝過量的咖啡。

如果下列任何症狀伴隨頭痛而生，請向醫生詢問：視線模糊、懼光、嘔吐後能消除眼睛後面的壓力、食物過敏、鼻竇內有壓力、頭部及太陽穴有脈搏顫動、心悸、色彩的視覺改變、感到頭部即將爆裂。

脊椎排列不良可能減少流向腦部的血液，脊椎指壓療法通常有幫助；脊椎不齊常由扁平足或穿高跟鞋所致。

莊氏音樂療法

1.以常聽的音樂為主要介入的第一階段，歸序淨空腦部的雜質後，運用相同質性的音樂素材，用於個案中，使其有易接受的聲波分子，進入腦波後加以整理與思緒歸檔整理後，進入第二層。

2.以專業且已具有醫學實驗的音樂，運用稱為α波的音樂，處於清醒與放鬆的狀態，也是音樂療法常常運用的，它可以使人身體健康、心情愉快、情緒放鬆，諸如：蕭邦的「波麗奈斯幻想舞曲」、「敘事曲第三號」、「長笛協奏曲」、「小夜曲」等。

3.此階段，須加強的是心理與生理的觀察，配合人類行為學、行為心理學等分析後，再選擇其音樂的素材，須注意的是，要以個案的行為與生活習性，以及個案當時的情緒為主，並引導進入一深入的或感性的話題，引出個案內心的真正病因，若能發泄情緒後，再進入第四階段。

4.轉移的情緒，是運用中國五行相生相剋的原理，來平衡內在的內需力，再創造不同情境的幻想，增加其不同的心境，以忘記偏頭痛的苦，快樂且有忘情在此一狀況內即可。若興奮過頭時，亦可進入第五階段使其緩和情緒。

各種憂鬱症

人本心理學之父馬斯洛（Abraham Maslow, 1908-1970）說：「人類是一種社會動物，喜歡而且關懷別人，也希望別人能投桃報李，喜歡與關懷我們。」所以婦女們常常因為關懷別人或自認為犧牲，滿心期待別人的關懷，卻大失所望，而產生情緒上的憂鬱，如產後憂鬱症候群、工作壓力憂

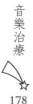

鬱症、恐懼症候群、恐慌症候群。

世界衛生組織曾發布一項研究結果：憂鬱症是二十一世紀人類的重大危害之一，在已開發國家中，約有百分之二十的婦女曾經或正受到憂鬱症的影響。而且，憂鬱症是造成「疾病負荷」——評估疾病與死亡的一種指標的主要原因。憂鬱的女人多於憂鬱的男人。

研究報告指出，憂鬱症是生物性、心理性與環境性因素的混合產物。女性會有不同於男性的生理敏感性，對於環境性的影響因素，例如壓力、季節變動等，較為敏感。相較於男性，女性在壓力下的呈現，儘管憂鬱症與腎上腺分泌 cortisol（一種類固醇）之間的關係尚未定論，但女性荷爾蒙（estrogen）明顯地影響了腎上腺分泌 cortisol 的量與持久性。研究季節性情感性疾病（又稱冬季憂鬱症）的學者指出，女性高於男性三倍，同時他們也發現，隨著季節變動，女性在夜間腺體的黑色素（melanin）分泌量明顯改變，然而男性則無；性別對光的敏感性有所不同，極可能因此影響罹患冬季憂鬱症的性別差異。科學家進一步發現，黑色素是與焦慮症、憂鬱症最有關的神經傳導物質。加拿大的史特奈醫師指出，在性別差異中，血液中的血清素（serotonin），男性的合成速率比女性快了將近百分之五十二。通常，在限制女性表現出攻擊性的社會中，焦慮症、憂鬱症的女性血清素量較低，而男性酗酒、暴力則血清素量較低。

參考音樂

1. 令心情為之開朗的音樂
2. 令心情快活的音樂
3. 人際關係不佳的音樂
4. 幫助減輕疼痛的音樂
5. 附錄二全部

一般家庭音樂

在五十六年前，美國就有專業的家庭科學研究人員組織家庭關係協會。他們最大的目的就是健全家庭、改善家庭問題、提升家庭品質。其中一項具體的專業工作範圍，就是家庭生活教育的推廣。當時最普遍的推廣方式，就是透過學校教師家長聯誼會在學校扎根。它的課程隨著時代社會地區的改變，而統整規劃一個完整的教育系統——家庭生活教育，開始全面在各地推動。家庭研究（family studies）或家庭心理學（family psychology）是一門跨領域的新興學門，主要是結合心理學、心理治療、醫學、人類社會學、社工護理學等領域的知識，研究家庭中個人的發展與適應、家庭與更大的社會系統之關係，或家庭系統內部互動關係。其目的在於了解家庭，並進而預防家庭問題的發生，促進家庭的成長與適應。有些家庭教育他們的孩子長大後，成為一個獨立、負責任、健康的成人，有些家庭則仍然把已經長大成人的子女當作小孩看待，有時會替他們做決定和背負他們自己應負的責任。這些家庭妨害了孩子獨立和負責的能力，因此這些孩子雖然身體長大成人，但是在心理和情緒上卻尚未成熟，仍然需要別人的照顧，需要依靠父母幫他們做決定。有些人在他們過去的人際關係經驗了許多的痛苦，如親子關係、同儕交往，或以前的婚姻受到傷害。無論如何，那些傷害使他們感到自卑、孤單和被遺棄。

聯合國國際家庭年的指標中，列出青少年的家庭生活教育是重要工作項目。當然全世界的國家中沒有任何領袖不肯定家庭的重要，唯一造成家庭、社會、國家發展的差別就是：哪一國的領袖真正落實了家庭生活教育於經濟、科技的政策中。教育改革是一種生活理想的創意工作，政治、經濟、科技、社會、文化、國防等各方面的發展潛力和指標都得實際地納入教育。在國家逐漸變化轉進時，提出全國未來的理想生活藍圖的投資規劃，絕對不只是教育界人士的工作，而是一種精密分工的專業知能，在供需均衡的條件下，確實發揮儲備人力的效果。

美國家庭服務協會（Family Service of America）對家庭的定義：「家

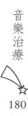

庭是提供它的成員間情緒、身體及經濟的互相扶持。理想上，這種家庭的特質是它的成員間有著親密、深度、連續及許諾的關係。」因此，家庭不僅是人與人的組合，同時是提供情緒支持與安全感的場所。而健康的家庭至少有六個特質：良好的溝通模式、精神上的福祉、默契與許諾、讚美、相聚，及應付危機與壓力的能力。健康的家庭並不是沒有壓力或問題，但是他們能面對困難、在危機中學習處理，並與家人一齊成長。因此健康的家庭被稱為「壓力管理有效家庭」。美國就曾因為服務業與打工的普遍，降低了高中生的學習意願和教育品質，輟學率也升高許多。這是近十年來美國教育問題之一。因為服務業的興起與勞力業的轉移，使打工、半工半讀的學習方式，成為近五年來的教育現象。

這方面的研究與探討因為長久被忽略而得不到普遍性的依據，是滿危險的，從發生校園的不幸事件及媒體的報導，台灣的教育改革呼聲高，而實際收集嚴重教育問題的資訊和資料不夠深入、不夠客觀，是很可惜的事。以家庭生活教育的工作立場來看，除了教育的長遠規劃眼光和設計外，全台灣的教育問題、社會問題、經濟、交通、政治等問題，皆與家庭生活有關。「生活教育」與「知識技能認知教育」雖然是一體兩面，但是最需要改革的，就是「生活教育」的體系。已有許多事實強烈地證明我們需要「家庭生活教育」、「學校生活教育」、「社會生活教育」。但是人際互動過程中，彼此的差異是難免的。如能做適當處理，往往能促成家庭成員或家庭系統的良性轉變，而帶來正面的後果，甚至還可能增加家庭成員的凝聚力及關係的成長。但是如果不去面對或處理不當，衝突及彼此的差異則可能帶給家庭人際關係冷漠、失望，甚至引起家中成員彼此間的傷害。總之，教育既然影響國家社會之前途，那麼「家庭生活教育」在未來教育的發展與改革中，將為齊家治國之道提供更大力量及依據。

家庭是提供它的成員間情緒、身體及經濟的互相扶持的社會系統，這是一種有著親密、深度、連續及許諾的關係。人常有的一些想法如：「我必須避免使我焦慮或不愉快的情境，我無法忍受造成這種不愉快的人」；「人都應該表現得比現在好，因為我已經告訴過他道理了，如果他一犯再犯，是不可原諒的」；「在一個看來無法解決的情況下，我應該要找到解

決的方法，我難以忍受這種無法控制的狀態」；當父母有這些想法信念的時候，會使父母無法忍受生活中不能避免的挫折環境。父母在面對子女的不當行為時，父母的想法是：「我的子女不應該這麼難教」、「子女應該聽我的」、「子女表現不好是我難以忍受的」、「子女應該尊敬父母」等等，都容易使父母氣憤。父母如果無法控制孩子的不當行為而造成壓力時，在父母許多「應該」的想法下，情緒失控是極有可能的。而當父母的想法中開始有彈性、具客觀性時，父母就比較能夠不陷入怒氣中，而能有比較健康的情緒。父母一方面盡力改善客觀環境，一方面學習暫時在不理想的環境中，減少自己帶來的情緒壓力。但這並不能使父母下次面對同樣的情形時，可能因此產生理性情緒心理學中所謂的複情緒（指人往往對自己情緒加以解釋而產生的第二個情緒），也就是為生氣而產生的罪惡感，會因為生氣而無法控制自己的怒氣而有的挫折感，父母雖然有這些不理想的負面情緒，但並不表示因為有這些情緒就是一個徹底糟糕的人，或是全然失敗的父母。這只是證明我是一個平凡人還需要學習。所以父母可以運用改變想法來改變情緒，如你可以告訴自己：「現在的我是個需要學習的人，我寧願不生氣，因為我實在不喜歡自己失控的行為。」

　　健康的家庭能有效處理壓力，克服困難。家庭是人際互動的系統，因此家中成員難免衝突。為人父母者如果可以嘗試去察覺自己在情景中的解釋習慣，學習控制自己的情緒，增加想法信念中的彈性，以接近人性及現實的觀點去認知及解釋孩子的行為時，親子問題的處理效果是比較樂觀的。

　　家族音樂治療（family music therapy）是一種專業的運用音樂助人的治療取向，不同於傳統心理治療是針對個人的問題來探究，家族治療強調的是，家庭在個人的心理健康或心理疾病的發展過程中所扮演的角色，以期運用音樂來治療。家族治療致力於整體家庭功能的提升，認為個人若要改變，整個家庭也必須跟著改變。家庭生活教育是奠基於家庭研究的一門應用學問，可以配合音樂劇的劇情來投射反映親子間的問題，解除家庭內互相的語言衝突而產生的對立，增進家庭間的和諧與壓力的解除。

音樂療法

　　運用場景配合音樂的療法：布置一種非常自然的場景，例如海景、草地、高山等一些大自然的場景，患者就盯著布景，再配合臨場感佳的音效與相同的音樂後，由小聲漸漸放大，當患者有適度性的放鬆後，即改播放刺激性強的音樂。激發親子間不同的感覺音樂，可以播放孩子常聽的音樂增進親子間的感情，或聽父母所喜歡的音樂，並描述歌曲對你們的回憶或時代感。

表演療法

　　音樂心理劇：由家庭所有成員表演一種接近現實生活的固定動作，此時須播放一種固定拍子的音樂，再慢慢的依情緒的起伏播放不同的音樂，以配合其音效，就如同電影配樂般，家庭成員可以隨著音樂，將自己在生活上所積壓的情緒，哭、笑、叫喊、罵、悲傷等等的方式發泄。主要的目的是檢視自己的生活，以尋找一種更好的處理方式，以期發現新的交流與處理衝突的最佳方法，由音樂來領導，常常有意想不到的效果。適用於獨奏、合奏或合演的多角色，但是一定要有音樂治療師，才能客觀的觀察互相的衝突點。

參考音樂

1. 令心情為之開朗的音樂
2. 令心情快活的音樂
3. 紓解身心疲勞的音樂
4. 大、小約翰・史特勞斯之圓舞曲
5. 附錄二全部

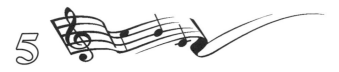

5 銀髮族的音樂

隨著社會的發展，醫療保健的進步，人類平均壽命延長，老年人口的比例不斷增加，所以未來老年醫療將是國家一項沈重的負擔。對老年人而言，其實最怕的是心身遭受疾病時的痛苦與健康不良的折磨，若老年人機體的器官處於衰老退化的狀態時，心理上也會因老化現象而有障礙。據調查發現，老年心理障礙是視覺、聽覺下降而有孤獨傾向時，當社會變遷再加上自我衰老的被遺棄感，若仍有慢性病折磨，很容易就會有消極厭世感。其實老年人常常會因為生理障礙而引起心理障礙，有兩種較實際的表現：

第一，如果他在以前的生活中情緒就比較平穩或處理得較平衡，那麼他在老年時期就表現得較平穩。第二，如果他從以前就常為了生理而有心理的情緒問題，那麼他在破壞性與攻擊性的內驅力下，就會控制力遞減。最常表現的就是情緒憂鬱、煩躁不安，或懷疑存在的價值。有的人會有退縮、衝動、疑心病、莫名的憤怒、抑鬱、敵意等。所以要不斷的充實自己，在生活上不斷的吸取新知，跟上時代的腳步，不要覺得自己像被遺棄的孤兒。有一位新聞界傳奇人物陸鏗，八十一歲的他滿頭銀髮，記者生涯超過一甲子，親歷時代巨變，飽嘗人間苦難，仍然聲如洪鐘，坦然面對命運。一輩子只做過兩件事，就是記者與犯人，先後坐過國民黨與共產黨的

牢二十二年，兩次險遭殺頭，從鍘刀邊緣逃脫後，又為文得罪兩岸主政者，上了兩岸黑名單。1996 年李登輝總統回母校美國康乃爾大學時，七十八歲的陸鏗居然從一大群三、四十歲的記者堆中，搶站在最前面採訪，在永保樂觀、拒絕死亡的策略下，陸鏗學會自得其樂，適應環境。陸鏗自己分析說，自己會鍥而不捨、遇事樂觀，是因為十七歲時日軍空襲，全家逃難，陸鏗負責照顧祖母回保山老家，一路上狹路逢生、救人自救，體會到的「福禍相倚，天無絕人之路，問題在於自己必須持前進的生活態度」。「抬頭看雖已無路可走，但只要發揮韌力活下去，總會發現別有天地」的經歷，使他學會坦然面對命運，陸鏗總是告訴別人：「原因是，我是個新聞記者。視野看得比一般人開闊得多，我在獄中給我自己一個交代，不准自殺，任何情況下都要活下去，只要活過老毛，就有出路了。在監獄裡我一直告訴我自己『千千萬萬不能死』，果然毛澤東死後，我獲得自由。」這位自稱「不可救藥的樂觀主義者」說，現在他享受友誼，保重健康，以觀天下之變化，因為心裡有個重要任務，「就是要繼續活下去，九十歲時要在大陸上辦一個真正自由獨立的報紙，所有的朋友都是股東，哪怕只出一塊錢都可以。」他相信，他會看到這天來到的。

老化的因素

其實人不論在任何環境的影響下，都會漸漸老去，包含健康、生理現象以及心理狀態等之因素，多少都漸行老去。但是仍然可以劃分為幾個因素：

1.環境：若長期生活在具有輻射線以及污染的空氣、菸、殺蟲劑、有毒的氣體，以及充滿細菌和過濾性病毒的環境下，是會影響壽命的。

2.遺傳基因：有些天生即遺傳的疾病，會造成器官功能的衰退，以至於影響到心理面，加速老化。

3.壓力：心情愉快，是不老的不二法門，要讓自己保持，不煩惱。

4.健康：懂得安排三餐的定時調配與營養的均衡，加上有計畫的運動與良好的預防性照顧與治療，會使一個人更長壽。

人類自古以來一直在追求長壽的秘訣，現在由於科技的發達和醫學的

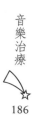

音樂治療

進步，確實延長了人類的壽命，亦即延長了「老年」的歲月，很多人沒有好好規劃退休後的生活，因此健康很快地走下坡，所以「要活得老、更要活得好」，才是我們追求的目標。而實驗證明，音樂對於幫助老年人克服情緒上不穩定的狀態，以及情感上與現實缺乏協調，有明顯的效果。人們都知道，身體節奏性的治療，可以幫助老年人肌肉與骨關節協調軀體與肢體轉動的功能。人的肌力在四十五歲以後就逐漸減弱，尤其爆發力下降得更快，根據統計，六十五至八十歲之間的健康老人，平均每年肌力下降百分之一至百分之二，爆發力下降百分之三至百分之四。肌力的可塑性是終生都存在的，只要運動，即使因長久臥床而變得無力的肌肉，都可回復或改善。常言道：活動就是活著就要動。音樂除了幫助身體的機能外，對於心理上也有很大的幫助，例如借助音樂或歌唱發泄情緒，或透過團體活動一同欣賞音樂，或一起演奏音樂，都會有意想不到的效果。

老年人從事適度運動對身體的益處

適度的運動可以促進血液循環，增進身體機能，增加肌力、耐力、柔軟度及維持關節的活動度。改善感覺整合及肌肉協調，可降低血壓，減輕心臟負荷量，增加心輸出量以及最大攝氣量，延緩骨質疏鬆的情況，對輕度糖尿病的患者亦可幫助血糖的控制，進而產生控制體重的功效，預防疾病發生。而平日多聽一些平撫情緒的音樂，可以使老年人應付日常生活中的工作，在生活中不覺得自己逐漸衰老，進而達到健康與快活的人生。

適合老年人的音樂與運動項目

一般而言，應選擇自己喜歡而可終生維持的輕柔音樂與低衝擊性運動項目，但音樂與運動必須持續一段時間才看得出效果，所以要有恆心。最好參加團體活動，大家一起運動，互相鼓勵和關懷，進而達到以音樂交友的目的。

元極舞、外丹功、太極拳　中國五千年前的《素問·玉機真臟譜》

指出：「驚、恐、悲、喜、怒，令不得已其次，故令人有大病。」說明情緒是產生疾病的來源。中國歷來認為，人有七情（喜、怒、憂、思、悲、恐、驚）。在正常的情況下，七情與我們的身體機能之生理功能有著調節的作用，太過時，身體就會發出警報，古人認為這七種情緒積鬱在心是造成內傷疾病的原因。元極舞、外丹功、太極拳很適合老人，只是每一項運動持續的時間較長。太極拳柔中帶勁，重心轉移的流暢有助於肌肉的協調和平衡的訓練，是很好的運動，但因多在屈膝的狀態下移轉重心，單腳承重，關節的負荷很大，因此膝關節有問題者不適合。初學者不必勉強，宜漸進學習。

瑜伽　對關節肌肉的柔軟度幫助最大，但一定要緩慢進行，不要心急，否則很容易拉傷。可配合各種國樂合奏的音樂，因為國樂乃五行金木水火土五種不同的物質相生相剋、相互轉化、相互制約所譜成。

韻律舞、社交舞　搖滾音樂對稍有年齡的婦女們被證實有美容、感覺青春的療效。喜歡舞蹈，也喜歡搖滾樂，或不喜歡機械、制式化動作的人，配合適當的音樂律動，很能放鬆心情。

運動須知

1.運動的強度及時間要依個人的體能慢慢增加，每週維持至少三至五次，每次二十至三十分鐘，做到「有點累但又不至於太累」的程度。

2.運動前要先暖身，運動後也要有數分鐘的緩和運動。

3.選擇合適的運動鞋，鞋底以富彈性而不滑為佳。

4.吃飯前後一小時內不宜運動。

5.運動前或運動中有胸痛、心悸、臉色蒼白、頭暈、盜汗等情形時，應立即停止運動。

6.高血壓、心臟病、糖尿病、關節置換、腰肩頸痠痛、手腳關節急性扭傷等個別健康問題者，應請專業醫師診查。

7.運動健身應持續有恆心。

8.避免危險的一些作法：不可屏氣用力，因屏氣用力時胸腔內的壓力

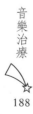

會驟然增加許多，減少靜脈血液的回流，心臟輸出的血液也相對減少，腦中一旦缺血，很可能發生頭暈或昏倒的現象。

9.運動後注意把汗擦乾，盡快沐浴，補充水分。

音樂療法

有很多的音樂活動對老人都是有用的，可以多多採用。有一項調查老人對音樂療法的看法，較為接受的是：每週四次、每次四十五分鐘；以歌唱 演奏、欣賞與觀賞音樂活動來分析，發現以集體唱歌為最難發展的活動，因為他們多不願大聲的合唱，只是輕輕的哼著，無法表現音樂療法的功能 。音樂欣賞是他們最喜歡的活動，但是他們只喜歡聽他們熟悉的曲子，陌生的曲子他們接受度較差。在觀察中也發現，老年人喜歡聽的是一些節奏簡單、平穩、鮮明的曲子、慢板、柔和等。樂器中以弦樂器為主，銅管或敲擊樂器較不能接受。

聽完之後需要一段互相交談的時間，以增加整團的互動性，並且可以打破刻板式的僵化現象。不論任何的音樂活動，他們都很願意參加，但是情緒的改變得要視每個人的不同反應。

德國著名的音樂治療學家托姆提到治療過程要注意以下幾點：

1.參加活動時以說服的口氣為主，勿強迫。

2.所使用的曲子，以其熟悉、回憶的曲子為佳，當他們選曲子時，治療師勿用厭惡的表情或感到厭煩，雖然你也許不喜歡這曲子。

3.須考慮活動者的體能，安排心理上與身體上可接受的程度。

4.活動的時間勿太長，以免活動者的注意力無法集中。允許過程中可以打瞌睡，並鼓勵交談。

5.注意行為激動的活動者。

6.須預期活動者的不穩定性與無恆性。

托姆所提出的音樂療法的目標具有重要的參考價值：

1.社會化的：因為有音樂的溝通，使活動者與活動者之間有一種互動性，與工作人員的活動、接觸更熟悉 。

2.運動：運用音樂配合運動，不但可以活動肌肉與關節、使血液循環機能健全外，還可以幫助身體消耗沒必要的熱量。

3.滿足：以集體合奏音樂來創造活動，可以增加自我尊重的行為。

4.接觸現實：音樂活動是短的接觸，幫助了活動者與現實的接觸。

5.緩解自我掛念：靠音樂的活動，使活動者暫別自我的憐憫與身體的苦痛。

6.發展集體的情感：活動者因活動而有歸屬感，而感到滿足。

除了以上的方法外，使用引導想像與音樂治療法（guided imagery and music therapy；簡稱 GIM）對很多人也有療效，最有感覺的應該為輕度殘障或身體上有不良於行者。引導想像與音樂治療法是由海倫‧邦尼（Helen Bonny）所創立。運用古典音樂引導想像，幫助轉移病患的痛苦與釋放情感，可以減低焦慮與適時的依靠音樂來獲得安慰，常有一些人將多年的心願藉由音樂的想像空間，而得到最大的滿足。

參考使用中國樂曲：

春江花月夜（古箏）

漁舟唱晚（古曲）

陽關三疊（古曲）

十面埋伏（古曲）

將軍令（古曲）

良宵（劉天華）

教我如何不想他（趙元任）

幽思（賀綠汀）

思鄉曲（馬思聰）

黃河（鋼琴協奏曲）

二泉映月（華彥鈞）

三六（江南絲竹）

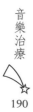

牧歌（內蒙古民歌）

小河淌水（雲南民歌）

鄧麗君所唱的一些老歌以及李泰祥所作再編曲的音樂，皆可建議使用。
有時可依每個人所接觸的環境，使用一些有地方色彩的戲劇，如平劇、
歌仔戲、布袋戲，或粵劇等緩和時代的距離感。

參考音樂

1. 能贏得親切問候的音樂
2. 令心情快活的音樂
3. 大自然的音樂
4. 附錄二全部

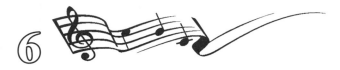

6 安寧照顧

　　著名的享樂主義哲學家伊比鳩魯（Epicurus）曾經說過：「人生最可怕的是邪惡和死亡，而當我們存在，就沒有死亡；有死亡，我們就不存在。」（Cox, 1993：237）雖然伊比鳩魯呈現了哲學家所接受的死亡，好像是活著就不需要關心它，但還是有許多人都有垂死的焦慮或經驗，且大部分的人都會尋找克服死亡焦慮的方法（Cox, 1993：237）。

　　從人類歷史來看，死亡會在每個不同的年齡層發生，而且存在於生命中的任何時刻（Cox, 1993：237）。不管你如何注意飲食，你如何運動，你吃維他命丸和及時進補，你仍會在某一時刻因某種原因而去世。可能因你注意健康而延長壽命，但最後死亡仍會來臨，像臨到每一位曾經生存過的人一樣（葛培理，1990：2）。因此，協助「家屬面對瀕死老年人之心理建設」是很重要的，我們千萬不能有這樣的迷思（myth），認為「人總是要死的，所以年歲大的人過世，好像是必然或應該不會令人傷心欲絕的」。

　　一項有關「婦女在晚年階段喪偶的心路歷程」之研究討論到，「死亡」是任何人都無法遁逃的事實，雖然人類一直到十九世紀，十歲以前的死亡率仍然很高，且在文化未發達的地區尤甚。美國或西方國家也認為死亡較常發生於老年人身上，而且老年人的死亡對社會的商業和生產力較少影響或瓦解，甚至認為強制性的退休制度，可以讓老年人退出勞動市場，

他們的死亡對社會並不會造成瓦解，或產生太大的衝擊。但隨著工業革命、醫藥發達後，死亡率集中在那些已退休、完成養育子女責任的年老者（六十歲以上）身上，尤其在工業國家，死亡大部分發生在老年人身上，而老年人也被認為有較大的能力去面對及減少對死亡的焦慮和害怕（Cox, 1993：237）。而且似乎愈年老者，其對死亡的期待也愈強，如艾奇利（Atchley, 1997：317）提到，大部分八十五歲及以上的老年人，他們期待在未來五年內過世，但僅僅百分之七的六十五至七十四歲年老者有這種想法。另外，從社會學的觀點來看，也有爭論性的議題，認為人最理想的死亡時間，應是子女已成人、自己的工作也完成，這樣對家庭和社會的經濟體系打擊最小。而贊成這個觀點者認為，撤離對老年人來說是最好的，因為老年人已沒有太多的力氣和年輕人競爭，而撤離也是社會所喜歡的；這樣也似乎可以減少老年人在工作上或公共場所死亡（Cox, 1993：238）。

然而，面臨親人喪亡，無論他是年輕或年長者，對家屬來說，都是生命中最大的失落（loss），對喪親者個人的生理、心理、社會層面等衝擊和壓力是很大的，而且會影響健康狀況或導致生活解組，是一種危機（Sanders, 1988; Lopata, 1988）。

老年人面對死亡的心理準備

許多人都說他們不怕死，但當死亡的陰影籠罩在自己頭上時，對死亡即將中斷自己的理想和結束一生的恐懼等，都會使瀕死者有這樣的心理反應，這是可以理解的，因為死亡對人類而言，確實是一個不安的問題，尤其對許多老年人來說，死神降臨的陰影是一種無法祛除的終極威脅，人們對死後世界的一無所知，對死後無法再見到親人的憂慮、否認、憤怒、討價還價、沮喪、恐懼、害怕、不想死、求神問卜等現象，都一一出籠。

一位對死亡有心理準備的老年人，他較能從死亡的恐懼中超脫出來，這不但幫助自己減少對死的恐懼，也對家屬有某種程度的心理慰藉。其實老化是人生成長階段中一種逐漸變老的過程，有一些是正面的，一些是負面的。正面的包括：年齡的增加，智慧和經驗能使老年人成為價值無法衡

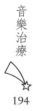

量的諮詢者，帶來更多的經驗和技術，成為傳統的守護者。而負面的則是要面對身體、心智能力的減弱，失去好看的外表、減少工作機會和收入、在所屬組織中的身分地位，以及配偶和親友的死亡（Atchley, 1997：4）。其實，老化基本上是代表身體結構、功能的減退或退化，是每個人都無法逃避的事實，所以老化是成長中的自然現象，而不是病態。在心理層面上，老年人較容易產生失落、無助、沒有安全感、沮喪、孤寂和重要角色的喪失等感受。而老年期角色的退出，就是一種從社會撤離的過程，個人開始體會到人生階段的結束和死亡可能來臨，所準備的不再是下一個角色的扮演，而是如何對付死亡的恐懼（傅家雄，1991：279）。這是人生既定的過程，無人有豁免權，因此，要幫助老年人勇敢的對待它，唯有自己泰然的接受，才能未雨綢繆，超脫死亡恐懼的陰影。協助老年人接受「死亡與老化的過程，不僅是壽命的一部分，同時也是生命的表現」。

鼓勵老年人參與宗教活動

宗教對老年人來說，其實是一種滿足其心靈需求和獲得肯定的功能；因為可以藉著宗教的感召，減少其心理上的恐懼和焦慮，也可減少老年人對死亡的恐懼，獲得些許解脫。另外，宗教也是一種提供老年人交誼的場所，對老年人來說，有時候宗教與教堂的關係，已遠超過了信仰所能提供的支持力；因為有許多老年人的同齡友誼是來自教會的活動，甚至老年人到教會，並不是因為宗教的目的，而可能是去尋找友誼（傅家雄，1991）。而且許多的研究發現，恐懼死亡與宗教活動相關，即宗教活動次數愈少，則恐懼死亡程度愈高，而老年人對死亡恐懼情形較低（黃天中，1988）。

賴特斯曼（Wrightsman, 1988）認為，宗教信仰可能會影響個人的死亡態度，有宗教信仰者可能比較不懼怕死亡，因為他們相信有來生、有輪迴，認為生命是永恆不滅的，對來世還有希望。而無宗教信仰者則認為此生一結束就沒有了，因而產生焦慮。研究者認為，宗教信仰確實能降低人們對死亡的焦慮（張淑美，1996：57; Feifel & Branscomb, 1973; Lester,

1972; Templer, 1972）。而且宗教信仰愈虔誠，參與宗教活動愈積極者，對死亡的恐懼與焦慮愈低（Templer, 1972）。凱立西（Kalish, 1985）也報告對死亡是否害怕與宗教有關，有許多研究發現，有強烈宗教信仰者較少害怕，沒有明確宗教信仰者或偶爾為之者，顯示有較高的害怕（Kalish, 1985; Koenig, 1995; Atchely, 1997：319）。

音樂療法

1.配合輕鬆緩慢的音樂，進行按摩活動，可以減緩患者的痛苦，亦可以減緩與治療師之間的陌生感。

2.自由選擇音樂，可以回憶性的曲子或有意義的曲子，聆聽或歌唱。

3.選擇以前喜歡的曲子或常聽的戲曲，錄製成錄音帶，經常播放聆聽，可以幫助失憶症或回復年輕的感覺。

4.音樂配合呼吸與放鬆，可緩和焦慮不安的情緒，以及轉移疼痛的注意力，或幫助睡眠。

而貝利（Baily, 1983）研究出，現場演奏音樂可以使住院者減輕焦慮、降低壓力，也可以增加活力。

5.生命回顧法：當生命危急時，全家一同播放曾經共同擁有的回憶，也許此刻的心情會落到極點，但是那種甜蜜的重要片段，無論如何都是值得一試。

6.引導想像與音樂治療法：在安寧照顧中，患者幾乎都是不良於行，若此時播放一首患者從未聽過的古典音樂，教導其想像與幻想，一種愉悅的心情引導，可以使患者滿足未完成的夢想，或不能實現的理想。

參考音樂

1. 幫助減輕疼痛的音樂
2. 紓解身心疲勞的音樂
3. 幫助安眠入睡的音樂
4. 喚起回憶的音樂：如其年輕時最喜歡聽的歌，或是歌仔戲、平劇、布袋戲等……
5. 附錄二：德國音樂療養協會研究的參考音樂

第三篇

專業治療

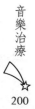

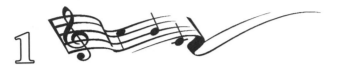

發展遲緩兒之音樂治療

「發展遲緩兒童」係指六歲以前兒童，因各種原因（包括腦神經或肌肉神經生理疾病、心理社會環境因素等）所導致生理發展、認知發展、語言及溝通發展、心理社會發展或生活自理技能等方面，有落後或異常之兒童。導致發展遲緩兒之原因，主要包括神經系統及（或）肌肉系統障礙所引起，其中包括腦發育之畸型、遺傳代謝疾病、腦傷（缺氧、缺血、感染、外傷、出血等）、周邊神經病變、肌肉疾病、感覺神經障礙等原因。發展遲緩的原因非常廣泛，早期發現可以對孩子作適當的協助，並可以改善發展遲緩的現象。有些發展遲緩的兒童，經發現後提早給與適當的醫療照顧、教育計畫及社會福利等措施，可以使其早日回歸正常兒童之生活。

根據世界衛生組織的國際疾病分類第十版（ICD-10），將廣泛性發展遲緩（Pervasive Disorder, PDD）分為：

- 兒童期自閉症（childhood autism）
- 非典型自閉症（atypical autism）
- 雷特症候群（Rett syndrome）
- 其他兒童期解離症（other childhood disintegrative disorder）
- 有智能不足與重複動作之過動症（overactive disorder associated with mental retardation and stereotyped movements）

- 亞斯伯格症候群（Asperger syndrome）
- 其他廣泛性發展障礙症（other pervasive developmental disorders）
- 未分類廣泛性發展障礙（pervasive developmental disorder, unspecified）

而美國精神醫學學會精神疾病診斷與統計手冊第四版（DSM-IV）中包括：

- 自閉症（autistic disorder）
- 雷特症候群（Rett disorder）
- 兒童期解離症（childhood disintegrative disorder）
- 亞斯伯格症候群（Asperger disorder）
- 未分類廣泛性發展障礙（pervasive developmental disorder not otherwise specified, PDD-NOS）

自閉症概述

　　自閉症研究至今已有五十餘年的歷史，自閉症的成因到現在還是一個謎，不過一般學者均承認：自閉症係中樞神經系統受損所引發的普遍性發展障礙；常伴隨有智障、癲癇、過動、退縮以及情緒等障礙。簡單的說，自閉症患者在日常生活中具有三項障礙：缺乏社會交互作用的能力，語言表達困難，及偏異的行為。但到目前為止，還沒有找到可以治癒自閉症的方法；縱然如此，經過適當的治療和訓練，自閉症患者還是可以在認知、情緒、社交及自理等方面得到相當程度的改善。

　　自閉症出現在第一胎男嬰的機會相當高，就其出現率而言，大約是萬分之二至萬分之五左右，且男性出現比例是女性的三至四倍。但國內外學者專家目前仍無法對自閉症的成因或遺傳性質提出任何解釋（Worititz 1990）。1964 年 Dr. Rimland 根據教養他自閉症兒子的經驗，寫了一本書《早期幼兒自閉症：其症候和對行為神經理論的意義》（*Early infantile autism: The syndrome and its implications for a neural theory of behavior*）。Dr. Rimland 認為沒有證據顯示自閉症的心因性成因，因而開啟了自閉症生化方面的研究。

遺傳的研究

　　基因遺傳的研究　自閉症手足中有自閉症的出現率約為 2%-3%，比率雖然不高，但卻是一般人手足中出現自閉症的 50-100 倍，而在美國猶他州所做的研究結果更指出，如果自閉症兒童是男孩，則再出現自閉症的危險率是 3.7%；若是女孩則再出現的危險率是 7%，除了上述家族研究外，同卵雙胞胎和異卵雙胞胎的研究更受到重視，許多同卵雙胞胎和異卵雙胞胎的研究結果顯示同卵雙胞胎同時有自閉症的比率遠高過異卵雙胞胎的比率，比率從 36%到 96.7%（Rutter 1977: Ritvo et al. 1985., Steffenburg et al. 1989., Le Couteur et al., 1996）。約有 10%-37%的自閉症患者伴隨有一種醫學狀況，在極重度智能障礙的自閉症和非典型自閉症患者會有較高的比率。

　　除了脆弱染色體異常外，約有 5%的自閉症有染色體異常的現象，約有1%-4%符合自閉症者中有第十五對染色體的異常現象；另外和五羥色胺代謝相關的第四、七、和十六對染色體也被發現。但是目前尚無法明確知道其中的機轉，並且研究者大多認為自閉症是多基因的遺傳模式。

　　自閉症患者腦波異常的出現率遠較常人為高，頭圍較常人為大，腦皮質增加，除了額葉外，顳葉、頂葉和枕葉都有顯著變大現象，此現象通常在幻兒和兒童中期出現。

　　生化／免疫方面　自閉症者甲性干擾素（alpha interferon）的水平較一般人高。甲性干擾素的功能包括細胞的生長、活化和增殖，因此，在胚胎或胎兒期，甲性干擾素合成的干擾可能導致畸形，自閉症者腦脊髓液中 B 腦內啡（beta endorphin），較常人為高。

雷特症候群

　　過去女性患者常被診斷為自閉症或有自閉症行為傾向。最早在 1966 年由奧地利的醫生 Andreas Rett 提出報告，雷特症候群（Rett syndrome）是造成重度智能障礙女性的主要成因之一，是一種目前為止只發現在女性的

退化性症候群。1984年的「維也納診斷標準」（Vienna criteria），有些女童具有相似特徵但不符合診斷標準，有時被稱作「不全型雷特症候群」（formes frustes Rett syndrome）或「非典型雷特症候群」（atypical Rett syndrome）。雷特症候群的診斷往往無法確定，因為有些特徵會較晚出現。

根據美國精神醫學學會精神疾病診斷與統計手冊第四版（DSM-Ⅳ）（American Psychiatric Association, 1994），雷特氏症的診斷標準如下：

㈠含下列各項：

1.產前，周產期明顯正常的發展。

2.出生後五個月內明顯正常的心理動作發展。

3.出生時正常的頭圍。

㈡在正常發展後出現下列各項：

1.在五個月到四十八個月間頭部成長減緩。

2.在五個月到三十個月間喪失原先已有的目的性手部技能，之後並發展出刻板的手部動作（如擰手或洗手）。

3.在病程初期喪失社會接觸（雖然以後通常仍有社會互動發展）。

4.出現不良的步態或軀幹動作。

5.語言理解和表達發展的嚴重障礙，並有嚴重的心理動作遲緩。

Harberg及Witt-Engerstrom（1986）提出雷特症候群的四個階段模式，分別是：

1.早期發展停滯期（early onset stagnation stage）：在六到十八個月間開始有發展停滯，頭及腦部發育減緩，對遊戲活動和環境失去興趣，及低肌肉張力等現象，持續數月。

2.快速毀滅期（repid destructive stage）：在一歲到三歲間迅速發展退化，喪失手部使用功能，抽搐，固定性重複手部動作（如擰、拍、敲、舔），似自閉症行為，表達性語言喪失，失眠及自我虐待行為（咬手、打臉）（self-abusive behavior），持續數週到數月。

3.假性穩定期（pseudostationary stage）：在二歲到十歲間出現嚴重智能障礙／明顯癡呆，似自閉行為改善，抽搐，固定重複性手部動作，顯著

的步伐失用，運動失調，反射亢進和進行性僵直，清醒時暫停呼吸，食慾佳但體重減輕，早期脊柱側彎，及磨牙症等現象，持續數月到數年。

4.動作惡化後期（late motor deterioration stage）：十歲以後出現上和下動作神經元缺損症狀，進行性脊柱側彎，肌肉耗損，僵直，移動能力減少，需坐輪椅，視覺接觸能力可能改善，抽搐頻率減少。

雷特症候群和自閉症特徵的比較

雷特症候群	自閉症
正常發展直到六至十八個月大	從嬰兒期就開始
喪失已有之手部和語言技能	通常不會喪失已有的技能
常出現固定的手部動作	可能有不同的和較多變的固定手部動作
一致的重度智能和適應功能缺陷	
缺乏語言	較高且在不同能力領域有不同的表現
會有視覺接觸	可能有語言，但有缺陷
少有興趣和能力操弄物品	可能缺乏視覺接觸，或短暫接觸
後天性小腦症，發育障礙	規則性或複雜的自我刺激操弄物品行為
行進性的動作失衡和協調問題，許多患者無法行動	頭圍和生理發展相當正常
呼吸功能異常	粗大動作發展相當正常
多數從小起就有抽搐	呼吸功能正常
	約25%-33%有抽搐，常在青春期開始發作

Trevathan & Naidu（quoted from Perry, 1991）

亞斯伯格症狀的兒童

1943 年，美國的肯納醫生在《*Nervous Child*》期刊上發表（Autistic Disturbances of Affective Contact）「自閉症困惱的情感性接觸」，所描述的十一個亞斯伯格症狀的兒童用「早期幼兒自閉症」（early infantile autism）來稱呼。1944 年奧地利醫生亞斯伯格（Hans Asperger）也有四個出

現亞斯伯格症狀的兒童，他稱為「兒童時期的精神病質自閉症」（*The Autistic Psychopathy in Childhood, Die autistischen Psychopathen im Kindesalter*）。兩人不約而同的採用了自閉症的名稱。一直到 1981 年 Lorna Wing（羅那‧偉恩，1979）對卅四位五歲到卅五歲者做了深入的研究，並用亞斯伯格症（Asperger syndrome, AS）稱呼，才引起較多研究者對該症的興趣。但是直到 1990 年代，世界衛生組織（World Health Organization, 1992）的國際疾病分類第十版和美國精神醫學學會（American Psychiatric Association, 1994）的精神疾病診斷與統計手冊第四版（DSM-IV）才將亞斯伯格症列入，沒有指出亞斯伯格症的出現率，到目前為止有限的相關研究結果顯示亞斯伯格症的出現率約是 10/10,000 到 48/10,000 間。亞斯伯格症和自閉症一樣，主要出現在男性，男與女之比從 4：1 到 10.3：1。

根據國際疾病分類第十版（ICD-10）亞斯伯格症的診斷標準

1.在說話或語言理解或認知發展方面，沒有臨床上顯著的一般性遲緩現象，診斷上需要在兩歲或更早就發展出單字，在三歲或更早就使用溝通的語句。在三歲前，生活自理技能、適應行為、和對環境的好奇心和正常智能兒童的發展程度一樣。而動作的發展可能有某些遲緩現象，並且常會有動作笨拙（雖然不是必要的診斷特徵），通常和零碎技能有關而表現出異常專心的行為是很普遍的現象，但此行為不是診斷的必要條件。

2.交互性社會互動方面本質上的障礙，明顯的表現出至少下列兩項行為的描述：

⑴無法適當的使用視覺注視、臉部表情、身體姿勢、及手勢以規範社會互動。

⑵在有充分的學習機會下，無法發展出和心智年齡相符的適當同儕關係，包括相互分享興趣、活動和情緒。

⑶缺少社會－情緒的交互性，對其他人的情緒表現出有缺陷或偏差的反應；或缺乏隨社會情境而做的行為調整；或難以將社會性、情緒性、和溝通性行為加以統整。

⑷缺少主動尋求和其他人分享喜悅、興趣、或成就（如缺少拿出來、帶來、或向其他人指出自己感興趣的事物）的行為。

3.個人表現出一種不尋常的、強烈的、有限的興趣，或侷限的、重複的、刻板的行為、興趣和活動型式，明顯的表現出至少下列一項行為描述：

⑴沉迷專注在某些內容和焦點方面異常的興趣，並表現出刻板和重複的形式，或者有一種或一種以上，在強度或焦點上異常的興趣。

⑵明顯地對特定的、非功能性的常規或儀式表現出強迫性的固執行為。

⑶刻板和重複的動作舉止，如揮動或扭動手或手指、或複雜的全身性動作。

⑷沉迷於物體的某部分或者是遊戲器材中功能性的部分（如顏色、表面的感覺、或噪音器材所產生的振動）。

4.此障礙無法符合其他的廣泛性發展障礙、單純型精神分裂症、準精神分裂症、強迫性疾患、完美性（強迫性）人格障礙、兒童期反應性和無選擇性依戀障礙。

亞斯伯格症的主要特徵及和自閉症的比較

雖然自閉症和亞斯伯格症有許多相似的特徵，但依據精神醫學的診斷手冊和 ICD-10 和 DSM-IV 上的診斷標準，亞斯伯格症主要的問題是在社會互動和行為興趣和活動方面，臨床上沒有明顯的語言發展和認知發展方面的遲緩現象。因此亞斯伯格症和自閉症兩者間可以從認知能力和語言能力的發展上加以區別。

語言溝通與智商方面

雖然亞斯伯格症的音調變化不似自閉症般的僵硬單調，但是仍然缺乏適當的音調變化；亞斯伯格症沒有顯著的一般性語言遲緩，例如兩歲時會使用單字，三歲時會使用溝通性的語句。說話內容通常互不相關、鬆散、缺乏連貫性、冗長的贅語，但是冗長的獨白往往沒有結論。亞斯伯格症和高功能自閉症都有語意和語用方面的問題，如傾向只理解表面的語意、談

話內容固執某一主題、缺乏交互輪流說話的行為、有壓力時，他們溝通的品質將明顯退化。缺乏臉部表情，有限的手勢，不善判讀別人的身體語言等都是其溝通困難的原因。除了語意和語用方面共同的問題外，由於亞斯伯格症比高功能自閉症有較好的語文智商表現，因此可以推論出亞斯伯格症的語文能力比高功能自閉症的語文能力好。此外，研究結果顯示出高功能自閉症比亞斯伯格症較會出現鸚鵡式的迴語和代名辭反轉的問題；在構音、字彙、和語言表達的次數和語句長度等方面也較有問題；而亞斯伯格症比高功能自閉症表現出較長的句子和較複雜的語句結構，因此語言表達方面的差異可能可以用來區別高功能自閉症和亞斯伯格症。自閉症智能表現的研究結果大多顯示其作業智商（Performance Intelligence Quotient, PIQ）優於語言智商（Verbal Intelligence Quotient,VIQ）。而一些研究結果卻指出亞斯伯格症的語文智商顯著優於高功能自閉症。

社會互動能力

　　一位專門研究自閉症系列障礙社會能力的 Wing（1979）將表現分成三種類型：疏離型（the aloof group）、被動型（the passive group）、和主動但奇怪型（the active but odd group）。不論是典型的自閉症和亞斯伯格症都有社會互動方面的障礙，但是他們在這方面的能力表現也有差異，雖然有些自閉症者可能在不同的情況下，表現出這三種類型的行為，但是有些自閉症者可能明顯的傾向某一種類型。疏離型的自閉症兒童在校或在家時表現出明顯的退縮、缺乏社會互動、缺乏視覺接觸或表現出視覺迴避現象，但他們也會在有需求時趨近人，以及喜歡狂鬧的遊戲；被動型的自閉症兒童對其他人的社會接觸一視同仁，如親人和陌生人都可以抱他；主動但奇怪型的自閉症兒童會有主動的社交互動行為，喜歡和人接觸，但缺乏適當的社交技能，較無法判斷社交技能是否不需要或不適當，如不停的問某些事、問陌生人的姓名等，而亞斯伯格症的特徵就很符合主動但奇怪型的描述。此外亞斯伯格症比高功能自閉症較少出現嚴重的視覺迴避行為。

其他能力

　　動作方面的障礙，國際疾病分類和美國精神醫學對亞斯伯格症和自閉症的診斷標準中都沒有包括但是研究結果顯示約 50%的亞斯伯格症和 67%的高功能自閉症有臨床上顯著的動作問題；90%以上的亞斯伯格症和 31%的高壓能自閉症有精細動作的問題；所有的亞斯伯格症和 63%的高功能自閉症在粗大動作方面有問題。雖然許多的研究結果也指出兩者間在動作能力方面兩者間沒有顯著的差異，並且建議做為區別兩者的標準；但其他的研究則指出在動作能力方面兩者間沒有顯著的差別（Hagberg, 1999）。雖然有社會性困難，但亞斯伯格兒童仍然有很多的優勢能力，他們可能有不尋常的死記能力：如果他所做的事是有趣的或者有限的可極為專注；廣博的字詞；在某些科技或科學的領域上有著高深的知識或技能。

兒童期解離症

　　兒童期解離症（childhood disintegrative disorder）的出現率非常低，一般而言，早期的發展完全正常，兒童可以會有語句表達的能力，之後發生嚴重的發展退化，其行為徵狀和自閉症相似。1908 年奧地利維也納的教育家 Theodore Heller 首先觀察到六個兒童的幼兒癡呆症（dementia infantilism），他們在三到四歲前發展正常，之後就出現發展和行為顯著的退化，這種狀況，即為兒童期解離症。

　　美國精神醫學學會精神疾病診斷與統計手冊第四版（DSM-IV）（American Psychiatric Association, 1994），兒童期解離症的診斷標準如下：

　　㈠至少出生後前兩年明顯的正常發展，表現出符合年齡的語文和非語文溝通、社會關係、遊戲，和適應行為。

　　㈡臨床上顯著的喪失原先已有的技能（在十歲前），在下列的領域中至少有兩項：

　　1.語言理解或表達

2.社交技能或適應行為

3.大小便的控制

4.遊戲

5.動作技能

㈢在下列的領域中至少有兩項不正常的功能：

1.社交互動方面本質的障礙（如非語文的障礙，無法發展同儕關係，缺乏社會和情感的交互性）

2.溝通方面質的障礙（如缺乏口語或遲緩，無法主動或維持會話，刻板和重複的語言使用，缺乏變化的假裝性遊戲）

3.有限的、重複的，和刻板的行為模式、興趣和活動，包括刻板動作和態勢。

此障礙無法以其他特定的廣泛性發展障礙或精神分裂症做更佳解釋。

音樂治療

音樂療法可分為團體治療與個別治療；對於一些自閉症人士來說，他們天賦的音樂能力比正常的人往往有過之而無不及，其中一項研究（Applebaum, Egel, Koegel & Imhof, 1979）便發現，自閉症兒童的音樂模倣能力比一些有音樂天份的正常兒童還要高。美國自閉症研究院院長 Rimland 博士認為自閉症人士的音樂能力差不多是宇宙性的（Rimland, 1964），他們有些擁有超凡的音樂感，辨音能力非常高；在筆者處理的自閉症個案中，就有不少可以辨別兩個或以上同時間出現的聲音，其中有一個極度抗拒社交上接觸的自閉症兒童，當他聽到姊姊練琴時彈奏的樂曲，他便可以彈奏出同樣的樂曲來。一些文獻記載（O'Connell, 1974），一名自閉症兒童能知道隱藏在樂曲內和弦音的改變，這能力就是很多專業的音樂人士也未必能做到；另外一名自閉症的兒童則在一歲半時已能分辨出不同的交響曲及它們的作者。主要的治療工具為大鼓和銅鈸，讓自閉兒即興、自由的敲打以達到自我宣洩、解放及自我表現的目的。音樂治療是利用音樂去達到治療的目標，包括了重建、維持及促進心理和生理的健康，音樂治療師針對

個人的特殊情況設計音樂治療計畫，利用各類音樂活動如歌詠、樂器彈奏、節奏訓練、音樂遊戲、音樂聆聽及即興彈奏等，配合心理學的運用來幫助有需要的人士。音樂治療可協助自閉者集中注意力、培養想像力、穩定情緒、促進社會化與語言互動、發展新的休閒技能與新的興趣。當我們再做一些兒童的特殊療法時，音樂通常為主要運用的工具，但是若能再多配合其他藝術類的治療，效果可以加倍，如：

遊戲治療

　　遊戲療法（play therapy）是基於心因論的一種心理治療方式。對於兒童無法完全明確的使用語言表達及理解的情況下，治療者用兒童能夠以身體機能表達心理面的遊戲取代語言作為溝通的方法。在遊戲的過程中，兒童可了解人我之分離，並學習人際社交技巧，培養社會適應力。遊戲治療的目的就是藉遊戲的特質發揮兒童本身的自我治癒力，以抒發內在的情結，使人格得以正常發展。

行為療法

　　行為療法是自閉症教育治療中最常被採用且有效的方法。其乃是應用個體自發性的反應行為，及所謂的操作制約，來改善與去除自閉症狀與不適應行為或者形成適應行為與日常生活自理及專業技能。

感覺統合療法

　　感覺統合失常乃是由於腦功能障礙，無法將人類的視覺、聽覺、觸覺、前庭覺及肌肉關節動覺等五種基本感覺的刺激加以統合並適切反應。感覺統合療法的目的即在於提供以上幾種感覺刺激的輸入，並適當的控制，讓孩童依內在驅策力引導自己的活動，自動形成順應性的反應，藉此促成這些感覺的組合和統一。

藝術治療

　　藝術治療即一般所謂的繪畫治療。其目的是藉著繪畫及其創造性的自

由表現活動將潛意識內壓抑的感情與衝突呈現出來，並且從繪畫過程中獲得抒解與滿足，進而達到診斷與治療的效果。

Temple Grandin 博士是一位自閉症人士，她在她的著作（Grrandin, 1986）中講述童年時的感官經驗時提及音樂的經驗，她的思考主要是圖象的思維方法，她憑聽覺處理聲音資料時有很大困難，甚至無法記憶別人所說的話，而旋律就是她唯一可以記憶的非圖象資料，她建議一個好的自閉症治療計畫應該包括行為矯正法、感官的療法、言語治療和音樂治療。

一項加拿大的研究（Morton, Kershner & Siegel, 1990）顯示，在工作前聆聽音樂可以加強記憶力並且同時提高了不受外在環境干擾的能力；而另一項有關自閉兒童上音樂課的研究（Kostka, 1993）發覺，他們在上普通班的音樂課時所出現的行為問題如重複手部擺動、身體的搖動、及缺乏參予等，比起他們上其他特殊班的時間都要少，這顯示了音樂的特殊吸引力可使他們較為專注，而在這項研究中亦同時發現，他們在聆聽音樂時的表現最為專注，因此，音樂課被認為可優先作為自閉症融合教育的學科。

美國加州大學的心理學系教授Lovaas博士利用密集式的行為訓練法大大的改善了自閉症兒童學習上的問題（McEachin, Tristram & Lovaas, 1993），而他的方法強調利用獎勵和重複的訓練，筆者認為音樂可以配合行為訓練以達到更佳的效果。

一項自閉症研究（Buday, 1995）顯示，倘若用旋律配合要教授的物件名稱（當唱出物件名稱時同時展示該物件），效果比傳統的口授式更好而且記憶較持久；而筆者在替自閉症兒童作言語訓練時經常採用的「歌詞填充法」，可以有效地誘導他們唱出正確的歌詞；「歌詞填充法」是先讓當事人熟習某首歌曲的旋律及歌詞，可透過治療師的唱詠或播放錄音進行，然後在適當的時候於唱詠該歌曲時把句子最後的字詞略去，讓當事人用自己的聲音填上字詞。

經過悉心設計的音樂活動，可以促進非言語的表達能力，對於某些沒有言語能力的自閉症兒童，用音樂加上動作配合做模倣練習，可增強他們非言語的表達能力，透過動作和聲音的聯繫，他們可以了解動作的意思，加強身體語言的運用。一項運用即興演奏與自閉症兒童發展溝通模式的研

究（Edgerton, 1994）顯示，這方法名為 Creative Music Therapy，由著名音樂治療先驅者 Paul Nordoff 和 Clive Robbins 所創，可有效地提高他們的非語言溝通能力如目光接觸和身體語言的表達。自閉症的教育與治療，運用一些方法如密集式行為治療、音樂治療、遊戲治療、藝術治療、聽覺綜合訓練、感官綜合訓練、言語治療及維他命治療等，對很多自閉症人士來說，都有一定的幫助。

唐氏症

　　唐氏兒的特質，包括遺傳基因造成的生理特徵，外在表現的行為特質與性情，以及唐氏兒特有的音樂天賦。根據 Beloment（1971）整理 1866 年到 1966 間的臨床報告，整理出有關唐氏兒的特殊音樂天賦，包括喜歡音樂、模仿力佳、節奏感敏銳、樂於表現，面對曲調易琅琅上口等；這些特質使用音樂治療能夠自然的吸引他們，並且適合他們的學習發展。以下就分別說明唐氏兒的三方面特質：

唐氏兒的生理特徵

　　唐氏症（Down's syndrome）是最常見的染色體異常，第二十一對染色體異常出現三個染色體。臨床外觀表徵包括：頭短畸型、智能不足、臉部輪廓平板、內皮、小耳、小鼻、小臉舌頭外突、肌肉張力弱、斷掌先天性心臟病、及易患急性白血病、反射過度、及骨盆發育不良。由英國醫師 Dr. Down 於 1800 年代所發現並命名，在外觀上，唐氏兒有一些共同的特徵，使我們從外表看出來，這些外觀上的特徵包括：面容扁平、眼睛小並斜向外上，舌頭厚而大，短頸、指頭粗短、斷掌、腳部姆指與二趾間距寬等等，至於伴隨的疾病則包括：智能障礙、肌肉張力低、先天性心臟病、先天性胃腸道畸形等。但是第十三對染色體異常出現三個染色體。臨床外觀表徵包括：智能不足、生長遲滯、早死、耳朵位置低、及小畸型、枕部突出、眼球距離增大、手指彎曲、及心臟、腎臟、腸道缺陷者。剛出生的新生兒全身肌肉張力差，顯得軟綿綿的，皮膚缺乏彈性，比較鬆弛，手掌有

斷掌紋，不難辨認。除了外觀的特徵，內在器官也容易先天畸型。大約三分之一的患者有心臟中隔缺損，其他腸胃道畸型比例也比正常嬰兒高。唐氏症兒童在成長過程中，最明顯的表現是智能障礙，IQ介於 20-80 之間，最常落在 45-55。他們比較容易受感染，抵抗力差，身材較矮，性發育延遲。此外得到白血病和甲狀腺功能低下的機率也較高。

　　孕婦會懷有唐氏兒之各種高危險指標中，以產婦為三十五歲以上之高齡為多。雖然有些數據研究，母親二十五歲以下，唐氏兒比率 1/2000；母親三十五至三十九歲，比率 1/50；母親四十歲以上，比率 1/20。也就是說，四十歲之後才懷孕生產，不論是第幾胎，生出唐氏寶寶的機率為二十五歲以前的一百倍。然而現今各國統計數字也一致強調，近百分之八十的唐氏症兒，是來自年輕的媽媽。所以，如何針對族群龐大的年輕孕婦，運用簡便有效率的篩檢方法，來降低唐氏兒的出生率，顯然有相當之必要性。醫界根據懷孕婦女之生化分析研究，發現其所含甲型胎兒蛋白、人類絨毛性腺激素等物質，當其濃度偏低或偏高時，則孕婦懷有唐氏症兒的機率顯著增加。此類生化篩檢技術，在歷經十多年改良後，其篩檢唐氏症之準確度，在歐美國家已可達百分之五十五至百分之七十五之間。衛生署亦自民國八十三年一月起，在健保局發行的孕婦手冊中，建議所有低於三十五歲的年輕孕婦，應接受唐氏症血清生化篩檢，其目的就是希望在年輕孕婦群中，亦能快速且有效地找出當中之高危險群，並經由醫師診斷建議，使其能接受產前羊水染色體檢查。同時，衛生署也將提供其羊水染色體檢查之部分補助。

　　衛生署多年之政策性引導下，在這方面之篩檢預防工作上，不論是相當關醫療院所技術之品質管制，或是民眾之宣導與輔助，均做得頗有規模，也呈現了應有之績效。然而，仍會有一些民眾，因認知不足或有其他考量，而未正視醫師的建議，接受產前羊水染色體檢查，最後遭遇遺憾的結局。此一問題實在值得大家重視。

唐氏兒的行為特質

　　在與唐氏兒互動的經驗中，深切的感受到他們表現出的行為特質，包

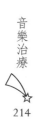

括個性平和易相處，本性善良單純，固執而堅持己見，富幽默感，有主動參與的學習精神等；這些行為特質的表現，讓他們在社會行為的發展上，有著正面積極的意義。

運用音樂治療在唐氏兒身上，在設計課程的同時，必須考慮五方面的治療目的：

(1)**認知學習**　從歌曲中學習生活的基本常識與常規，包括數字、大小、方向、形狀、顏色、表物等基本概念；另外課程的設計與安排，也使孩子在不知不覺中培養了自我意識（包括身體部位及五官的認識、人稱代名詞的使用等）與環境意識。

(2)**知覺動作**　在活動設計中，提供孩子多重感官刺激，包括視覺、聽覺、觸覺及運動覺；而在配合肢體復健功能方面，則必須強調粗大動作及精細動作的發展，使得孩子在活動過程中能加強動作的協調及培養各種動作的能力。

(3)**口語溝通**　對於尚未發展出口語能力的孩子，在活動中設計嘴部按摩，模仿發聲等準備動作，並設計一問一答的歌詞內容，來刺激孩子的發聲動機，唱歌時嘴形誇張，強調咬字，並且須注意歌詞的速度，這樣孩子才能在配合的狀況中，感受到唱歌的樂趣。

(4)**情緒表達**　營造愉快而沒有壓力的上課氣氛，孩子在上課中自然感受到正面情緒，肯定自我表現，進而建立起自信心與自尊心。另外也設計有關情緒的活動，孩子可能體驗生氣或心情低落感受，而利用樂器或歌曲來宣洩，音樂治療師是完全肯定孩子的表現，以鼓勵的方式，等待孩子的進步與成長。

(5)**社會行為**　上課的形式就如同一個社會的縮影，孩子們在其中彼此學習、模仿、互動、熟悉。而在學習態度上，則以活動的設計來加強集中注意力及聽從指示等能力。

唐氏兒是非常合群的孩子，所以我們以小團體六人一組的方式來進行音樂治療課程；這樣的方式，提供孩子們分享、合作、學習、模仿、互動，彼此帶動及建立友情的機會。我們也非常樂意家長帶給孩子的樂趣。同時，家長在課程中與孩子分享及同樂，也多多少少釋放了面對社會壓力

的情緒。

威廉式症候群

依據文獻記載，威廉氏症候群（Williams syndrome）最先是在 1961 年被發表，是一種腦性病變。預估發生率 1/20,000，出生嬰兒，男女發生機率相等，任何人種均有可能得病。除了影響生理健康，也會造成日後發展上的問題；看似唐氏症兒童，眼泡浮腫，下巴狹小，下唇厚，牙齒稀疏，頭小，有點朝天的小鼻子，較長的人中，闊嘴，大耳朵，臉頰隨著年齡的增長，臉部的特徵會愈加顯明。豐滿但是與唐氏症不同的是他不會遺傳，根據臨床醫學的報告，是一種特殊個性特質的症狀，聽力強，注意力無法集中是另一個造成學習障礙的主因，但是長期記憶強，對於空間的敏感度比唐兒佳，並且可以注意的細節，文學能力強，語文能力與幻想能力也強，從醫學的研究分析出，威廉氏症候是第七號基因中染色體發生了問題，使得基因功能失調，彈力蛋白合成受阻，造成動脈狹窄及關節等問題，而其他相關的臨床症候表現則與臨近基因的缺失範疇大小有關，基因缺失愈多，症狀表現愈嚴重。大部分病例都是零星出現，都是家族裡唯一的一個，都是小孩自己發生的新突變，與父母無關，與懷孕期間的任何事都無關。屬於中度智障，IQ 大約 50 左右，現在已經有越來越多遺傳疾病被發現有特殊天賦。威廉氏症常併有一些心臟血管的問題，主動脈瓣上狹窄和肺動脈狹窄都是典型臨床的表現，而狹窄的程度可輕可重，嚴重者須藉由手術矯治。因為血管狹窄的情形可能隨著時間而有所變化，所以患兒須定期至小兒心臟專科醫師門診接受追蹤治療。血鈣過高是另一個在嬰兒時期常見的問題，成因不明。當血鈣過高時，患孩會變得易怒，類似腸絞痛的症狀，無法安睡，這情形好發於四到十個月大時。雖然大多數到幼童時期即會自行恢復正常，只有少數病人會持續終身，我們仍建議須定期追蹤血鈣值，避免額外補充鈣片和維生素 D。與兄弟姊妹相較，他們出生體重較輕，常接近 42 週才出生，之後身高及體重的發育也較緩慢，成年的身高常略低於常人的平均值。許多威廉氏症的病人都有餵食方面的問題，

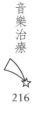

這與肌張力低下，厲害的作嘔反射，及吸吮吞嚥的能力不足有關，通常隨著年紀增加，餵食問題會逐漸改善。威廉氏症小孩的牙齒小，牙縫大，參差不齊，常有咬合方面的問題，可藉牙科整形矯治。少數患童會合併有腎功能障礙或腎臟結構異常，所以，他們如果有不明原因的發燒，須評估是否有泌尿道感染。此外，他們併有鼠蹊部疝氣和臍疝氣的機會也較常人高。我們知道左腦是掌管語文能力，他們的語彙能力佳，但在語言的流暢性方面卻有著明顯的問題，被稱之為「雞尾酒宴會」的語言結構。他們有著優異的聽知覺與音樂天賦。因為聽覺敏銳，甚至對某些音頻會感到刺耳，這情形等長大後會漸漸改善。已有威廉式症候群患者能演奏多種不同樂器，並且可以與團合奏。但是右腦若有損傷會有偏盲的現象，證實威廉氏症兒確實有偏盲傾向！這群病人的臨床表現差異頗大，加上臉部特徵幼時並不顯著，使得早期診斷不容易，因而錯失早期療育的黃金時機。有經驗的醫師及治療師來做持續性的追蹤和治療，縱使此病可能會併有多方面的問題，大部分病人皆可平安長大，可自我照顧，完成國中義務教育，甚至職業學校的學業，從事簡單的工作，達到生活自理的程度。

最新研究顯示，其染色體並非減少，只是染色體對調的稱為非典型威廉症候群（atypical Williams syndrome）。

腦性麻痺症

定義

腦性麻痺（cerebral palsy）指的是無力、麻痺，或肌肉控制不良。乃是指人的中樞神經系統在發育過程中，因故受傷而導致行動上的不協調，其帶給患者的傷害往往不是身體某一部分的殘障，而是包括視覺、聽覺、語言、動作、學習障礙、情緒困擾等多重性障礙，致使患者無法與正常人公平競爭，且享有應有的權益，如果再不能獲得適當的復健醫療和特殊教育，將會帶給患者與家人，乃至於整個社會更沈重的負擔（Grandin, 1986）。若是腦中的一些部位受到傷害或因故停止發展，就會導致腦性麻

痹的現象。腦和社會機構一樣也有層級之分，各個肌肉有其不同的主管，故腦性麻痹的障礙主要來自於肌肉動作的控制不良，它可能出現於產前、產中或產後。這些孩童在外表上常呈現出無力、僵硬、笨拙、遲鈍、搖晃不定、平衡困難。障礙程度由輕度到極重度都有可能，視其腦部受傷的部位多寡而定。輕度障礙者可能只有一隻手或腳稍稍笨拙些，甚至不易為人察覺，而極重度者可能殃及全身，終身需要仰賴他人照顧。

依照肌肉張力來分類

痙攣型（spastic）　根據國外資料顯示，此類佔最多數，在台灣地區是否如此，更待進一步調查統計。痙攣型的病患主要是由於受到傷害的腦部傳出不正常的訊息到肌肉，使肌肉呈現高張力，導致肌肉僵硬而呈現緊縮的狀態，且肌肉保持在不正常的姿勢，因而動作較為遲緩與笨拙。正常現象是當我們在動作時，會有兩群肌肉在互相抗衡著，一群肌肉收縮，另一群肌肉則放鬆，如此才能產生完美、平順的動作。為何導致這種現象？主要是腦受傷部位在傳達控制訊息至這兩群肌肉時有困難。此種病人很難有大幅度的運動，肌肉同時收縮，則會使肌肉變得異常緊張，導致動作困難、僵硬。因此常有畸形或痙攣的產生。就仁愛實驗學校統計，至 1997 年，就讀國小的腦性麻痹學童中以徐動型者居多，其次才為痙攣型。

徐動型（athetoid）　此種病人的肌肉張力不斷地在改變，因此他們身上的肌肉（四肢、臉部）常有不自主的顫動或緩慢的扭動，同時也由於不自主的肌肉張力變化，他們無法維持在一個固定的姿勢，這樣的病人有時會從僵硬的不正常姿勢忽然變成軟趴趴。徐動型的最大特徵在於動作控制不良，常出現誇大的動作。尤其在起始一個動作時，會伴隨全身動作及臉部表情扭曲的現象，在徐動型腦性麻痹者早期，肌肉張力多呈現無力或低張現象，隨著年齡漸長，若沒有適當的復健治療，常轉變為混合型，如高張徐動型。

協調不良型（又稱舞蹈型，ataxia）　比率最少的類型。動作特徵是搖搖晃晃或顫抖，常存在平衡困難的現象。這種病人無法穩定地控制他們的肌肉，因此他們的動作往往較不穩定，當要他們去做些較為精細的動作

時便會產生，例如當一個協調不良的病人試著拿起一支筆時，他也許就較不容易對準筆，將筆拿起來。

混合型（mixed） 就是一位病人表現出不只一種的上述症狀。混合型不是單純一種類型，常合併多種類型，許多未經復健的學齡腦性麻痺者多呈現出此障礙特徵。

腦性麻痺患者的腦部傷害除了會引起運動上的障礙之外，也會伴隨著出現一些其他的症狀。常見的其他症狀主要有智力障礙、癲癇、視力缺損、聽力障礙、語言障礙、發育障礙、情緒障礙（Caine, 1991）。

智力障礙 一般人都會誤解腦性病患即是智能不足，但事實上並非所有的腦性麻痺病患都會有智能不足的症狀。在所有的腦性麻痺病患之中，約有百分之七十五的人會有智能不足的症狀，也就是說，有四分之一的人智力正常，甚至有些還比一般人高，在筆者的個案裡就有智商相當高的例子。

癲癇 癲癇會對腦部造成再次的傷害，大約有四成的腦性麻痺病人會有癲癇症狀產生，若是沒有將癲癇控制好，將影響以後的學習。因此癲癇的控制十分重要，應該遵照醫師指示服用抗癲癇藥物，有癲癇症狀時，才可以控制癲癇。

視力缺損 約有百分之二十五的腦性麻痺病人會有斜視的症狀，不過隨著年齡增長，此現象會漸漸消失。但是如果孩子大於六個月時仍有此症狀，則應找眼科醫師加以矯正，以免小孩習慣以一隻眼看東西，造成另一隻眼弱視。

聽力障礙 約有兩成的腦性麻痺病人會有聽覺障礙。聽覺障礙會影響病人的語言學習，一般而言，會因病發作的類型不同，例如，先天性的腦性麻痺患者機率會比較高。

語言障礙 說話是依賴嘴唇、舌頭與喉嚨肌肉的控制，大約有七成的腦性麻痺病患會有語言障礙，主要原因是腦傷使得口部肌肉的控制產生問題，因此說話也就有了問題。

發育障礙 有些腦性麻痺病人食道有萎縮的現象，因進食困難造成發

育不良；另一方面可能是因為腦性痲痺病人一動，全身肌肉便會痙攣，因而肌肉用力過度，精力較易消耗，所以就不容易發育。

情緒障礙　一般來說，徐動型的小孩較為外向，情緒是以爆發的方式發泄出來；痙攣型的小孩較為內向、畏縮與緊張。因此，面對不同的腦性痲痺病患，我們應給與不同方式來疏導他們的情緒。

依照受到影響的身體部位來區分

1.半身痲痺：即半邊身體、上肢或下肢痲痺或不良於行。

2.雙邊痲痺：四肢都有受到影響。不過一般來說，下肢受到的影響較為嚴重。

3.四肢痲痺：全身都受到影響，連臉部也受到影響。一般來說，上半身受到的影響較多。

可以提供的治療如下：

1.腦神經藥物：有一些藥物在極早期或許可以改善腦部循環而降低病變嚴重性；有一些鬆筋藥物在晚期可以藉由降低肌肉張力改善控制與功能。

2.復健治療：

復健計畫	可與神經醫學科合作，訓練腦部與動作的發展。
物理治療	利用物理治療技巧，如熱敷鬆弛、被動拉筋、主動控制與肌力訓練、平衡感訓練，或一些活動刺激（如騎馬、游泳）來協助肢體的成長。
音樂治療	利用音樂欣賞、合奏，對手部、上肢，及生活上的一些常用動作，配合音樂做律動，增加身體的機能性。
職能治療	利用職能治療技巧，對手部、上肢，及生活上的一些常用動作，利用遊戲或輔具，來協助熟練技巧，克服障礙，促進發展。

3.輔具與支架：利用一些輔具、支架、矯正鞋、托足板等外在工具，協助解決一些簡單的關節活動度不佳、控制力不好的問題。

4.肌肉注射：有一些神經學阻斷藥物（蛇毒提煉，又稱肉毒桿菌），可以直接注射入肌肉內，暫時或永久阻斷神經對肌肉的控制，因而降低張

力，使痙攣型的問題可以得到舒緩及改善。

5. 脊椎手術：對於一些高張力的，神經外科可以利用從背部切入的手術，找出與高張力肌肉群有關的下肢動作神經，予以切斷，以改善其張力；但是，手術的難度及潛在的副作用是一個很大的挑戰。

6. 另類療法：其中最普遍的是利用針灸來降低肌肉張力，目前已有部分醫院的中醫部提供此項療法，但效果有待研究驗證。

7. 小兒骨科手術：包含鬆筋手術、肌肉轉移手術。

8. 矯上切骨術：包含關節固定術、關節重建術。

音樂治療之於特殊需求兒童

音樂治療對於特殊兒童是一種整體性取向治療方法。音樂治療可視為使用有組織的音樂經驗，來幫助個體在健康、教育、生理、心理、情緒或社會溝通等方面之需求。這些多樣化的音樂經驗，有時也被稱為音樂活動或音樂介入，每一項活動均是針對改善或增進某種技巧或能力而設計的。音樂如何對這些孩子產生療效呢？（Edgerton, 1994）

運用歌唱　刺激或提高使用聲音的動機，如模仿、發聲、回應等。增進語言所需之呼吸及肌肉控制能力，並增強語言治療的構音、語暢、音質及語言問題。正因為自閉症人士一般對音樂的強烈反應及興趣，適當的音樂活動可以加強他們的參與感，也可在治療或訓練的過程中，大大提高他們對治療師的認同感；透過唱歌增加表達性語言與記憶，也藉著歌詞內容增加詞彙及認知學習，如顏色、數字、季節等。

訓練聆聽　發展辨認聲響與靜默的能力，增加接受性語言。音樂對自閉症人士的強化效果（reinforcing effect），便可增強治療師在進行治療時的「籌碼」（交換條件）；增進聽聲音定位感、聽覺辨別力、聽覺記憶及聽覺順序感，改善聽覺學習的能力。藉由音樂欣賞幫助放鬆或刺激想像力。

樂器敲奏　改進精細動作協調能力及手眼協調能力。由注視樂譜記號增強視覺追視能力，也藉此改善注意力和集中度。演奏樂器也給與兒童一

個非語言的溝通工具，聲音很自然地成為小肌肉訓練的強化物，因此利用音樂作為獎勵加強了獎勵的多元性，提供另一個表達感受的管道。透過兒童的敲奏節奏，音節或字的重音增進語言能力技巧。由兒童的演奏表現，反映兒童的情緒狀態及活動量，如強音、快節奏或負面情緒的呈現。透過樂器合奏可培養對他人的覺察度、輪流的態度、與別人一致或合作的能力。

律動舞蹈 身體能隨著音樂節奏性的運動，增強對身體部位及其功能的覺察，幫助其發展空間知覺（身體與空間的關係）及力向概念（上下、內外、左右），增強大肌肉運動之粗大動作能力（如行進、跑步、跳躍）。自閉症人士都有自我刺激的行為，常見的有重複的言語及手部和身體的擺動；音樂活動可以提供相類似的感官刺激，使這一些自我刺激行為可以在較正常的情況下出現。增強小肌肉運動的精細動作能力（如抓、握、敲奏、彈奏）。透過接觸、模仿、與他人共舞，促進社會互動。透過舞蹈中有步驟及順序的動作學習，促進肢體記憶能力，以及統合視覺、聽覺、觸覺及身體覺之刺激。

即興與旋律創作 即興可使兒童在結構中創造（如五聲音階、一組節奏型或字、一個固定速度），並可與其他創造性藝術結合，培養創造力及個人特色，增強自信。透過即興創作，兒童可以抒發出無法用言語表達的思想或感受，並促進其語言及非語言的溝通能力。提供一個從已知到未知的橋梁及自由探索的空間。

音樂治療本身並不是最終目的，而是藉由此過程，達到階段性治療目標，或改善某些基礎能力。而音樂性的教育訓練，可給與學生正向的音樂經驗、增加愉快的回憶及生活社會性技巧的學習，更希望能將在治療環境中的成果，有效地類化至生活情境裡，以進行更高層的學習活動或是有更好的轉介情緒。除非音樂成為孩子與人隔離之因素，不然「音樂治療」的確是最自然、最無副作用，且能獲得最高的成效。

音樂治療的方法大致可運用在下列幾種類型：

創意即興法（Creative Music Therapy）

原則：

    1.治療師在治療過程中創作即興音樂

    2.藉由治療過程中的音樂與治療對象維持與發展關係，創造治療經驗

    3.根據治療對象的發展與成長，持續創造不同的音樂經驗來配合

理論導向：

    1.受心靈科學家 Rudolf Steiner 的影響，認為對音樂的反應是一個人心理及發展狀況的映射，顯示出發展特質、病理因素，並有診斷上的意義。

    2.每個人都有個內在的「音樂小孩」（music child）。

    3.受人本心理學家 Maslow 的影響而形成的觀念包括：自然的衝動與驅力是治療中的動力；治療的動機是發自內心而非效率。

奧福音樂治療法（Clinical Orff Schulwerk）

原則：

    1.以音樂教育為基礎，認為音樂、動作、語言三者是不可分的要素

    2.整合音樂、舞蹈、語言、戲劇、繪畫的學習經驗

    3.除了強調音樂學習的功能，並同時強調文化學習及社會學習的功能

過程：

    1.鼓勵在音樂中探索、模仿、即興、創新

    2.將音樂的節奏與旋律配合身體的姿態來表現

    3.使用的樂器包括各類打擊樂器及木琴、鐵琴

    4.以團體活動的經驗為主

目的：

    1.刺激發音意願、幫助口語能力發展（語言溝通表達能力）

    2.幫助動作技巧的發展（肢體復健功能）

3.察覺自我形象、空間、方向感（感官認知經驗學習）

4.拉長注意力長度（社會行為學習）

5.探索團體經驗與發展社交技巧（社會行為學習）

了解腦性痲痺如此複雜的個別差異與致病原因之後，可以確定以下的觀點是很重要的：治療有賴於所有家屬；治療必須愈早開始愈好；必須開始早期療育（early intervention）。治療是終身努力的目標；腦內的變化是主因，卻無法挽回，大部分可進行的治療，其目標不是根治，而是改善；都是屬於後遺症；建設與缺陷並終身與成長的速度在做競爭，有賴於整體制度的建立；正常人的醫療制度並不適用於腦性痲痺兒及家長；因此，治療的困難與繁瑣，必須在政策制定上予以協助，才能方便患者就醫。以及有賴於所有的醫療團隊。可以以音樂治療為主；社會團隊靠政策制定良好制度，病友團隊互相打氣加油，社會工作者解決對家庭生活與經濟的衝擊；心理學家則可在神經心理、認知心理與精神上予以扶持；而外科系統，如神經外科與小兒骨科醫師則可以在復健及醫藥上無法突破時，提供一些改變解剖整形，進而提升步態功能的手術服務。許多的治療不只靠病童本身，更有賴於家屬的支持、諒解與金錢、時間上的支援，居家環境的改良與重建等，家長精神上的扶持與鼓勵，甚至日復一日的復健動作，是孩子所有的精神支柱。

以下是筆者在 2000 年 10 月至 2001 年 1 月時，在心路基金會做十二週的音樂治療之個別療程的總評估。

十二週後之評估總整理

A 個案：唐氏症兒童

在第一週時個性沈穩、愛乾淨、智商高，與老師的互動性相當高，學習能力強，稍害羞外，很喜歡音樂，可以很輕鬆的將音樂代入，並且還會指揮筆者使用適合的樂器，以免他聽得不悅耳。以音樂代入繪畫方面，在柔情的曲調時，以點狀來代表輕聲與小心；在強節奏時，會用圓圈與線來

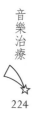

隨節奏運動。而顏色使用大膽的黑色與紫色表示其個性是穩重的。音樂與舞蹈方面可以原有節奏感，加上雙腳可跳入在固定圓圈內。連續十週的課程後，與老師互動愈高，活潑外向以及創作性的動作皆一一呈現，會前滾翻，熟悉度高，配合度反而差。在二到三週時，三首交響曲可以很輕鬆的配合節奏與樂器的合奏。兩種音符可以很清楚的分別，二拍的節奏輕鬆應付，四個音名與二個音的聽音可以辨別。四至五週時，聽音 CG 樂器的運用無誤，會隨音樂合奏，並且嘗試去改變音樂的運作方式。聽力相當好，CGE 三種音二種音符、一種節奏七個音名、六種敲擊樂器、一種吉他樂器、會很輕鬆撥弦。彈奏鋼琴時神情很專注，而且會創作很多不同的聲響，就一般唐寶寶而言，是表現較佳的一位。音樂性與歌唱性佳，而語言之表達能力仍強。

從表現與課程的成果來分析：

語辭表達強，進步在句子的表達能力已增強。

節奏與拍子相成長。

靈活度也加強許多。

對古典音樂的接受能力很有進步與感覺。

樂器表現如下：

吉他：已會勾弦、撥弦，抱琴姿勢很美，但仍無法與音樂旋律配合。

鼓：模仿得唯妙唯肖，會交叉敲棒、單手交替敲鼓、雙手合奏，強弱控制得宜，可以與音樂短時間配合。

三角鐵：拿三角鐵的能力很好，但是有時會故意去握柄，使其發不出聲音。也會內圈環繞敲擊，強弱控制可以，但是會有發泄性的敲擊。

手搖鈴：拍打法與搖滾法皆可以表現。

響板：拍得很好，強弱控制可以，但是會有發泄性的敲擊或是故意搗蛋。

木魚：高低音的敲擊仍舊會忘記。

直笛：非常喜歡吹，強弱會控制，旋律仍無法吹出，會有發泄性的吹音。

碰鐘：已會敲擊，但仍然無法抓到強拍。

鑼：會敲擊，但是力量有時無法控制。

大鼓：與音樂配合得不錯，但是有時會沒耐性。

木琴與鐵琴：會唱七個音，會敲擊法與滑音，但辨別音的能力還不行。

鋼琴：很喜歡玩不同的音響效果，但是專心度不夠，無法學習太久。

舞蹈能力：踮腳、轉圈、側彎、雙腳原地跳、雙腳跳進圓圈與一些簡易的芭蕾動作。

B 個案：腦性麻痺症兒童

在第一週時，個性活潑，與老師的互動性相當高，學習能力強，很喜歡音樂，可以很輕鬆的將音樂帶入。繪畫方面，在強節奏時會用點狀來隨節奏運動。而顏色使用活潑的灰色與紫色、黃色，表示其個性是外向的。音樂與舞蹈方面可以原有節奏感，加上雙腳可跳入在固定圓圈內。連續十週的課程後，與老師互動愈高，活潑外向以及創作性的動作皆一一呈現。在二到三週時，三首交響曲可以很輕鬆的與之配合節奏與樂器的合奏。兩種音符可以很清楚的分別。二拍的節奏輕鬆應付，四個音名與二個音的聽音可以辨別。四至五週時聽音 CG.樂器的運用無誤，會隨音樂合奏，並且嘗試去改變音樂的運作方式。一種節奏、七個音名、六種敲擊樂器、一種吉他樂器，會很輕鬆撥弦；彈奏鋼琴時，神情很專注，而且會創作很多不同的聲響。音樂性與歌唱性佳，語言的表達能力仍有待加強。

從表現與課程的成果來分析：

語辭表達強，在句子的表達能力已有進步，但是仍舊只會簡易的單字，會說英文 OK！

節奏與拍子相成長。

靈活度也加強許多。

對古典音樂的接受能力很有進步與感覺統合。

樂器表現如下：

吉他：已會撥弦（勾弦時沒有上到課）。抱琴姿勢很美，但仍無法與音樂旋律配合。

鼓：會模仿，會交叉敲棒、單手交替敲鼓、雙手合奏，強弱控制得宜，與音樂的配合短時間還可以。

三角鐵：拿三角鐵的能力很好，但是有時會故意去握柄，使其發不出聲音。不會內圈環繞敲擊，強弱控制可以，但是會有輕微發洩性的敲擊。

手搖鈴：拍打法與搖滾法皆可以表現。

響板：拍得很好，強弱控制可以，但是會有輕微發洩性的敲擊或是故意將其翻開。

木魚：高低音的敲擊仍舊會忘記。

直笛：喜歡吹，強弱不太會控制，旋律仍無法吹出。

碰鐘：已會敲擊，但仍然無法抓到強拍。

鑼：沒上課。

大鼓：沒上到課。

木琴與鐵琴：會唱兩個音，會敲擊法與滑音，但辨別音的能力還不行。

鋼琴：很喜歡玩不同的音響效果，但是專心度不夠，無法學習太久。

舞蹈能力：踮腳、轉圈、側彎、雙腳原地跳、雙腳跳進圓圈，與一些簡易的芭蕾動作。

C 個案：亞斯伯格症兒童

個性沈穩，智商高，與老師的互動性高，學習能力強，稍害羞外，很喜歡音樂，可以很輕鬆的將音樂帶入，並且還會模仿筆者使用適合的樂器。會隨著音樂以線形的圖樣畫出顏色，使用大膽的藍色、粉紅色與紫色，表示其個性是藝術、有美感的。音樂與舞蹈方面，可以原有節奏感加上雙腳可原地跳在固定圓圈內。連續十二週的課程後，與老師互動愈高，活潑外向以及創作性的動作皆一一呈現，非常喜歡古典音樂。在二到三週時，三首交響曲可以很輕鬆的與之配合節奏與樂器的合奏，兩種音符可以很清楚的分辨，二拍的節奏輕鬆應付，四個音名與二個音的聽音可以辨別，四至五週時聽音 CG.樂器的運用無誤，會隨音樂合奏，並且嘗試改變音樂的運作方式。

會辨別六種敲擊樂器、一種吉他樂器、會很輕鬆撥弦，非常喜歡彈奏鋼琴，神情很專注，而且會創作很多不同的聲響。

　　從表現與課程的成果來分析：

　　語辭表達強，在句子的表達能力須增強。

　　節奏與拍子相成長。

　　靈活度也加強許多。

　　對古典音樂的接受能力很有進步與感覺。

　　樂器表現如下：

　　吉他：只會勾弦，不太會撥弦，抱琴姿勢很美，但仍無法與音樂旋律配合。

　　鼓：會模仿，會交叉敲棒、單手交替敲鼓、雙手合奏，強弱控制得宜，與音樂的配合長時間可以。

　　三角鐵：拿三角鐵的能力很好，但是有時會忘記去握柄，不太會內圈環繞敲擊，強弱控制不是很好。

　　手搖鈴：拍打法可以，搖滾法還不行，皆可以表現。

　　響板：拍得很好，強弱控制不好，但是會與音樂密集配合。

　　木魚：敲擊得不錯，但是高低音的敲擊仍舊會忘記。

　　直笛：喜歡吹，但是會有挫折感，已從無聲到短的氣聲。請在家中用吹氣泡訓練，可幫助發音。

　　碰鐘：已會敲擊，但仍然無法抓到強拍，力量太弱。

　　鑼：會敲擊，但是力量有時無法控制。

　　大鼓：與音樂配合得不錯，興致高。

　　木琴與鐵琴：不會唱七個音，但是會分辨，會敲擊法與滑音，但辨別音的能力還需加強。

　　鋼琴：很喜歡玩不同的音響效果，專心度也夠，是可以學習的樂器。

　　舞蹈能力：非常喜歡舞蹈，踮腳、轉圈、側彎、雙腳原地跳、雙腳跳進圓圈，與一些簡易的芭蕾動作。

D 個案：唐氏症兒童

個性沈穩，智商高，與老師的互動性高，學習能力強，稍害羞外，很喜歡音樂，可以很輕鬆的將音樂帶入，並且還會模仿筆者使用適合的樂器。音樂與舞蹈方面，可以原有節奏感加上雙腳可原地跳在固定圓圈內，連續十二週的課程後與老師互動愈高，活潑外向以及創作性的動作皆一一呈現，非常喜歡古典音樂。在二到三週時，三首交響曲可以很輕鬆的與之配合節奏與樂器的合奏。兩種音符可以很清楚的分別，二拍的節奏輕鬆應付，四個音名與二個音的聽音可以辨別，四至五週時聽音 CG.樂器的運用無誤，會隨音樂合奏，並且嘗試改變音樂的運作方式。

六種敲擊樂器會辨別，有時會忘記，喜歡人家誇讚，一種吉他樂器會很輕鬆撥弦，不太喜歡彈奏鋼琴，專注力不夠，而且耐心的持久度稍差，非常喜歡舞蹈，以後應該是不錯的舞蹈家。

從表現與課程的成果來分析：

1.語辭表達強，在句子的表達能力須增強。

2.節奏與拍子相成長。

3.靈活度也加強許多。

4.對古典音樂的接受能力很有進步與感覺。

樂器表現如下：

吉他：只會撥弦，不太會勾弦，抱琴姿勢很美，但仍無法與音樂旋律配合。

鼓：會模仿，會交叉敲棒、單手交替敲鼓、雙手合奏，強弱控制太弱，與音樂的配合可，但是力量稍弱。

三角鐵：拿三角鐵的能力很好，但是有時會忘記去握柄，不太會內圈環繞敲擊，強弱控制不是很好。

手搖鈴：拍打法可以，搖滾法還不行，皆可以表現。

響板：拍得很好，強弱控制不行，但是會有與音樂的密集配合。

木魚：敲擊得不錯，但是高低音的敲擊仍舊會忘記。

直笛：喜歡吹，但是會有挫折感，已從無聲到短的氣聲。請在家中用

吹氣泡訓練,可幫助發音。

碰鐘:已會敲擊,但仍然無法抓到強拍,力量太弱。

鑼:會敲擊,但是力量有時無法控制。

大鼓:與音樂配合得不錯,興致高。

木琴與鐵琴:不會唱七個音,但是會分辨。會敲擊法與滑音,但辨別音的能力還須加強。

鋼琴:喜歡玩不同的音響效果,但專心度不夠。

舞蹈能力:非常喜歡舞蹈,踮腳、轉圈、側彎、雙腳原地跳、雙腳跳進圓圈與一些簡易的芭蕾動作。

E 個案:唐氏症兒童

個性有時文靜、有時活潑,智商高,與老師的互動性高,學習能力強,稍固執外,很喜歡音樂,可以很輕鬆的將音樂帶入,模仿能力強,並且還會指揮筆者教她喜歡的樂器,專心度已有進步。以音樂代入繪畫方面,顏色使用大膽綠色、紅色與粉紅色,表示其個性是多采夢幻的。強烈的音樂與舞蹈方面,可以雙腳原地跳在固定圓圈內。連續十二週的課程後,與老師互動愈高,活潑外向,創作性的動作皆一一呈現,非常喜歡古典音樂。在二到三週時,三首交響曲可以很輕鬆的與之配合節奏與樂器的合奏,兩種音符可以很清楚的分別。二拍的節奏輕鬆應付,四個音名與二個音的聽音可以辨別,四至五週時聽音 CG.樂器的運用無誤,會隨音樂合奏,並且嘗試改變音樂的運作方式。

六種敲擊樂器會輕鬆的辨別,一種吉他樂器會很輕鬆撥弦,非常喜歡彈奏鋼琴,神情很專注,而且會創作很多不同的聲響。

從這表現與課程的成果來分析:

語辭表達強,在句子的表達能力很好。

節奏與拍子相成長。

靈活度也加強許多。

對古典音樂的接受能力很有進步與感覺。

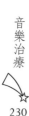

音樂治療

樂器表現如下：

吉他：會勾弦，會撥弦，抱琴姿勢很美，與音樂旋律配合得很好。

鼓：會模仿，會交叉敲棒、單手交替敲鼓、雙手合奏，強弱控制得宜，與音樂的配合長時間可以。

三角鐵：拿三角鐵的能力很好，但是有時會忘記去握柄，也會內圈環繞敲擊，強弱控制不是很好。

手搖鈴：拍打法與搖滾法皆可以表現。

響板：拍得很好，強弱控制可以，會與音樂密集配合。

木魚：敲擊得不錯，但是高低音的敲擊仍舊會忘記。

直笛：手指按法很正確，吹的技巧也很好，但是還沒學到音階。

碰鐘：已會敲擊，可以抓到強拍。但是會學其他小朋友搗蛋。

鑼：會敲擊，但是力量有時無法控制。

大鼓：與音樂配合得不錯，興致高。

木琴與鐵琴：會唱七個音，也會分辨；會敲擊法與滑音，但辨別音的能力還須加強。

鋼琴：很喜歡玩不同的音響效果，專心度也夠，是可以學習的樂器。

舞蹈能力：非常喜歡舞蹈，踮腳、轉圈、側彎、雙腳原地跳、雙腳跳進圓圈與一些簡易的芭蕾動作。

F 個案：腦性麻痺症

個性沈穩，害羞，怕生，智商高，與老師的互動性加強後，學習能力已經增強，很喜歡音樂，可以很輕鬆的將音樂帶入，連續十週的課程後，與老師互動愈高。活潑外向，創作性的動作皆一一呈現，熟悉度高，配合度反而差。在二到三週時，三首交響曲可以很輕鬆的與之配合節奏與樂器的合奏。兩種音符可以很清楚的分別，二拍的節奏輕鬆應付，四個音名與三個樂器至五個樂器的聽音可以辨別。四至五週時聽音 CG.無誤，但是在加一個音時會誤辨，耳朵的敏銳度強，但是專心弱，體力較差，樂器的運用無誤，會隨音樂合奏，並且嘗試改變音樂的運作方式。至第八週後，聽力相當好，會 CGE 三種音七個音名、六種敲擊樂器、一種吉他樂器。

從這表現與課程的成果來分析：

語辭表達強，在句子的表達能力已增強。

節奏與拍子相成長。

靈活度也加強許多。

對古典音樂的接受能力很有進步與感覺。

樂器表現如下：

吉他：已會稍稍撥弦，很想與音樂旋律配合，但是⋯⋯。

鼓：握棒的能力已有進步，需要再多加強手腕的技巧。

三角鐵：拿三角鐵的能力很好，可是自我的控制能力須多加強。

手搖鈴：拍打法可以表現，但搖滾法仍舊須加強。

響板、木魚、碰鐘、鑼、大鼓等，由於自由肌的控制能力的關係，所以有心有餘而力不足的感慨。「時間可以克服一切，信心也是進步的原動力」。

直笛：喜歡吹，從無氣音至短氣音。

木琴與鐵琴：會唱七個音，會敲擊法與滑音，但辨別音的能力較缺乏。

舞蹈能力：在扶助下可以兩腳站立，隨節奏搖擺。

G 個案：自閉症兒童

很喜歡古典音樂，智商高，與老師的互動性須加強，稍固執外，應該可以很輕鬆的將音樂帶入，但是需要花一點時間，並且還會指揮我使用適合的樂器，以免他聽得不悅耳。手指的技巧能力很強，但是一直處於一種樂器的手能力訓練，可以判斷其專注於拼湊或疊積木的能力很強。音樂療法可分為團體治療與個別治療；主要的治療工具為大鼓和銅鈸，讓自閉兒即興、自由的敲打以達到自我宣泄、解放及自我表現的目的。音樂治療可協助自閉者集中注意力、培養想像力、穩定情緒、促進社會化與語言互動、發展新的休閒技能與新的興趣。

連續十二週的課程後，與老師互動與信賴愈高。活潑外向，創作性的動作皆一一呈現；熟悉度高，配合度反而差。在二到三週時，三首交響曲

安排中，只喜歡聽音樂，不喜歡與樂器合奏。四至五週時耳朵的敏銳度強，專心度也強，會稍微配合老師，賴在老師身上，對老師的信賴感增強。但是演奏樂器的意願仍低，只喜歡打鼓、吉他與鋼琴，但是也維持不到五分鐘。

八至十二週時，喜歡老師，但是不准老師戴帽子；也喜歡坐在老師身上，讓老師抱著聽音樂，並且喜歡看老師演奏。

從表現與課程的成果來分析：

語辭表達強，在句子的表達能力並無增強。

節奏與拍子有稍成長。

靈活度並沒有加強許多。

對古典音樂的接受能力很有進步與感覺，非常喜歡音樂。

樂器表現如下：

吉他：已會稍稍撥弦，很想與音樂旋律配合，但是……。

鼓：有節奏感，但是一直不願走出自己的世界，不願嘗試新的東西。

鋼琴：很有興趣，是值得建議學習的樂器。

三角鐵、手搖鈴、響板、木魚、碰鐘、鑼、大鼓、直笛、木琴與鐵琴等，由於性格的關係，樂器皆好奇看一下，但是並不是把它當樂器，而是當作手中旋轉的工具。G 個案是一個智慧型的孩童，是否能了解其得此症狀的原因，因為以筆者個人所知，像不少偉人都跟他滿像的，如愛因斯坦等，皆為感覺統合失常的患者。有時強迫他做他不喜歡的事，就會亂抓筆者的頭髮，但是他會辨出是筆者，就輕輕放掉，改為哀叫。有一次抱著他聽音樂時，問他：「你何時才要走出來呢？」他居然好像很懂似的看著筆者，對著筆者微笑。雖然已經與他建立了感情，可是這短短的十二週卻不能看到很好的效果，的確讓人遺憾！「希望時間可以克服一切」。

過動症

　　過動症是中樞神經系統內的某個機轉出了問題所致。臨床上稱為「狄賽米亞症」（Dyssemia），乃由解讀及使用「非語言」能力的缺乏所造成；心理學家指出，線索通常可追至尚未說話前。大約在一至二歲大時（Buday, 1995），嬰兒通常學習用手勢來表達情緒、取得需求，這種學習是由父母潛移默化而來，換句話說，從來也沒有父母親「正式」的教孩子利用手勢、表情等非語言訊息，但是較嚴重的是，一旦沒有學好，也很難由別的方式來學會。

　　有許多因子已被視為與過動症有關，包括遺傳、懷孕時期抽菸、出生時氧氣不足、食品中的人工添加物、環境污染物、鉛中毒、胎兒期的創傷。含水楊酸鹽（salicylates）的防腐劑或食品也與此症有關。低蛋白質的飲食也可能是造成因素。

　　過動症的部分症狀有敲頭、注意力不集中、擾亂其他孩童、自我殘害、脾氣暴躁、缺乏耐心、容易挫折、坐不穩（甚至包括吃飯時間）、行動笨拙、睡不安穩、學習障礙（即使智商正常）。不受歡迎、破壞性高、無法維持親近關係的孩子，都可能是高危險群。一部分這樣的障礙可能由腦部問題造成，使他們不易將想法和行動聯繫起來；還有可能患有語言障礙或自閉症，或是發展遲緩；有些則由學習障礙或注意力障礙帶來的惡化造成；也有些由缺乏人際互動的經驗而來，來自破碎家庭、情緒控制不良的孩子，甚至父母工作太忙的孩子，都可能是這類障礙的受害者。

雖然過動症主要發生於孩童，但成年人也可能出現此症。不過，治療的方式相同。

如何幫忙這樣的孩子呢？孩子可接受社交技巧團體治療或一對一的治療，由治療師像教練一樣，一步一步的做非語言行為矯正，還可透過觀察孩子在家或學校的行為，建議老師或家長如何教導孩子正確的非語言行為溝通。即早尋求治療，對小朋友愈有利，讓孩子避免「不清不楚」的被拒絕及不必要的人際挫折，使孩子可以擁有較通暢的互動。

盲人的音樂教育

大家都有一個感覺，盲人在音樂方面很有天賦，覺得他們的音感非常好，甚至有人說：「上帝啊！滿公平的，讓盲人在視覺上有障礙的話，這一扇門關了，另外再給他們開一扇窗戶，他們既然看不見，就讓他們的聽覺特別好。」其實沒有這回事，天生盲人的音感也好，聽覺也好，跟我們一般人是完全一樣的。只不過是因為他看不見，所以特別注意用耳朵，反正器官都是用進廢退，因為他經常使用耳朵，所以聽覺特別好；喜歡音樂，所以他音感也特別好，不管是演唱、表演、作曲，都有很高的造詣和水準，但事實上他們學習的時候，事倍而功半。首先，他們看不到樂譜，所以我們常常要練習一個曲子，就必須把樂譜打成點字（這就很費工夫了），孩子們再用手來觸摸樂譜，有時候用錄音帶、CD來聽，耳熟能詳之後，才能去練習。其次，一個樂團在演奏的時候，指揮非常重要，可是盲人在演奏的時候，根本就看不到指揮，有時候，弱視的學生偶爾能夠看到指揮站在前頭，已經很不錯了，至於指揮的表情、指揮的細膩動作，根本就看不見，所以有時候，盲人樂團前面站的指揮是讓明眼觀眾看的。最後，在學習過程中，他們沒有辦法自我矯正，就好像聾人學講話一樣，他不是不會講，他是沒有辦法矯正他的口型，因為他看不見。尤其是盲老師教盲學生，譬如說：他吹笛子的口型對不對，他拉胡琴的時候，指法、弓法對不對，這個姿勢表情，他看不見，所以手、口這些動作，他沒有辦法自己來矯正。

另外一個就是在表演的時候，我們常常有很豐富的表情，但是盲人表

情方面比較差些，所以常常看到盲人在演奏的時候很木訥、很呆板，但是也有例外。比起一般學校來說，還有其他教學上的困難，例如不容易找到師資。所以盲人能夠有今天音樂方面的造詣、天賦，這都是多少辛苦、多少血汗交織而成的成績。

因為生計所逼，盲人的老本行還是從事按摩，而按摩久了手會硬，生活日夜顛倒，收入也很微薄，所以他們只好忍痛放棄他們的興趣。好不容易經過學校的美育教育，但是畢了業以後，他的音樂生命就畫下休止符，沒法繼續了，這是非常可惜的。若是能成立一個盲人的國家國樂團，又能強調我們中國音樂的一個特色，是令人期望的。總之事在人為，大家一起來努力，多少知道他們學習音樂並不是天生的，而是學校音樂老師的指導，和他們自己後天的努力（黃文新，1981）。

視障者通常多少都有情緒上的問題，尤其是明眼人突然失明之後的情緒，往往比一出生即失明者來得嚴重。有一位十六歲的少女在六歲後突然失明，所以她的脾氣令人捉摸不定，在音樂治療師的安排下，經過音樂治療的過程及學習鋼琴後，人變得溫和有禮，而且對此一有信心後，更加開朗與外向了。

聽障者之音樂療法

很多人會懷疑聽障者已經幾乎不可能運用到聽力不是嗎？但事實上，聽障者仍可以訓練其殘餘的聽力加強訓練，以及口語的發音訓練，以聲樂的訓練法來訓練其舌頭的運用與發音部位的練習，其效果有驚人的發現。

參考音樂

1. 幫助集中精神訓練專心的音樂
2. 附錄二：巴洛克時期常運用之音樂

2

精神疾患之音樂

精神疾患的幾種基本型

解離型精神官能症（dissociated）

因創傷而使記憶解離之後就不再恢復，有時會有人格分裂的現象。又分為：

1.解離型失憶症（dissociative amnesia）。

2.解離型認同障礙（dissociative identity disorder），又稱為多重人格障礙（multiple personality disorder）。

3.自我感喪失障礙（depersonalization disorser），常見有(1)恐慌症（panic disorder）、(2)畏懼症（phobias）、(3)廣泛性焦慮症（generalized anxiety disorder）、(4)精神分裂型焦慮症（schizophreniform disorder）、(5)重鬱症（major deperssive disorder）、(6)邊緣型人格障礙（borderline personality）、(7)妄想型障礙（delusional disorder）。

物質或幻想式的輕微精神官能症

1. 色情妄想（erotomanic delusion）。

2. 厭食症（anorexia nervosa）。

3. 藥物、酒精依賴症（alcohol dependence）。

4. 自戀型人格障礙（narcissistic personality）。

5. 短暫型精神障礙（brief psychotic disorder）。

6. 機能衰減性慾障礙（hypoacetive sexual disorder）。

7. 性慾厭惡障礙（sexual aversion disorder）。

8. 社交畏懼症（social phobia）。

9. 強迫症（obsessive conpulsive disorder）。

10. 產後精神病（postpartum psychosis）。

11. 夢魘症（nightmare disorder）。

12. 夜驚症（sleep terror disorder）。

13. 夢遊症（sleepwalking disorder）。

14. 嗜睡症（narcolepsy）。

15. 性別認同障礙（gender identity disorder）。

16. 性虐待、受虐癖（sexual masochism）。

17. 窺淫癖（voyeurism）。

18. 戀物癖（fetishism）。

19. 易裝癖（transvestic fetishism）。

20. 摩擦癖（fritteurism）。

一般而言，以解離型精神官能症較為嚴重，會對一個人感知力和對現實的理解力都有某些程度的扭曲，易產生自殺或殺人的現象。

精神病患者其特徵是極端的情緒變化。典型的躁鬱病患可以從狂喜滑落到狂悲。當患者處於抑鬱低潮時，他會顯得很沒自尊，並且感到自己無藥可救。他將缺乏做任何事的意願，甚至包括起床；有些處於這種階段的人可以睡上好幾週。他們從社交活動中抽身，離群索居，同時也失去工作能力（Lin, 1973）。

當處於瘋狂時期，躁鬱症病人似乎有無限的精力。他可以二十四小時或更久不需睡眠或休息。

這種瘋狂週期會突然來臨，事先毫無跡象。它們沒來由地出現，而且迅速惡化。有些病人經常受這種週期來襲，有些人則數年才復發一次。患者在瘋狂時期以外的時候，似乎表現得相當正常。在美國約有百分之三的人口患有此病（Young, 1998）。

躁鬱症的部分症狀包括睡眠習慣改變、離群索居、極端悲觀、做事虎頭蛇尾、慢性亢奮、突然發怒、缺乏克制力，尤其對性行為。

關於此症的起因有數個理論。它可能是由極度壓力與緊張引起的。有些研究相信（Freud, 1989），在幼年時期的悲痛經驗，例如，喪失父母親或其他的童年創傷，是一個重要因素。同時，也有證據顯示，在情緒動盪不定的時期，患者細胞內的鈉濃度增加，當患者恢復後，鈉濃度也降回正常值。患者抑鬱時，將耗盡腦部的單胺類（monoamines）。

對自殺的認識

精神疾病患者的自殺比率約百分之二十，比一般人（萬分之一）高兩千倍。自殺事件的發生，常令人悲慟、惋惜、迷惑和不解，對自殺的了解見仁見智，爭議不斷。若對自殺能有較多的認識，對臨床評估及處理便能較得心應手，同時不會因個人的觀點而影響到治療的過程及方針。

自殺的定義

1. 自殺行為（suicidal act）：動機明白，而有不同程度致死性的自殘行為。

2. 自殺（suicide）：造成死亡的自殺行為。

3. 自殺企圖（suicidal attempt）：未造成死亡的自殺行為。

自殺行為是指一個人有清楚意圖（非意外事件）要以某種方式結束自己的生命，而且該行為成功地達到其目的（Hipple & Climbolic, 1979）。

自殺是一個人自願且自行結束自己生命的人類行為，它是人類表現出

來的特異行為，也是一種自我毀滅的行為表現（雲五科學辭典，1973；林憲，1983；闕清模，1979）。

自殺的理論

1.佛洛伊德認為人有生之本能及死之本能，死之本能向外發展為傷人，向內發展為自傷，嚴重的話便失去生命，即為自殺。

2.阿爾德意（Aldler）則認為自殺者乃蒙受高度自卑感、自我設定目標及潛伏攻擊的壓力，是嬌生慣養的孩子，只要不滿意周遭的環境，就以自殺當作是操縱別人的手段。

3.孟寧格（Menninger）將自殺劃分為三大範疇：

(1)慢性自殺：常見方式除了自我毀滅的行為表現外，還有反社會舉動、殉道、精神異常等。

(2)器官自殺：求死的意願來自於疾病，如癌症。

(3)焦點自殺：如自傷肢體某部位。

他認為自殺有兩種心理因素：殺人的慾望及死亡的慾望。根據他的理論，酒精中毒的人心中都有慢性求死的慾望，而某些心身症的病人在潛意識中，也有自我破壞的機轉存在。

4.霍爾奈（Horney）用焦慮來解釋有自殺傾向者的感受，其克服焦慮的方法之一，就是把敵意轉向內心，以自我封閉的方法來避免傷害。自殺是一種自我發展失敗。

自殺的過程

1.挫折期：當個體的需要無法獲得滿足或遭到重大打擊時，將產生極大的挫折感。

2.自責期：當挫折感無法紓解時，則將憤恨轉向自身，導致強烈的罪惡感。

3.敏感期：於徬徨無助、挫折不斷時，此個體會變得極多疑、敏感、激動、不安，常誤解他人的建議及批評，導致退縮、孤立。

4.無望期：當個體無法從他人得到生命的希望、肯定和支持時，他會

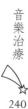

意圖結束生命，達到逃避或報復的目標。

5. 自殺意圖或自殺行為。

自殺的評估

1. 死亡意念多。

2. 具有自殺計畫。

3. 曾企圖自殺。

4. 對生活變動或失去他人或事物有中度以上的反應。

5. 有情緒上或行為上的自殺危險徵兆。

6. 遇到困擾時，無支持資源。

7. 自殺意圖是為了解決人際問題或內心的罪惡感與無價值感。

8. 扭曲死亡概念。

9. 家庭狀況有問題或家族中有自殺的歷史。

10. 有精神症狀的個案。

11. 酒癮及藥物濫用的個案。

自殺的處理

㈠諮商期間

1. 直截了當的問：「你有沒有想過要自殺？」「你想如何自殺？」「你以前有沒有自殺過？」「你是怎麼自殺的？」「有幾次？」

2. 如自殺的危險程度是致命的，應轉送精神科醫院，接受治療。

3. 進一步了解當事人的情緒困擾和自殺行為。

4. 給與支持和協助，願意陪他度過困難的時刻。

㈡住院期間

1. 固定時間去看個案。

2. 危險物品的完全檢查：如刮鬍刀、玻璃瓶及其他可能危及生命的物品，都須妥善收藏。

3. 具有監視器的保護室。

4. 適當的保護約束。

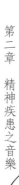

5.適當的身體治療：如 E.C.T.藥物治療等。

6.危機處理：心理治療及家族治療。

㈢立即的處理

1.立即通知醫師予以處理。

2.封鎖現場及保持現場之完整性：尋求人力支援，了解自殺方式並尋回危險物品。

3.盡速通知家屬：澄清誤解與提供家屬的心理支持。

4.盡速向有關部門報備：將患者自殺的方式、時間、急救與處理經過提出書面報告，以做為法律依據。

5.對於自殺未遂之患者：護士應以溫和、簡短與堅定的口吻，勸導患者離開危險現場，密切觀察行蹤，等情勢平穩後再安排討論。

預防方法

要做什麼：

1.相信他：並試著把焦點放在問題本身。

2.聆聽：表現出你的關懷，就是一種支持力量。

3.求援：可得到更多的幫忙。

4.移開可能致命的武器。

不要做什麼：

1.不要提供意見，如「一切都會轉好的。」「不要胡思亂想。」

2.不要發誓保守秘密。

3.不要爭辯自殺是對是錯。

4.不要增加罪惡感。

5.不要告訴當事人他只是開玩笑。

行為預防：

1.維護治療環境的安全，如刮鬍刀、玻璃瓶及其他可能危及生命的物品，都須妥善收藏。

2.固定時間去看個案：觀察及記錄行蹤，必要時帶入具有監視器的保護室及適當的保護約束。

3.聯繫家屬或摯友，以提供必要的心理支持。

4.鼓勵與協助患者以言語表達內心的仇視與憤恨，以社會所能接受的方式發洩出來，如木工、打擊砂包或撕布條等。

5.剖析患者的思考模式：是否合理，是否偏激。

6.協助患者接受藥物與電療：治療前、中、後應提供適當的解釋與支持。

7.協助患者重建與學習處理危機的能力：護士可協助患者由澄清問題、收集資料中，尋求更多且有效的處理危機方法。

8.建立治療性人際關係及發展支持系統與善用社會支持。

9.增強患者對自我的了解：協助患者列舉他的優點，讓他發現自己有價值的一面。

10.改善外觀，迎接新的開始（Johnson, 1953）。

對精神病患應有的認識

精神病患與正常人之間，並非種類上的不同，而是程度上的差異

一般人常將精神病患的行為視為怪異、離奇、難以理解的瘋子，其實病患的行為是人類行為中的一部分，正常與異常的分別不是種類（質）的不同，而是程度（量）的不同，兩者間並無明顯的界線區分，例如：當一個人處於陌生的環境下，或者面臨無法證實的事件中，會產生懷疑（suspicion）與焦慮感（anxiety），有了以上的感覺，才得以分辨事情的真假，以及採取適當的防衛措施。假如以上的感覺太過強烈，且不經證實即下結論，甚至於將自己虛構的感覺加入，認為有人要陷害他、自己身陷危難與被人控制中，進而產生退縮（withdrawn）與孤獨（isolation），嚴重干擾其日常生活，則屬於精神疾病。

此外，精神病患並非每天及所有的行為都陷於病態中，所以審慎的評估正常與異常行為是重要的。

精神病患並非是無藥可救的廢人

精神病患的症狀是各種因素長期累積產生的，要改善這些症狀，須提供持續性的學習機會，並且護理人員與病患間須建立良好的人際關係，應用技巧協助學習與成長，雖然病患的學習相當緩慢，但並非無指望，在耐心與信心的支持下，病患仍有回歸社會的可能。

精神病患的行為不應以道德標準衡量之

精神病患常有強烈的仇視（hostility）、焦慮（anxiety）、矛盾情結（ambivalence），或衝突（conflict），因此藉由對外或對內的攻擊性行為來發泄，有時因思考上的障礙，影響到對事情的判斷及感受與處理問題的能力，造成儀容不整、日常生活無法自理等行為。因此護理人員應將這些病態行為視為疾病的一部分，而不應以一般的道德標準來評論他。

精神病患常未經審慎考慮即做決定

精神病患為了減輕內在的緊張、壓力與罪惡感，常於不經考慮下，即做出不切實際的決定，如攻擊暴力等行為，甚至於自殺及他殺。這些不當的表達方式，護理人員應了解病患的疾病問題所在，並予以協助及教導正確的表達方式。唯有尊重及接受病患的行為表現，才能使病患成長並改善問題。

精神病患的感覺相當敏感，但仍禁得起挫折的經驗

病患的感覺敏銳，是因為長期歷經痛苦、失敗、挫折等經驗累積的結果，欲改善其行為，亦應藉由治療性人際關係中，予以持續性的溫暖與成功的經驗方能奏效，因此，醫護人員不應高估或低估任何一項經驗對病患的重要性。

治療性人際關係與治療性環境是協助精神病患復元的基本要素

根據精神病有關生物學、心理學及社會文化等因素的分析，可以發

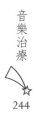

現：病患其病前的人格發展或生長環境中，均可能遭到不同程度的缺損或障礙，致使學習受阻。治療過程中，若能藉由外力為其補充或改善，如，經人際關係給予其充分的愛、關切與照顧，協助增加病患與現實接觸的機會，以及為病患安排一個類似家庭般溫暖、明朗與愉快的環境，均有助於病患重建自尊與自信，及再接觸現實生活的勇氣，一旦患者重新擁有安全感、信賴感與歸屬感，將有助於消除患者現有症狀，學習重新適應社會生活的技巧，進而回歸社會。因此，治療性人際關係與環境是病患復元的必要條件。

溝通技巧

何謂溝通？

溝通是兩個或兩個以上的人交換語言與非語言的訊息，並解釋其意義的複雜過程。透過溝通，個體可與他人分享自己的想法、感覺、需要、慾望、情感等，以增進彼此間的關係，可分社交性溝通與治療性溝通：社交性溝通用於人與人往來的意見交換過程；治療性溝通用於專業人員。藉此達成兩個目的：⑴收集資料、確定問題。⑵情緒支持或提供資訊，以建立良好人際關係並進行護理處置。

治療性溝通技巧

1.接受（acceptance）

表示自己接受到病人所表達的訊息，但不表示贊同其意義，如：「嗯！」「我了解你所說的。」

2.沈默（silence）

不以言語溝通，其目的如下：

⑴藉以觀察病人非語言的表現，以決定下一步要採取的溝通技巧。

⑵調整或克制自身因病患沈默而導致不安的情緒。

⑶表示病人被尊重有自由表達的機會，無論是與否都被支持。

(4)給予病人重整思路的時間。

(5)給極端自閉的病人一段「退縮」時間，才不至於對病人造成太大的威脅與壓迫。

3.開放式問句（open question）

向病人提出的問句可讓其選擇回答的內容，而不只是回答「是」或「不是」。

4.反應法（reflection）

藉回饋法（feedback）讓病人了解自己說的話是自己所表達的感受。

如病患：「我完成了老師所交代的作業，每個人都覺得不錯。」

護士：「你似乎也對自己相當滿意。」

5.傾聽（listening）

注意病人所表達之事，並解釋之，以及選擇性的給予反應。

(1)表示關懷、照顧及了解的態度。

(2)抓住病人所表達的感受及需求，包括語言與非語言。

(3)選擇反應時運用溝通技巧，如反應法、總結法等。

(4)於表達自己了解病人的問題後，採用問題解決法（problem solving approach），協助病人尋求可行的解決方法。

(5)適當的運用沈默（silence）。

6.給予認知（giving recongnition）

指護士看到病人所做的努力及改變，給予提出，如：「我注意到你今天自己整理了床鋪。」

7.分享觀察（sharing observation）

口頭說出對病人行為觀察結果，例如：「你今天看起來好像不太高興。」

8.澄清法（clarfying）

要求病人回饋，以確定我們是否真正了解病人所表達的意思。如：「你的意思是……」「我不了解你要告訴我什麼？」

9.抓住病人表達的主題（picking up on themes expressed）

對病人反覆表達的意念或感受提出回饋。

10. 鼓勵以言語表達（encouraging verbalization）

以言語或非言語方式鼓勵病人繼續談話，如：「你的意思是……」或點點頭。

11. 集中焦點（focusing）

以詢問或其他溝通技巧協助病人討論其重要的主觀事件或主題。

如病人：「無論做什麼事，媽媽都不喜歡。」

護士：「能不能舉個例子來說？」

12. 總結（summarising）

綜合整個會談的內容或主題來回饋病人，如：「在今天的談話中，我們討論的是有關於……」。

13. 呈現事實（presentting reality）

以鎮靜緩和的態度將事實的情況反映給病人，一些有關脫離現實的想法與感覺。

如病人：「我聽到很多人在罵我，你聽。」

護士：「這個房間裡，除了你和我說話外，我沒有聽到其他聲音。」

14. 將可疑之處反問病人（voicing doubt）

將病人所經歷到不合現實之處，以懷疑的口氣提出，但不加以評論。

如：「這可能嗎？」

15. 對質法（confrontation）

說出病人行為矛盾之處，並鼓勵其探索原因。

如：「你看，你這麼做反而心裡難過，你想為什麼會這樣呢？」

非治療性溝通技巧

1. 無效或不適當的保證。

2. 給予事實不符的讚美，如：你做得太好了，沒有人比你好。

3. 給予拒絕，如：我討厭你再提到這事。

4. 給予詆毀，如：你糟透了，太令我失望了。

5. 給予同意。

6. 給予反對。

7.給予暗示或建議，如：你應該……。

8.挑戰的口吻，如：你怎麼可能會是醫師？

9.忽略病人的感受。

10.帶有批評的態度、偏見，重複無意義的話題。

11.轉移話題（Cone & Forster, 1993）。

對精神患者的音樂療法

1.活動療法。

2.接受性療法。

3.創造性的音樂療法。

4.模仿與描述。

5.同時演奏。

6.交替演奏或對比演奏。

7.即興獨奏。

8.即興合奏。

9.集體交談的模式。

心身疾病特殊療法

1.放鬆與調節性的音樂療法。

2.運用場景配合音樂的療法。

3.表演療法：⑴音樂心理劇，⑵自由音樂表演法。

參考音樂

1.放棄萎靡振作精神的音樂（但是不用流行音樂）

2.令心情為之開朗的音樂

3.緩和不安和緊張的音樂

4.附錄二

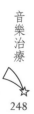

焦慮、恐慌、憂鬱症

　　情緒緊張可源自許多事情：工作壓力、人際關係、經濟問題、孤獨、人群、交通阻塞。由於今日世界的複雜、繁忙，每個人或多或少皆有緊張的經驗。

　　長期的緊張來自於引起焦慮的狀況一直未獲紓解。例如，三餐不繼或無家可歸的人，或精神、身體受創傷的人，都易受困於極度緊張、焦慮的情緒。即使生活富裕、教育程度高或身體健康的人，也可能經歷緊張與焦慮。無人可倖免。有些人憂心忡忡，其實是庸人自擾。這是繁雜的今日社會所引起的文明病。

　　雖然每個人都有緊張的經驗，但並不是每一個人都能調適妥善。我們的身體可應付一些生理及心理的逆境，大部分人均具有此能力。若是短暫的逆境，身體應可輕鬆對付，主要是長期處於緊張及焦慮中，才致使身體崩潰。

　　許多人把緊張、焦慮的症狀歸類到神經出問題，事實上，它們最初影響的是與神經系統有關的其他部位，特別是消化系統（腸、胃）。緊張引起的消化病症，最先可能出現潰瘍或結腸炎。緊張還會加重高血壓、頭痛及頸痛、下痢、頭暈、沒胃口及其他疾病。如果產生這些症狀的緊張與焦慮未被善加處理，則可能引發更嚴重的疾病。

　　曾有研究指出（Sternberg, 1997），當腦部處於不佳狀況時，它將分泌過量的腎上腺物質激素，抑制白血球此抗菌細胞的製造。

　　經常焦慮的人很難放鬆心情，但這種情緒勢必得紓解。適當的飲食極重要。由焦慮引起的疾病，通常源自營養不足，因為此時身體無法正常地處理營養素。維他命 B 群對神經系統的運作相當重要。注射維他命 B 液可改善大腦功能，減輕焦慮，保護免疫系統（American Psychological Association, 1994）。

憂鬱症

憂鬱症的診斷與治療

由於各項科學文明的進步，人口的激增，交通事業的發達，以及人類生活上的需求範圍擴大，使得人與人之間接觸的機會加大，而人際關係日趨複雜。同時，因為處於這時代的每一個人不得不竭力去嘗試適應千變萬化的新環境，而這外界環境帶給人們許多新奇的刺激與沈重的壓力，造成人們內在心靈的不平衡、激盪、緊張、焦慮與空虛感亦日漸增加。過去農業時代的社會，人們生活的圈子大都只局限在農村或家庭裡，人們的生活方式亦較單純，日出而作，日落而息，寧靜又安詳。昔日說我們對與不對，責備我們是非的，只有我們自己的父母、兄弟、親屬或老師等少數人，這樣子，我們心理上的負擔並不會太重，我們尚可以承受得了。然而，今日激變的社會環境，卻使我們的心理與生活不得不面臨著更多的挑戰，說我們對與不對，要求我們這個、那個，以及令我們失望、難過的人、事、物加多了，已由我們的家庭擴展到整個社會。因此許多人的精神承受不了，而產生了失眠、傷心、憤恨、愁煩……等等精神疾病問題。可以說，這也是科學文明的副產品之一。無怪乎，早在舊約聖經時代裡就有人知道，「多有智慧就多有愁煩，加增知識的就加增憂傷」（〈傳道書〉第一章十八節）（Sterberg, 1997）。

歷史沿革

舊約聖經記載以色列的第一代國王掃羅（〈撒母耳記〉上）描述一項憂鬱的症狀群，正如荷馬史詩《伊利亞德》中希臘的一位勇敢英雄埃阿斯自殺的故事。大約西元前400年，西波克拉底（Hippocrates）曾經使用「狂躁症」（mania）及「憂鬱症」（melancholia）在精神疾患的名詞上。約在

西元 30 年，塞爾蘇斯（Aulus Cornelius Celsius）在他的著作《醫學》（*De remedicina*）裡描寫憂鬱症，表示憂鬱的成因是黑色膽汁體質所致。這種專有名詞繼續被其他醫學家所採用，包括 Arateus（120-180）、加倫（Galen, 129-199），以及六世紀特拉列斯（Tralles）的亞歷山大（Alexander）。十二世紀，猶太籍醫生邁蒙尼德斯（Moses Maimonides）將憂鬱症定義為一種疾病。1686 年博內特（Bonet）描述一種精神疾病，所謂"maniaco-Melanchlicus"。

1854 年，Jules Falret 描述一項顯示有憂鬱與狂躁症交替出現的情感精神疾患，定名為 "folie circulaire"。同時，另一位法國精神科醫師 Jules Baillarger 敘述一種陷入極度憂鬱，且呈現僵木狀態而可以完全復元的現象為 "folie a double forme"。

1882 年，德國精神科醫師 Karl Kahlbaum 使用 "cyclothymia" 這個名稱，來闡述狂躁症及憂鬱症係同樣程度的精神疾患，呈現高低起伏、循環不斷的情感性疾病（Yuwiler, 1976；MaCabe & Schneiderman, 1984）。

流行病學

憂鬱症的盛行率

憂鬱症的盛行率（prevalence）約百分之十五，女性較高，約佔百分之二十五。發生率（incidence）亦高於一般疾病百分之十的發生率，而內科住院的患者約百分之十五。雙極性躁鬱症少於單極性憂鬱症，其盛行率一生之中約佔百分之一的機會，相同於精神分裂病。美國國家精神衛生研究院已經開始拓展一項工程，來提醒社會大眾及醫學界對於憂鬱症的重視。憂鬱症往往被忽略了，而當作是一般的壓力反應，或僅僅是一種意志的薄弱，或者認為患者只是意識的企圖欲達到心理上的再次獲得（secondary gain）的需求而已，而不會去注意到已經產生了憂鬱的症狀。

性別

女性憂鬱症的盛行率約為男性的兩倍。但研究資料顯示,西方國家的女性患憂鬱症的比率大於男性,這不僅是以社會學的觀點視之(不能用女性社會地位比男性低所導致),尚須考慮在基因、荷爾蒙等體質的差異及生理週期變化的不同,以及應付壓力的心理防衛機轉之使用習慣,與個人調適壓力之生活模式、社會心理之支持系統的資源等相關的複雜因素。然而雙極性躁鬱症則男女近似,其盛行率沒有什麼差別。

年齡

一般而言,雙極性躁鬱症的發病年齡早於單極性憂鬱症。前者可以早自孩童時期,約五歲到五十歲的年齡皆可發病,亦有少數大於五十歲的年齡才發病,平均發病年齡約三十歲。而後者的平均發病年齡是四十歲,約一半左右的病人發病在二十至五十歲之間。根據最近流行病學的調查發現,近來二十歲以下憂鬱症發病的比率有增加的趨勢,若此資料可靠,則可能跟青少年相對性的增加使用酒精或其他的藥物濫用有關(Amercan Psychological Association, 1994)。

種族

照理說,其盛行率在不同種族之間應該沒有什麼差別。但有可能是因為醫師本身在不同的種族或文化背景裡,對疾病的認知與判斷有不同的看法,例如白種人的醫師容易忽略(underdiagonse,低估)黑人及拉丁民族的憂鬱症狀,而將他們看成是精神分裂症。

婚姻狀態

一般而言,婚姻穩定的人較少發生憂鬱症狀,缺乏親密人際關係的人則較容易發生。離婚者或單身貴族較之於結婚者易於產生躁鬱症,統計上亦顯示,婚前(單身)發病於較年輕階段的年齡,亦可能因而影響到婚後婚姻生活的不協調。婚姻生活的破裂所產生的壓力,或單身生活缺乏親密

的社會支持資源所形成孤單、寂寞的壓力，皆可能擾亂腦部神經傳導物質的平衡，而發生情感性精神疾病。同樣地，先有了情感性精神疾患者，可能錯過婚姻的良好機緣，而變成單身貴族（若未獲得適當的治療則心情極差，看什麼皆不順眼，或過分地敏感、自卑、煩躁、缺乏信心、全身不適感、不敢結婚等），或因未曾好好接受治療，病情不穩，影響婚後的生活，而造成破裂的婚姻（Whitaker & Keith, 1977）。

社會經濟與文化背景

並無資料顯示社會經濟的狀態與憂鬱症的相關性，而雙極性躁鬱症的社會經濟地位高於一般社會經濟的平均數。憂鬱症發生於鄉下的地方多於居住在都市地區的人。躁鬱症的教育背景發生於大學沒畢業者多於有畢業者，可能是躁鬱症的發病年齡較早之故，而影響了學業功課（Henry & Stephens, 1997; Selye, 1976; Yates & Maran, 1972）。

病因

社會心理因素、基因體質因素、生物化學因素互相影響，例如社會心理因素的刺激在有憂鬱症體質基因傾向的人身上，會影響其腦內神經傳導物質的變化、缺乏而造成焦躁型憂鬱症。另一方面，基因的特殊體質及生物化學的變化（缺乏某些物質），造成對社會心理的壓力特別敏感而反應過度。

生物化學因素

1. 生物胺（Biogenic Amines）

從患者的腦脊髓液、血清、小便中測定 5-HIAA、HVA、MHPG 等的異常發現，而假設情感性精神疾患合併有生物胺的異質化調節不良現象。蛇根鹼（reserpine）、兒茶酚胺（catecholamine）及 5HT 的節前神經囊泡防止其儲存，而引起憂鬱症。MAO 抑制劑干擾 MAO 在細胞質（Cytoplasm）的變壞，可以治療蛇根鹼所導致的憂鬱症狀。1966 年阿什克羅夫

特（Ashcroft）等人發現，憂鬱症患者的腦脊髓液（CSF）裡的血清素代謝物 5-HIAA 減少，此假設理論於 1972 年亦被孟德爾斯（Mendels）證實，以及 1973 年的坡斯特（Post）等人所認同。但至今尚未弄清楚，到底是腦中缺乏 5-HT 或是因增加血清素接受器的敏感度，或者是血清素之前驅物質色氨酸的缺乏。但可以了解的是，腦內 5-HT 合成的降低可以導致憂鬱症。最近有人發現，在憂鬱症者身上 tritiated-丙咪嗪與血小板的結合降低。腦激胺降低血清素可以抑制跟意識狀態及睡眠有關的腦內網狀賦活系統生枝（reticular formation, ascending branch），而導入常型睡眠（Non-REM Sleep），及提高神經疼痛的閾值，減少疼痛的敏感度。所以缺乏血清素的憂鬱症患者經常失眠，或早醒，怕嘈雜（因其警覺中樞很敏銳，一點點聲音即醒來或煩躁不安）、容易擔心小事情、易怒、囉唆嘮叨、全身無故痠痛又檢查不出什麼病、怨嘆、自責、人生乏味、孤單感，所以缺乏血清素的患者，大都呈現焦躁型（agitated depression），很容易被誤診為焦慮症、恐慌症或恐懼症。此類型的憂鬱症患者佔大多數，而時常合併有緊張性頭痛、全身痠痛、胃腸不適、口乾（火氣大）、容易感冒等。最有效的抗憂鬱劑是 Tryptanol（Amitryptyline）或 Sinequan（Doxepine），達到有效的治療劑量時，可以單此藥品使用，而不必另加服安眠藥或抗焦慮藥。

正腎上腺素（Nnorepinephrine）的減少，早在 1965 年本尼與戴維斯（Bunney & Davis），及 1974 年克勞特（Schild Kraut）已有文獻報告。正腎上腺素使睡眠由深變淺，而速眼睡眠（REM Sleep）則受此影響。遲緩型憂鬱症（psychomotor retardation）患者大都缺乏此激素，而較不影響入眠的常型睡眠。此症狀表現出不想出門、懶得動、心有餘而力不足、胃口差、全身乏力、灰心，但睡眠良好。

多巴胺（Dopamine）缺乏可以引發憂鬱症，過高則形成狂躁症或精神分裂症。多巴胺的減少會引起老年人說話慢、哀悼時間長久、行動緩慢、神經協調能力退化、身體姿勢難堪、個性固執而刻板，以及心情低落等。但若多巴胺過多，減少多巴胺濃度的藥物，像蛇根鹼可導致憂鬱，而巴金森氏症患者亦約四成合併憂鬱。同時酪氨酸、安非他命及 buropion（Wellbutrin）皆可以減低憂鬱的症狀。最近有人認為憂鬱症患者在 Mesolimbic 多巴胺的路徑功能不良,且多巴胺第一類型 D1 的接受器可能在憂鬱症患者身上呈現乏力(Hypoactive)。

有人發現多巴胺與乙醯膽鹼呈現平衡狀態,而當憂鬱期,乙醯膽鹼的活動量增加,狂躁期則減少。剛巧與多巴胺相反。

2.其他神經化學因素

GABA(氨基酸類)、Neuroptides(如 Vasopression 及鴉片胺),以及 secondary messenger systems(如 andenylate cyclase、phosphotidylinositol)及鈣等的調節,亦影響到情感性精神疾病的問題。

3.睡眠異常

使用腦電波圖(EEG)測試憂鬱症患者發現,入眠延遲,速眼睡眠(REM Sleep)縮短,而第一次速眼睡眠卻反而延長,以及異常的 delta 波(深眠期的慢波)。

4.引燃(kindling)

重複在閾值以下的刺激——神經原,使之誘發動作電位,產生抽搐或不適當的情緒或行為反應。尤其腦內邊緣系統最容易誘發引燃效應,而產生情感或行為之精神疾病問題。有人使用 Anticonvulsants(例如 Tegretol 癲通,約抗癲癇劑量之半量即可)或 Depakene 來治療狂躁症(即兩極症狀),可能係顳葉部位產生引燃效應之故。

5.神經免疫調節

當人有壓力的時候,例如失去親人,會使腦下垂體分泌 ACTH 增加,再刺激腎上腺皮質層分泌皮質醇(cortisol),降低免疫力及影響生理之健康,出現食慾減低、煩躁易怒(loss of control)、無助、無望等憂鬱症狀。

慢性壓力的生理反應:

(1)增加血糖(糖質新生)。

(2)增強胃部刺激。

(3)增加尿素的產生。

(4)促進脂肪游離。

(5)促進酸進入循環系統,動脈硬化的形成。

(6)促進非阻塞性的心肌壞死。

(7)降低免疫機能，容易感染疾病或癌症。

(8)強化帶狀疱疹。

(9)增加酮體產生。

(10)抑制食慾。

(11)引發無望、無助及煩躁易怒的憂鬱症（Makara, Palkovitz, & Szenta-gothal, 1980）。

基因遺傳因素

家族研究發現，躁鬱症患者的一等親罹患躁鬱症的機會，是控制組的八到十八倍，而憂鬱症患者的一等親罹患憂鬱症的機會是控制組的二至十倍。同卵雙胞胎罹患同樣躁鬱症的機會有百分之三十三至九十，異卵則僅有百分之五至二十五的機率；然而同卵雙胞胎同樣罹患的機率為百分之五十，而異卵降為百分之十至二十五。顯然情感性精神疾病跟遺傳基因的體質因素有很大的關係。

遺傳基因影響一個人的個性（性格），而憂鬱症患者的性格大多數是積極、認真、負責任、求完美、刻苦耐勞、守正不阿、患得患失、小心謹慎、要求自己高、也要求別人高。傾向於 A 型性格（type A personality）的人比傾向於 B 型（非血型）性格的人，在體質上容易罹患憂鬱症、妄想症及心身症（psychosomatic disorder）等。

社會心理因素

生活事件的壓力對於情感型疾病第一次發作的影響，大於後續的幾次發作。壓力的本身可以導致腦神經內生化物質的長期變異，各種的腦神經傳導物質及神經傳導之間，訊息傳遞系統功能的狀況之改變，包括神經原的流失、神經細胞突接合處的接觸功能降低等，使得患者在一次發病之後，以後每一次再發病卻不一定有外界壓力之原因。因此社會心理及環境的壓力可以擾亂神經傳導物質之平衡（homeostasis），而產生憂鬱症或其他情感性精神疾病；同時，腦神經傳導物質不平衡，亦會引起情緒、思考及情感之表達，身心互相影響，亦即近百年來身心靈合一、全人一致觀念

之印證。

依照美國精神醫學會一九九四年新編的精神疾患診斷標準手冊第四版（DSM—IV）。

重度憂鬱症（Major Depressive Episode）

1.兩週內同時出現下列五項以上的症狀，且改變先前之社會功能，並且至少包含憂鬱的表情或興趣感或愉快感消失等其中之一項（注意：並不包括一般身體疾病，或情感不相稱的妄念或幻覺等症狀）。

(1)終日、幾乎天天呈現憂鬱的表情，主觀地感受到悲傷、空虛，或客觀地呈現哭泣現象（註：小孩或青少年可能以激動不安的情緒表現出來）。

(2)很明顯地，興趣或愉快感消失，活動量減少。

(3)因食慾差而進食少，以致體重顯著地下降，或因焦躁進食多而體重增加（一個月體重改變百分之五以上），或者是幾乎每天食慾增加或減少（註：小孩子的體重未能按預期成長）。

(4)幾乎每天失眠或睡眠過多。

(5)幾乎整天急躁不安或遲緩呆滯（客觀的察覺）。

(6)幾乎天天感到疲倦或全身乏力。

(7)幾乎成天感到無價值或過分、不適當的罪惡感（並非僅僅自責或因生病的罪惡感）。

(8)幾乎全天無法集中注意力，腦子空白，想不出事情，猶豫不決。

(9)重複地有死亡念頭（非僅害怕死亡），重複地有自殺意念而沒有特殊的計畫，或自殺企圖，或是有強烈的自殺行動的計畫。

2.症狀引致臨床上明顯的困擾，或社會、職業或其他重要功能的損害。

3.此症狀非來自藥物、酒癮、藥癮的生理反應，或內科問題，如甲狀

腺過低等情況。

　　4.哀悼反應之後無法回復正常的快樂，例如失去親人而哀悼悲傷兩個月以上，仍然無法恢復心情的平靜，而呈現明顯的社會功能受損、無用、無助、無望、無價值的感覺、自殺意念、精神萎靡不振等。

　　上帝愛護人類，恩賜給人類各種心理防衛機轉來應付外界的身心壓力，藉以保護自我的強度，而維持了體內的恆定狀態（homeostasis）。當我們遭遇挫折或痛苦的事件而憂傷難過的時候，所謂「時間會沖淡一切」，就是潛意識裡會自然而然地使用各種不同的心理防衛機轉來兼顧「自我」（ego）的完整性，藉以解決外來的壓力，過些日子之後，心情自然逐漸趨於平靜而好過些。

　　例如當你遺失一輛腳踏車的時候，可能會使用「投射」的心理防衛機轉，而批評警察或不滿政府，使用「內射」而責怪自己不小心，或使用「合理化」說舊的有去，新的才會來等等。親人過世的時候，一般人慣用「投射」而埋怨別人，怪罪醫護人員沒善盡責任，此際容易發生醫療糾紛。事實上醫護人員已盡力而為，沒有過失，只是家屬暫時承受不了突來的打擊，而使用各種心理防衛機轉來維護精神的健康，過些日子，心情自然會漸漸平和，所以醫護人員不必太對抗（以免增加家屬的壓力而更加投射，弄得沒完沒了），而只要以同理心支持、安慰家屬，幫助家屬度過那短暫的艱難悲痛時期，則可以減少家屬的投射心理，而避免無謂的醫療糾紛。家屬亦可能使用「內射」，而責備自己沒早些將死者送醫院治療，或使用「退化」而顯得過分幼稚、衝動、依賴、自我中心等，此時「語言的、邏輯的」任何安慰話語皆聽不進去，而須使用非語言的溝通（身體語言），亦即安靜地陪伴家屬，或溫馨的、輕輕的安撫家屬的肩、背，這時候無聲勝有聲（Bowlby, 1980）。

　　中國人的習俗，家人過世要做「百日」之後，才可以刮剃鬍鬚、理頭髮、穿漂亮的衣服去參加喜宴。表示約三個多月之後，一般人哀悼的時間已經足夠調適，心情應該可以恢復平靜，不再無故悲泣。假使家屬還是繼續憂傷悲痛（老年人因多巴胺減少而延遲哀悼反應，哀悼時間會拖長，超過三個月以上），並不是這一位家屬特別孝順，別人不哭，只有他繼續哀

悼悲泣，而可能是他已經患了憂鬱症，單單用心理治療或輔導無法改善憂鬱，必須服用抗憂鬱劑來補充或調整因親人逝世的社會心理壓抑所造成的腦神經傳導物質的不平衡。正常人的哀悼反應是悲痛的表現愈來愈緩和，而憂鬱症則愈來愈悲傷，無法用時間沖淡一切。

輕度憂鬱症之診斷標準

1.憂愁的情感反應持續兩年以上。小孩或青少年則呈現激動不安（煩躁）至少一年以上。

2.呈現下列症狀至少兩項：

　⑴胃口差或食量過多。

　⑵失眠或睡眠過多。

　⑶疲倦或乏力感。

　⑷自尊心低。

　⑸注意力差或難以下決定。

　⑹無助感。

3.兩年期間（小孩或青少年僅一年）發病時候至少有1.和2.的症狀至少持續兩個月以上。

4.發病的最初兩年（小孩及青少年僅一年）沒有重大（主要）憂鬱症症狀，亦即非重大憂鬱症之部分症狀之減輕或消失〔註：可以有先前的重大憂鬱症狀且完全消失之後（即兩個月已沒有明顯之症狀），才發生輕度憂鬱症狀。除此之外，發生輕度憂鬱症之頭兩年（小孩及青少年為一年），亦可能有附加重度憂鬱症狀，若符合診斷標準則兩項皆可同時存在〕。

5.未曾有狂躁、輕躁症，或躁鬱症、循環性情感疾患等。

6.非精神分裂症或妄想症的憂鬱症狀。

7.此症狀引起臨床上顯著的困惑或社會功能、職業功能等的損害。

治療及處理

藥物治療

1. 安眠藥或抗焦慮劑：老年人劑量宜減低。
2. 抗憂鬱劑：老年人的劑量宜減輕。
3. Monoamine Oxidase Inhibitors。

心理治療

1. 分析性心理治療

將慣用消極或負面的心理防衛機轉調整成積極或正面的心理防衛機轉，使人際關係、自我信心與成熟穩健的人生觀改善及減少壓力，之後須經一段時日，腦神經傳導物質才能愈趨平衡。例如慣用「投射」的心理防衛機轉容易產生人際關係不良，都是責怪別人、論斷、批評他人；「內射」則自責、自卑太過，容易造成自信心缺乏，而更一事無成，裹足不前。「退化」則顯得幼稚、衝動、唯樂主義、依賴、不成熟，會令人瞧不起。這些負面、消極的心理防衛機轉若過分地使用，反而會帶來壓力。若調整成正面、積極的心理防衛機轉，如昇華、取代、感恩等，則可促進人際關係的和諧，提升自信心，化悲憤為力量；成熟穩健的生活態度則可以減輕身心壓力，改善憂鬱症狀。

2. 教會功能

從「精神醫學」的角度看基督教的教會，有個別及團體心理治療、行為治療、家庭治療、工作治療、音樂治療、藝術治療、環境治療等功用，也有社會支持之果效。例如學習「禱告」的功課，向神懺悔、傾訴、祈求、歌頌或讚美等，猶如心理分析性心理治療的第一階段，患者向治療者的回溯性訴說，將自己過去的種種事故、內在的問題倒空傾吐出來，如同將一幢陳舊腐朽的房屋摧殘、對付與破碎，準備讓它重新建立。「讀聖經」查考神的話語，可以從上頭來獲得神的啟示、智慧亮光，而得到聖靈

的幫助與教導，此亦猶如心理治療之中期階段，治療者（神）向患者（信徒）的解釋，協助患者認識自己一體兩面的優缺點之後，而能夠重新得力，並有「舊事已過，一切都是新造的了」，以及「忘記背後，努力面前，向著標竿直跑」等的效果。

從「心身醫學」的角度來看，基督教會有緩和及減輕個人的生活壓力，降低心身疾病發生率之功能。教會裡有許多團契或小組的緊密團體，可發揮社會的功能。基督教的教義，教導人要善於表達（expression）（包括了傾訴、交通與分享）內在的難處或壓力，而不要太掩飾或隱藏心裡的想法（不要消滅聖靈的感動……要坦然無懼的到神的面前來……只要有信不要怕），潛意識裡的壓抑（regression）及主動意識裡的壓抑（suppression）是消極、有害的，而表達是積極、有益的。它表明了自己能夠接納個人的缺點、軟弱與有限的一面，也相信這較軟弱的一面可以被醫治、被遮掩、被包容、被洗淨。基督教整個神學的思想中心是「愛」，教會裡也充滿了神的愛，使那些孤寂、軟弱、灰心、失望的人到神的面前來可以獲得安慰、扶持與醫治。基督教的教義不但要人學習謙卑、悔改、認罪，更重要的是要人尊重生命，感謝神賦予每個人的經驗與環境，發揮神賜給每個人的價值、功用及潛力，好讓神彰顯神在每個人身上的旨意與作為。因此基督徒在世上能夠披戴著神的愛，過一個滿有信心、喜樂與盼望的生活，在世上榮耀神的名（Henry, 1995; Werner, 1991）。

3.身心的鬆弛與平衡

(1)有氧運動：每週三次即可，每次約二十至四十分鐘。但需要有運動前十分鐘的「暖身」，及運動後十分鐘的「冷卻」。平衡、協調性及規律節奏性的運動，心跳須達到每分鐘一百一十至一百二十次才會有效。有氧運動的項目包括：慢跑、跳繩、騎自行車、舉啞鈴、網球、羽毛球、桌球、回力球、游泳、韻律操、有氧舞蹈等，都可以鬆弛身心緩和情緒，但切勿為了獲得冠軍而過分拚命，反而變成耗氧運動，增加身心的壓力與緊張。

(2)吃東西：當面臨壓力時 ，一般人的潛意識會運用「投射」、「內射」、「退化」等等的心理防衛機轉來保護「自我」的強度，以減少身心

的壓力。嚼口香糖、檳榔、抽菸、吃零嘴亦滿足了「口慾」，達到減輕焦慮之效果，但檳榔與抽菸對身體及周圍環境有傷害及污染之虞。兩個人吵架，一起吃一頓飯，把嘴巴一塞就沒事了；在餐桌上談生意，一談就解決了。週末全家人到外面餐館吃頓飯，輕輕鬆鬆地享受，也不必洗一大堆碗盤。

(3)看舊照片、聽老歌、看漫畫、卡通或以前看過的故事書、欣賞古蹟、參觀昔日的風土人情、文物等休閒活動，皆可以滿足「退化」心理防衛機轉的需求，有解除壓力、舒暢身心、緩和情緒之功效。

(4)社會支持：朋友、夫妻、同事、同學、社團等皆是「社會支持」的來源對象，可以幫助或陪伴我們安然度過任何壓力與衝擊。嬰孩一出生即需要有社會化的生活，即「安全感」、「愛與歸屬感」等人類基本需求的滿足。母親是嬰兒最重要的社會支持的資源。關懷、扶持、看顧與幫助是社會支持的功能，導正我們成為積極、信心、喜樂的生活態度。

(5)要常常喜樂：雖然內在的腦神經傳導物質不平衡，會導致外在的情緒變化，而必須藉精神科醫師處方的藥物來調節、平衡，以緩和情緒。然而外在的情緒表現，亦會刺激腦皮質而影響內在生理荷爾蒙的改變。所以說：「喜樂的心乃是良藥」，戀愛中的女孩子長得特別漂亮（因為荷爾蒙改變），而且不容易感冒（免疫力增加，抵抗力好）。「憂傷的靈使骨枯乾」，一天到晚無故煩惱，會使腦皮質接受到負面的訊息，而刺激腦下垂體分泌 ACTH，再傳遞給腎上皮質層釋放過量的可體醇素，而產生骨質疏鬆症、免疫力降低（容易生病、感冒等）、血糖高、胃酸高、血脂肪、膽固醇高、血鈣高（尿路結石）、血管硬化等慢性疾病。

4.社會支持之功效

社會支持（ social support ）的理論是 1976 年由科布所倡導，他認為社會支持包括了：愛、被愛與關懷、自尊心、價值感、人際間的相互施恩、彼此之間的了解、體恤及互相的溝通、聯繫等，皆可以緩和生活壓力，減少疾病的機會。

結論

(一)神愛世人：神賜給人類維持體內恆定自穩態的能力，一旦人的身體遭受到外界的刺激或傷害，個人身體即總動員起來，聯合神經生理的、內分泌的、免疫系統等各種生理的反應來應付身體的危機，藉以保護個體生命的完整。神也賦予人類心理上的自穩態，即各種的心理防衛機轉，來對付心理上的衝突或壓力，藉以獲得個體人格的完整。

(二)人類是與生俱有「靈魂體」的生命體。喜、怒、哀、樂等「情緒」的表達受到個人靈魂體之間的互動情況所影響。社會心理的壓力會導致身體健康受挑戰，身體生理的疾病也會影響到心情及導致情緒的變化。當一個人無緣無故生氣或心情沮喪、懊惱的時候，並不一定是靈性不好、信心軟弱或欠缺愛心，可能是體內荷爾蒙有了改變，或腦神經傳導物質不平衡，產生身不由己的情緒變化，若再連續兩週失眠，睡不好覺，則應該去請教「精神科」醫師，看門診，補充腦內所缺乏的神經傳導物質，以穩定情緒（非使用鎮靜劑），使心靈獲得平安與喜樂，身體抵抗力增加，自然減少各種疾病的困擾。

「有很多抑鬱症、焦慮症等精神疾病患者，對造成他們壓抑很久的根源並不知曉，即使知道也可能只是繼續地壓抑下去，直至最後爆發。」人們精神問題的現狀，根本上解決這種抑鬱的方法，不是將這種消極情緒強制地壓制下去，而是運用同質性音樂宣洩出來。

音樂治療在治療初期會大量使用抑鬱、悲傷、痛苦、憤怒和充滿矛盾情感的音樂來激發被治療者的各種情緒體驗，幫助患者盡可能地把消極情緒發洩出來。當消極的情緒發洩到一定程度時，人的內心深處的積極力量就會開始抬頭，這時音樂治療師就會逐漸地使用積極的音樂，以支援和強化被治療者內心積極的情緒力量，最終幫助他擺脫痛苦和困境。對被治療者來說，這是一個重新面對和體驗自己豐富內心情感世界、重新認識自己，並走向成熟的過程。這也就是莊氏療法中「攻、洩」的原理。

有位女士自結婚後，因宗教信仰與家庭壓力，就開始了抑鬱狀態，情緒總是很低落，儘管表面上與人相處很好，但仍然充滿了自卑，覺得自己不如別人。經診斷她是典型的抑鬱症患者。筆者依據她精神狀況的不同劃分為四個治療階段，每個階段配以不同風格的音樂加以引導，來完成對病源的探究和消極情感的宣洩。在十九次治療完成後，那位女士高興地打電話告訴筆者說：「每天早上我一出門，看到天空那麼晴朗，陽光那麼溫暖，聽到小鳥在歌唱，我心中突然出現了『生活是如此的美好』，連我自己都好感動，因為我了解生命中的甜美，以及家庭對我的重要性，我想這是我重新發現生命的意義。」

根據亞蒙（Amen, 2000）的腦內革命，由於能直接作用於下丘腦和邊緣系統等人腦主管情緒的中樞，對人的情緒進行雙向調節，適合的音樂能使人放鬆，消退緊張，更能使人精神煥發，消退低落的情緒。情緒的緊張狀態能直接導致某些內臟器官的病變，音樂能調節人的情緒，所以也就能幫助治療某些心身疾病。

每個人都會在人生的不同階段受到不同的精神創傷，在現代社會，患抑鬱症或其他精神疾病的大有人在，只有端正對精神疾病的看法，勇於接受治療、關愛他人，才能真正地解決心理問題，為未來人生道路掃清障礙。

參考音樂

1. 幫助減輕疼痛的音樂
2. 放棄萎靡振作精神的音樂
3. 幫助安眠入睡的音樂
4. 附錄二：德國療養協會研究的音樂

失眠症

即習慣性的睡不著，夜復一夜。這可能由於藥物、低血糖症、肌肉痛、消化不良、氣喘、緊張及壓力等因素造成。缺乏鈣及鎂將使你在入睡數小時後醒來，而且無法再入眠。另外，含咖啡因的食品也會使睡眠發生困難。

系統性的疾病

包括肺、肝、心、腎、胰、消化系統、內分泌系統及腦部等，均可能影響睡眠，營養不均衡亦然。有若干特別的疾病會干擾睡眠。睡眠暫停呼吸症（sleep apnea）即夜間入睡時，出現數度呼吸暫停的現象，這最常見於成人，但也會發生於小孩。胸部、背部、頸部或腦部基底處的畸形，均可能是造成此問題的原因。肥胖是引起睡眠暫停呼吸的主要因素。內分泌問題、甲狀腺機能不足、肢端肥大（acromegaly，一種罕見的生長疾病）、使用酒精、安眠藥等，均會影響睡眠。

嗜睡症（narcolepsy）

患者在白天裡將感到昏昏欲睡。此病通常在十五歲以後才發生。腦部感染、頭部創傷，甚至腦瘤，均可能誘發此病。

有時必須服用某些極高劑量的維他命，以保持心理正常運作。許多年輕人自殺事件可能與其潛藏的精神分裂症有關。

有些人傾向於退居人群之外，他們對周遭的事物失去了興趣，因而無法體驗到各種快樂。對他們而言，每件事物都顯得晦暗，而時間也變得很難熬。他們通常脾氣暴躁，而且常試著用睡眠來驅走憂鬱或煩悶，或者他們會隨處坐躺、無所事事。大部分人所患的憂鬱症並不嚴重。他們仍像正常人一樣做各種活動，只是能力較差，動作較慢。

憂鬱可能由下列因素造成：生活緊張、胃不舒服、頭痛、營養不足、飲食不良、單核白血球增多症（mononucleosis）、甲狀腺疾病、子宮內膜

炎（與婦女憂鬱症有關）、任何嚴重的身體傷害、過敏症。有些人在冬天日短夜長時，會變得比較憂鬱。日光及明亮的光線似乎能啟動一種腦部荷爾蒙melatonin（由松果腺分泌），此荷爾蒙的部分作用即是預防憂鬱。在天氣陰暗的日子裡，最好待在燈火通明的室內。研究顯示，接受兩小時的晨光對消除憂鬱很有幫助。相對地，黃昏的日光效果不彰。

憂鬱症起因於腦部管制情緒的區域受擾亂。大部分人都能處理日常的情緒緊張，但是當此壓力太大，超過其調整機能所能應付的範疇，憂鬱症可能由此而生。

研究已發現食物顯著地影響腦部的行為。飲食是最常見的憂鬱原因，例如，飲食習慣差及常吃零食。腦中負責管理我們行為的神經衝動傳導物質，會受我們所吃的食物影響。多巴胺、血清素、正腎上腺素（norepin-ephrine）都是神經衝動傳導物質。當腦部分泌血清素時，腦部呈休息、放鬆狀態。當分泌多巴胺及正腎上腺素時，我們傾向思考、動作敏捷，也較具警覺性。吃醣類對腦部似乎有安定的作用，蛋白質則提高警覺性。吃含必需脂肪酸或醣類的蛋白質能增加警覺性，鮭魚及白魚都是好的來源。避免富含飽和脂肪的食物，豬肉或油炸食物，例如，漢堡、薯條，會導致行動緩慢、思考遲鈍及疲勞。脂肪抑制腦部合成神經衝動傳導物質，並造成血球凝集，導致血液循環不良，尤其是腦部。

感覺緊張而希望能放鬆心情時，可吃較多的醣類，如果你感到疲倦而希望能振作精神時，可吃較多的蛋白質。憂鬱的人可以藉由攝取富含蛋白質及色氨酸的食物，提振精神。

遺傳是憂鬱症的一個重要因素。百分之五十經常患憂鬱症的人，其父親或母親也曾患此病（台大醫院精神科主編，1987）。

音樂療法對憂鬱症的方法

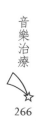

活動療法

接受性療法

創造性的音樂療法

演奏音樂的方法有：

模仿與描述

交替演奏或對比演奏

即興獨奏

集體交談的模式

心身疾病特殊療法有：

放鬆與調節性的音樂療法

運用場景配合音樂的療法

表演療法

    A.音樂心理劇

    B.自由音樂表演法

參考音樂

1. 緩和不安和緊張的音樂

2. 幫助安眠入睡的音樂

3. 令心情為之開朗的音樂

4. 附錄二：德國療養協會研究的音樂

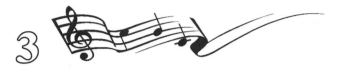

3 情感受害者、性騷擾之
音樂治療

情感受害之原因

　　根據費科荷與巴倫研究（Finkelhor & Baron, 1998）曾綜合受害兒童的年齡，認為：六至七歲及十至十二歲兒童受害的危險性高，而六歲以下兒童受害的危險性較少。但也有學者反對六歲以下兒童危機較少之說法，他們認為受害兒童首次被侵害都是從很小時候開始，甚至有些孩子在尚未有記憶之前就已經被侵害了。也有不少研究指出，1/3 至 1/2 的受害兒童是在七歲前受性侵害（Jaudes & Sewell, 1988），根據美國兒童保護協會（1998）統計，77～85%受害者為女童，但協會相信男童受害人數應該也很高。

　　對情感容易受傷的高危險群特徵：

　　1.家庭年收入少；2.與繼父或養父同住；3.母親教育程度低，與母親感情疏離或逃家的孩子；4.性教育不足夠，母親對性方面特別嚴厲，曾經被「性」的相關事件責罰；5.父母親婚姻關係不良；6.父母忙碌，疏忽子

女，父母很少去了解子女的生活及心聲；7.子女自感寂寞，無人疼愛，內心極渴望關愛；8.子女較多、手足較勁、爭寵心理重。

大多數女性受害者會成為強暴受害者或走向自傷自毀之路，究其原因：1.他們在侵害中犧牲自己；2.不健全的自我保護機制，使他們更容易受傷害；3.經常活在驚恐警覺之中；4.不斷受其他人的侵害；5.不安全感使自己憂鬱及躁鬱；6.衣著太過暴露，也會導致成為強暴受害者。

一般而言會加害女童的有：在陌生人部分僅佔25%，被熟人侵害的有46%；這其中包括教師、保姆、鄰居、父母朋友。資料顯示熟人中有8%受害女童是被父親、繼父、養父侵害。18%的受害女童是被親戚侵害，如伯叔父、祖父、堂表兄弟、手足。而男童部分：34%是陌生人所為，46%是熟人，12%是親戚，但是並無父親部分的侵害。

費科荷跟禮瓦士（Finkelhor & Lewis, 1998）普查之美國全國男性顯示4-17%之受訪者承認曾性騷擾過孩子。伯瑞爾與讓茲（Briere & Runtz, 1989）對美國大學生所做的研究顯示，21%的受訪大學生會被孩子性吸引，而 7%表示若沒有法律制裁及社會輿論的話，他們會與孩子發生性關係。有些學者認為女性侵犯者應比現有的人數還要多，賀格德與雷布詩（Haugaard & Reppucci, 1988）曾對美國的大學生調查，35%的受訪男學生曾被女性侵害者性侵害。侵害者感覺孩子對他有強烈性的吸引力。侵害者本身曾遭性侵害。歐波荷若與卑可（Overholser & Beck, 1989）也發現58%的孩童騷擾者曾是童年性騷擾的被害人，而僅 25%的強暴犯在童年被性騷擾過。卡氏（Katz, 1990）提出的研究結論顯示，100%的青少女性侵害者及61%的青少年性侵害者在童年期曾是兒童性侵害的受害人。可是根據盧赦爾（Russell, 1983）的社區研究顯示，只有平均 4%的受害女童曾向人報告侵害事件，而且大部分不是在事發後立刻報告。

性騷擾之原因

受害者為了要克服過去侵害所留下的焦慮及痛苦，受害人極度可能會變成加害者，探究其原因，可能是受害者親子關係不佳且受侵害時，曾被

控制與傷害，因此對孩童缺乏同理與同情。也可能受害者長期臣服在侵害者之下，造成扭曲的依附關係。造成的無力與無望感，使受害者發展出侵犯他人的行為來作為補償。

葛若司（Groth-Marnat, G., 1997）將兒童侵犯者分成兩類：

退化型的侵害者

無受創傷的經驗，只是對同齡的異性感興趣，而且會產生幻想。個性較孤僻、害羞、無法發展親密穩定的兩性關係，因而轉向兒童發展及滿足其親密需求。此類侵害者的性對象是同年齡層的人，但在壓力下，他會侵犯兒童。

固化型的侵害者

曾受過創傷或性侵害兒童是侵害者的主要或唯一性對象，他們與兒童在一起時，覺得安全舒適，通常他們喜歡侵害學齡前或小學生，且犯案歷史綿長。對同年齡的異性不感興趣，僅對兒童或青少年感興趣，且對他們有性幻想。發展停滯在兒童、青少年期，對正常的兩性關係沒有興趣，只有兒童青少年才能滿足其需求。（兒童性防治協會）

研究加害者犯罪的動機有：1.用幻想、白日夢方式逃避現實，將自己的不安全感加諸受害者的無助角色；2.與人情感疏離，無法信任及親近他人；3.一直覺得自己會被利用與傷害。所以認同加害者的暴力角色，協助加害其他兒童；4.有時家庭內不著內衣或衣物過於輕薄透明，也是造成青少年性犯罪的原因；5.家人道德感太高，也會引起性壓抑，而造成性罪犯；6.社會環境充斥性與暴力也會誘發犯罪；7.人格發展發生問題；8.精神狀況須輔導者，受到刺激時。

這些人可能傾向悲觀、憤世嫉俗的人生觀，需要更多社會人士的諒解，在走出陰霾後，也會需要更多正面的力量及包容來關愛使其面對世人。

台灣社會的隱憂

有些關心婦女權益的人士批評台灣的色情行業太過猖狂，這些人士所控訴的重點，就是台灣色情行業中對未成年從業人員需求太高。即使事實如此，嫖妓的人並不一定都喜歡嫖雛妓，幾年前勵馨基金會也曾完成一項針對應酬場合的男性的調查發現，至少在表面上，大部分的這些男性並不能接受（64.8%）或不喜歡（71.7%）有未成年少女陪客人喝酒、聊天、玩樂、坐檯，甚至出場（行政院衛生委員會 1987 年雛妓調查）。反過來說，也有一些人較偏好雛妓，根據分別於台灣及香港完成的調查指出，偏好雛妓的理由包括：

1. 舊有的處女情結；
2. 維護健康的一些迷思，如「幼齒顧筋骨」、「幼齒顧目睭」等；
3. 怕染病；
4. 對新鮮的事物好奇；
5. 渴望易於擺布你的伴侶；
6. 生意夥伴或朋友的壓力；
7. 其中有小部分更可能是戀童症病人。

從這些理由看來，基本上而言，喜歡嫖雛妓的人，並不是心理健康的人，而且重要的是蔚為風氣。婦女救援基金會舉辦的「由醫學觀點看嫖雛妓行為」（1998）座談會，與會的精神科醫師、中醫師、泌尿科醫師及台北市立性病防治所所長，均一致指出，所謂嫖雛妓有助健康的說法根本就是無稽之談！台北市立性病防治所林所長更指出，如果嫖客一窩蜂都跑去找雛妓，那雛妓反而會變成高危險的傳染源，或是如某位雛妓的控訴被當成「公共廁所」！哪有所謂健康可言？

佛洛伊德指出了人的言行暗中受到非理性的潛意識之影響甚巨，並非如以往所想像的這麼理性以及自由，所以很難去想像男人嫖雛妓的真正理由。若再加上其本能論（instinctive theory）以及童年經驗對於人格的影

響，由於佛洛伊德強調了童年對於人格成長的深刻影響，提出了與傳統不同的新見解，認為本能不只是生物的、先天的東西，還包括了早期經驗的沈澱，以這心理學的理論來看，則可以理解其處女情結與男性自尊為主權的病態心理。若再依佛洛伊德的性慾論觀點，則是對於時代的一種反動，而且是對於人的自然本性和權利的一種捍衛，而成為朋友與朋友之間變態的與誇張的權利象徵。

運用音樂對心理受傷的療法

    1.活動療法

    2.接受性療法

    3.創造性的音樂療法

演奏音樂的方法

    1.模仿與描述

    2.同時演奏

    3.交替演奏或對比演奏

    4.即興獨奏

    5.即興合奏

    6.集體交談的模式

心身疾病特殊療法

    1.放鬆與調節性的音樂療法

    2.運用場景配合音樂的療法

表演療法

    1.音樂心理劇

    2.自由音樂表演法

音樂治療課程安排範例

　　以下是筆者針對廣慈博愛院十二至十六歲青少年之音樂治療課程安排。

　　治療的原則須考慮到人類行為學、社會環境心理學、青少年思想與行為之心理學等多方面。

第一週　　人格特質與性格分析

第二週　　音樂引導情境與情緒

第三週　　音樂合奏

第四週　　音樂欣賞

第五週　　將第一週研究出來的結果，發展出大多數適合的音樂，加以
　　　　　治療協商（錄影）

第六週　　音樂合奏（錄影）

（錄影是為了使音樂治療能更進一步的研究與發展，並且可以對這些學
　生能更有效的治療，以製作成教學錄影帶，並請院方留存。）

（為維護學生的安全考量，錄影時皆以背面或模糊處理，並且絕不公開
　姓名。）

第一週　人格特質與性格分析

　　人的早發性個體與其所處的環境，會因為父母或啟蒙者的影響，而在性格上影響其行為與舉止。而父母或啟蒙者的思想與其所處的環境，可以從歌曲的時代背景與性質中粗略了解，所以選取曲子的主要特色，一定要有時代性、流行性，或是強節奏或針對其年齡層的曲子，才好判斷其環境性。

　　而不同樂派的古典音樂，可以試探其接受性與音樂治療的參考依據。流行音樂固然是反映社會與時代，但就是因為太有時代感，而時代的意義就是現實，其現實就是一些現代人無法承受的壓力，才會有文明病的產生。所以古典音樂即是現代人的一帖良方，從這些音樂當中，將其思想與原創歌曲相結合，來判斷其性格行為與人格特質之依據，並將性質與原理

再相結合，以辨別其程度，選擇其適當音樂的依據。

以下是筆者對十二至十八歲之未成年少女所做的以十二首音樂來分析其人格特質。

在還沒有播放音樂以前，請準備筆和紙寫下自己的名字、出生年月日與聆聽的感覺，如：很好聽，像在雲霧中散步，或者好難聽，我感覺不舒服或……只要是有任何感覺都可以寫出來。現在找一個好位子，很舒服輕鬆的坐好。

1.聖母頌（古諾）：選此首的目的在於清靜其心靈與易接受性，並可分析其宗教觀。

2.布蘭登堡協奏曲（巴哈）：先以古典音樂的不同樂派來診斷其接受性。

3.豎笛協奏曲（莫札特）：莫札特的音樂本來就對孩子有很大的啟發。

4.泰伊思冥想曲（馬思奈）：此音樂有思古之幽情與懷舊之感。

5.新世紀交響曲：一首想念故鄉的音樂，以同理心的情況可以讓古典音樂更具有說服力。

6.姊妹（張惠妹）：投其年齡層所辨別之音樂，一首原住民風味重的曲子，了解其民俗性以及種族性，並且使其認知音樂老師與他們是沒有隔閡的。

7. Ain't Nobody：是一首黑人 Rap 節奏之音樂，也是投其年齡層所辨別之音樂，愈來愈接近他們，也愈來愈相信老師了。

8. Colors of wind：也是投其年齡層所辨別之音樂，可以了解其環境性與習慣，但此首其國際性較強。

9. Baby one more time：一首強節奏的流行舞曲，可分析其之前環境所經歷的過程。

10.你好毒：一首流行曲，可分析是否心思單純或樂觀性與平常的習慣。

11.愛格蒙序曲（貝多芬）：試探性的使用治療其情緒低落的感覺。

12.太鼓：是一首以中國式的強節奏大鼓為主的音樂，以辨別其節奏感

的強弱與幻想力的訓練。

評估結果：與預估相吻合，只有少數學員對音樂比較沒有接受性。

第二週　音樂引導情境與情緒

以自然的海浪聲，做一種情緒引導的治療。海邊是大多數人想逃避的地方，當以一種海浪的聲音拍打石頭的音響時，就如同嬰兒在母親的懷裡，那海水衝擊的聲音，會喚起回憶與知錯悔改的心。

評估結果：如當初設計的課程預料，學員們各個情緒激動，思緒如泉源般滔滔不絕，每個人幾乎是搶著要與老師談心。反悔與道德認知漸漸湧現，愈來愈相信老師是真的很關心他們，也是很想輔助他們。

第三週　音樂合奏

分為兩個階段：

1.為找出其學員的才藝在哪，配合其所長，並讓學員可以在最短的時間內學會一些基本的伴奏技巧，使其有合奏的快樂。

2.以交響樂為合奏，此為發泄式的演奏方式，所以找的曲子是大型的交響曲，才能真正的有趣。

第四週　音樂欣賞

1.背景為《梁山伯與祝英台》的音樂，再款款的敘說其故事與解釋其含義，與中國古代對女子忠貞的定義以及愛情觀。

2.背景為《似曾相識》的電影插曲，告訴其電影情節，與外國的愛情觀，以及好的男孩其感情性質與忠誠度是不輸給女生的。

第五週　將第一週的研究結果發展出適合的音樂，加以治療協商

鱒魚五重奏　舒伯特

第九號 念故鄉　德弗扎克

藍色狂想曲　蓋希文

綠袖子

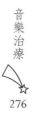
音樂治療

聖母頌

泰伊思冥想曲

稍快板

法蘭都舞曲

給予此幾首的用意是，感覺此期學員其音樂的接受性還滿強的，所以給予古典與民俗風較強的曲子，除治療心靈外，還能培養音樂性，並且所選的曲子，皆有填補其心靈之孤寂與柔美恬靜的音樂。

天堂與地獄——感覺人情險惡時。

詼諧曲——讓自己消遣自己一下。

愛格蒙序曲——上課使用過的，可以發洩的曲子。

Kiss a fool——感覺天底下都沒有好男人時，還有一個人在對你唱情歌呢！

海聲——心情煩躁時，可以好好的靜靜。

太鼓。

以上這六首曲子，最主要是讓其發洩情緒，也是音樂治療的處方箋。

第六週　音樂合奏

可能是快靠近假日了，學員的心情似各個沈重，剛好藉這一堂課好好的發洩，果然在結束前每個人皆破涕為笑。

建議

卡塞爾（Cassel, 1974）曾描述過，參與社會群體活動的人們對於有害的環境之影響，將減至最低程度，這一群人本身即有緩衝生活事件壓力的作用。沃克（Walker, 1976）也表示，個人的支持網絡包括親屬、朋友、鄰居、同事及在任何周圍環境中能夠幫助他的人。此支持的網絡系統重要的特徵是他的大小、成員之間緊密連結的力量、彼此之間親密度的濃厚、他們之間的和諧一致、同心合意，以及成員之間如何擴張其情誼，跟別人是否很容易地發揮其功能。Caplan 於 1974 年擬定支持系統成為緩衝生活壓力的兩個途徑是：

1.收集及儲存資料消息，並且提供引導給與正在危機當中的人。

2.必須作為正遭受危機狀態之下的人的「避難所」，使他們從壓力的環境當中能獲得安息。

Caplan（1979）且將其命名為「天賦的支持系統」（natural support systems）。這基本的支持系統包括了個人的親戚以及知心的好友，這些人供給了持續的引導，及扶持這些在危機當中的人。某些特殊的危機或患難，親友們的支持必須被社區的服務團體所強化，才有辦法幫助解決其危機。這些非正式的服務團體可分為一般性的及特殊性的。前者被其鄰居們認為是基於人類的天性，他們擅長於交際應酬，以及有那種能夠使他們多跟別人接觸的工作，例如藥劑師、理髮師、美容師、調酒師或警察等，他們的建議或所提供的意見良方往往是好的，而被譽為地方的善助者。後者是曾經有過患難或威脅的生活事件而應變成功、突破難關，且被那遭受同樣的患難者所尋覓出來的人。有一項研究指出，目前正養育著早產兒的父母親，從那些早先有養育過早產兒經歷的父母親當中尋獲的忠告，的確很有幫助。一項正面積極的相關性被顯示出來，就是愈能努力去尋求幫助的人，在危機當中愈能夠獲得一個健康而良好的適應能力。

這些非正式的、通俗的服務者，其顯著的特徵是他們是非專業性的，他跟別人之間的溝通交流是互惠性的，他們不只幫助了別人，從幫助別人當中，更能增加自己的信心與能力的感受，不但是別人受惠，自己也得到了益處，幫助別人也等於幫助了自己。

跟通俗的服務者很類似的組織是「志願服務隊」及「自力救濟團體」。前者志願服務的項目是有一定的範圍，也是針對某些特殊共同的問題，例如酒癮患者的「戒酒團體」、離婚者的「晚春協會」、心臟手術後的「開心俱樂部」、顏面燒傷患者的「陽光交誼社」，甚至台灣最近為了多爭取些勞保醫療給付及敦促政府早日實施勞保轉診制度的中小型醫院、診所等聯合的組織。這些團體組織提供了即刻的情緒上的支持，以及有些價值利益、思想觀念及綿延不停的體制，來幫助參與者應變在生活上所遭遇到的某些難題。

Caplan（1974）認為，宗教或宗派在社區裡通常是最廣泛且有效果的

社會支持體系。他寫出下列宗教的特徵，作為社會支持的原因：

1. 大部分的宗教是結合附近鄰舍的團體的組織，有教區、聚（集）會及其他形態的社區模式。

2. 大部分的聚會是規律地舉行，可供給信徒們獲得友誼的機會。

3. 大部分的宗教皆有其價值觀、神學觀及傳統的體系制度。

4. 大部分的宗教信徒們樂於去幫助別人，特別是在需要幫助的時候。

5. 大部分的宗教有其特定時段的典禮儀式，例如出生、結婚、疾病及死亡，有多人的參加、關懷，成為支持的力量。

參考音樂

1. 喚起感動及增加感性的音樂
2. 心情為之開朗的音樂
3. 宗教音樂
4. 附錄二

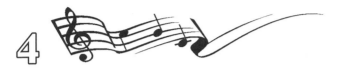

4 藥物濫用與酗酒

藥物原本是人類用來控制及治療疾病所使用的物質，自有人類文明以來就存在的。慢慢的，人們從早期因需求使用藥物，到現在，可能是為了使用藥物而使用藥物。今日社會，藥物濫用不勝枚舉，從最易取得的感冒藥到有特殊管道才能購得的違禁藥物，尤其違禁藥物的濫用，除損害個人健康、影響社會與職業適應外，更危害社會秩序、造成很大的社會問題。

使用藥物是我們生活方式的一部分。我們飲用、吸食、吞服、注射和用鼻吸入藥物。在醫療上，我們用這些藥物來減輕痛苦和醫治疾病；在社交上，用來使我們鬆弛和克服禁忌；在個人方面，用來使我們處理不同的壓力和日常生活中的困難。

藥物的使用，大部分都是有節制和在控制之下。醫療用的藥物是由合格的醫生和藥劑師指定和配方的，通常都是為治理某些特別的痛症或疾病，而使用一個短時期。「社交」藥物例如酒精和菸草，都屬於藥物，是為某些場合而使用的，例如社交聚會和宴會或在家裡。私人使用的藥物，甚至包括溫和的刺激品如紅茶和咖啡，通常是由個人自由選擇。

藥物的使用，也不是現代特有的現象：例如釀私酒，自古已有；菸草雖然直到十五世紀才由哥倫布傳入歐洲，但在新大陸的印第安人早已使用了；有些藥用的毒品，早在現代醫學能合成或抽離有效的成分以前，已被

指定作為草藥用了。最普遍的是有一種茶（foxglove tea）一直是用來治理心臟不適的，後來發現這種茶包含洋毛地黃毒素的成分，這種藥直到現在仍指定為醫治心臟病患的藥物。直到 1940 年間，佛來明（Alexander Fleming）發現盤尼西林以前，沒有人知道為什麼民間的古方，用蜘蛛網敷在受感染的傷口上，時常生效。現在我們知道，有些蜘蛛網包含一種原始形式的盤尼西林。

使用另一類的藥物：使人產幻覺的藥物，也不是什麼新事物。某些植物，例如：罌粟、大麻、菌和一些樹的根，很早以前已有人發現，食用或吸食能使人產生幻覺。通常產生幻覺的作用，都被視為一些神祕的東西，而這些藥物，常被宗教的崇拜和禮儀採用。刺客（assassin）一詞源出於一種麻醉藥的名稱：hashish。在古代的波斯，士兵和受過訓練的殺手，以服食這種藥物，作為他們加入一個宗教和軍事團體的入門禮的一部分。他們的領袖告訴他們，服食藥物後產生的幻覺，就是天堂的景象，是在他們忠心地完成刺殺領袖的敵人之後，他們可得到來世的賞報。

濫用藥物有時也稱為誤用藥物，或藥物用在非醫療用途，總之，這是很難界定的辭語，藥物濫用到極端就是對於某一種特別的物質上癮：身體變得愈來愈倚賴所用的藥物，必須經常地補充該種藥物，才能「正常」的工作；上了毒癮的人自己不能停止使用該藥物，如果他或她要解除毒癮，就必須接受醫藥協助。

海洛英可能是現代人吸食上癮最普遍的藥物。海洛英的使用者通常是由使用一種較「軟性」的藥物，例如大麻開始的，然後慢慢進展到較「硬性」的藥物，以便加重或者獲得首次使用藥物所得來的那種飄飄然的感受。海洛英的使用者通常會變成身體上倚賴這種藥物。他們的身體需要經常補充定量的海洛英，他們最初從藥物得來的快感，在他們的身體逐漸增強適應能力時相對的減低。得不到經常的補充，使用者就會經驗到毒癮發作時的徵狀，例如肉身的痛苦、流汗、發抖、肌肉痙攣。這些徵狀會慢慢消失，但在補充一服海洛英後會更容易和更快解除。

不只是「硬性」的藥物會上癮，甚至抽菸往往也會在身體方面對尼古丁上癮，因為尼古丁是溫和的刺激品，可以提高血糖的度數。服用指定的

藥物也會引致身體方面的上癮。為你安（Valium）鎮靜安眠劑就是最近的一個例子。許多年前，是很輕易指定人，尤其是婦女，長期服用的解除壓力和焦慮的藥物。只有在近年才發現，許多使用者在身體方面愈來愈倚賴它。

身體方面上癮的真實情況，由倚賴海洛英的母親生下的嬰兒最明顯。嬰兒尚在母胎時已遺傳這種倚賴的情況。在嬰兒出生後，他開始經驗到毒癮發作時的徵狀，因為他已經不能再從母胎的血液中得到藥物的供應。然後他必須接受鎮靜劑和止痛劑以慢慢消除毒癮，全部的過程大約需要一個月。在英國每年約有二至三百名嬰兒是生於有毒癮的母親的。有許多嬰兒雖然接受治療卻仍然不能生存。

身體上的倚賴，身體需要它所上癮的物質才可以恰當地運作，這不過是藥物上癮的其中一面而已。另外還可能在心理上倚賴一種藥物，這可能也附帶有或沒有在身體方面的倚賴：使用藥物的人可能逐漸相信，沒有那種藥物，他或她就不能處理事務了，或者失去他們依戀使用藥物時所得到的快感。酒精和鎮靜劑就是兩個最普通的例子；有些人覺得不容易面對某一種情況－也許是一個宴會或工作面試－他或她需要一杯酒給他們一份酒後的勇氣。其他的藥物也是在類似的情況之下使用。

心理上的倚賴通常是更無能，同時也更難治癒。這種心理通常是來自對自己過低的評價，缺乏自信心，這可能是由於一生的經驗所造成的。建立一個人自重的感覺，達到他們可以停止使用長期以來所倚賴的藥物，這個過程是緩慢的，而且一般都需要專業的輔導。

不過藥物的濫用不一定達到在身體上或心理上倚賴藥物這樣極端的地步。任何人使用藥物以致傷害健康，或不利地影響他們與其他人的人際關係，特別是與他們最親近的人，或傷害他們在社會上運作或工作的能力時，他們就是濫用藥物了。例如，即使有節制的飲酒也可以造成肝受損害，可能製造家庭暴力，可以使一個司機危及自己和他人生命。吸菸可能造成呼吸上的困難和肺癌，也會影響不吸菸的家人，尤其是兒童的健康。在公眾場所，例如餐室或接待室，吸菸會引起他人的不耐煩。

任何藥物，即使是社會上所接受的，都可能被濫用。（台北法務部毒

為什麼人們濫用藥物？

藥物是常有供應的，在某些團體內，使用藥物是可以接受的。由於藥物有供應（合法和非法），這便鼓勵人們去試驗，尤其是在特別的社會環境之下。「可加因」雖然價錢昂貴，卻愈來愈成為富人的「派對成分」，因為怕被人取笑過份守規距，或純粹出於好奇，都使人對藥物躍躍欲試。

社會壓力（無論是公開與否），也常是促使青年人嘗試使用藥物的重要因素，他們大多數是由朋友的介紹；社會學者和社會心理學者有不少的資料證明，青少年同儕群體，即現代香港俗稱的「埋堆」，是使用藥物一個很重要的因素。如果朋友吸毒，一個年輕人很容易就照做，為的是怕被「踢」出他們的圈子外，因為「埋堆」對於他或她才是最重要的。

使用藥物似乎是為了兩大目的：帶來快感和解決問題。藥物所給與人的快感通常稱為 high（飄飄然），這是一種洋洋自得和安適的感覺，可以維持幾分鐘至幾小時不等。至於解決問題方面就比較複雜了，藥物有時是用來補償社會和人際關係技巧上的不足和缺乏，其中最普通的一個例子是在宴會中，或者在一種手足無措的情況之下喝酒。較深入的原因是，在現代有許多人都不快樂和感到失望。在英國有上百萬人失業，面對著一個困難和不明確的將來，而且所有的問題和壓力，都與長期生活在極低薪的情況下有關。對於這些看不到將來有什麼改善的人而言，藥物可使人暫時逃避失望、焦慮和自己不中用的感覺。

雖然有不少試驗性的服食藥物是短期的，不曾導致上癮或倚賴，或任何嚴重醫療上的問題，但是，身體對它所接受的一切物質必定有反應和調適，對於藥物，身體會產生妥協，這樣一來就很容易上癮。為了重獲第一次的快感，使用者必須更加頻繁，更大分量地吸入藥物，或轉換更強和更有效的藥物。許多海洛英的使用者是從吸食一種弱性的藥物開始的。道時善（Pete Townshend）在他的作品《那人》（The Who）記述他如何由濫用

酒精開始染上海洛英毒癮，然後轉服指定的 Ativan 的經過：「我第一次與海洛英接觸，其實與濫用酒精的問題有關，」他這樣解釋，「人們似乎經過吸食其他的藥物之後，終於吸上海洛英。在我的情形是從酒精開始。我要停止酗酒，醫生便開了一種稱為 Ativan 的藥物給我，這是一種含有些許催眠作用的減少沮喪感的藥物，它的效用奇妙地與海洛英相近。我開始對這些小小的藍色丸子很感興趣，因為我發現，如果服用稍微過量，我不但可以防止沮喪和心神不定，同時也可得到一種很好的感覺。六星期之後，它的功效停止了。我開始愈來愈加重服食量。這時我正好和一群服毒者鬼混，所以我很容易就找到一種，使我不致於情緒低落到不可收拾的地步的藥劑——那就是海洛英。它的價格便宜。我開始吸食它——我相信吸食是最容易上癮的吸毒方式。這是一種最能遍布全身的、最有儀式韻味的經驗。」（1984 年 10 月 8 日，時代週刊）

是誰在濫用藥物？幾乎任何人、任何年齡和任何家庭背景的人，都可能變成濫用藥物的人。

在富裕和專業的圈子裡，「海洛因」愈來愈成為宴會中最流行的「精」品，不但是因為這藥物本身所產生的飄然感，同時也因為做一些不尋常或危險的事能增加刺激。女性方面，因為沮喪和焦慮，按醫生指示服用鎮靜劑和安眠藥，也會有染上毒癮的危險。根據最近的研究發現，長期服食「為你安」（Valium）鎮靜安眠劑這種經醫生指定的藥物，也會造成倚賴的情況。服一滴這些藥物，病人就會有需要遞增服量的危險，因為他們的身體會逐漸加強適應力，而藥物就會相對地減低有效性。當藥物可以隨手拿到時，從藥用藥物，轉移到不是為醫療而使用藥物的過程，是很迅速而輕易的。

藥物混合，即使是很低的服量，也是特別危險的：指定的藥物。有時是因為大意，有時是因為要提高藥物的效果而與酒精一同服用，但它的後果往往足以致命。

現代人們使用藥物最令人關注的，就是兒童和青少年使用藥物。雖然很多青年短時期使用藥物，不曾染上毒癮，但不少從「軟性藥物」開始，

逐漸發展到「硬性藥物」。1984 年對於倫敦使用海洛英的調查研究發現，從 1981 至 84 年間，海洛英的用者有增加的趨勢，那些過去服食酒精、大麻、以及減輕鼻塞的安非他命和家庭用的醫治噴嚏等藥物的人，多數轉服海洛英，另外，最年輕的吸毒年齡也降至十三或十四歲。

　　濫用藥物的青少年可能來自任何社會背景的，而且常是來自有愛護和關心的家庭。濫用藥物的青年最常見的形象是來自破裂的家庭，生活在低級的社會階層，現在事實證明不是這樣了。內閣部長夫人柏金生太太在一次電視訪問中，講述她發現她的一個女兒是海洛英吸食上癮者的震驚：「我當時感到恐懼、害怕、震恕、受挫和怨恨，一個吸毒者對自己的評價是零——這是真正的悲劇。他們表面上裝作他們控制一切，其實不然。」〔倫敦號外（London Plus），1985 年 4 月 11 日〕

　　很不幸，這個外表的假象太好了，許多父母往往不能夠看透，因此，一個年輕的吸毒者可能一直在家中都不曾引起任何人的懷疑，因為「這種事不可能在我們的家庭裡發生。」

　　青少年時期是一個特別容易受傷害的時期，因為這正是青少年開始嘗試新的價值觀和新的生活方式的時期，而且人們吸毒，通常也是由這時開始的，張力和困難，加上有朋友吸毒，藥物很容易取得，往往促使很多人嘗試吸毒。

　　但更年輕的兒童也有危險，有些兒童甚至在十歲時已經是藥物濫用者了。在目前來說，通鼻塞的香口膠對於未進入青少年時期的兒童也是一個問題，同時兒童吸菸、飲酒的數目也有上升的趨勢。

　　那些藥物是經常被濫用的？

　　任何藥物都潛在著被濫用的危險。即使最普通的阿司匹林也有這種危險。幾年前有人發現，阿司匹林加可口可樂（那時可口可樂含有刺激劑咖啡鹼的成分）可以產生經微的飄然感。不過最令人關注的藥物可分為以下幾類：

藥物種類	成分	效果	涉及的危險	徵兆和徵候	注意觀察
海洛英及其他的麻醉劑（例如嗎啡、鴉片及合成麻醉劑）	麻醉劑是從罌粟花提煉出來的。乾的罌粟花「乳」(milk) 包含兩種物質，嗎啡和可待因結晶鹼，兩種都是有效的止痛劑。海洛英是從嗎啡提煉出來的一種純白色粉末，等於嗎啡強力的兩倍多。合成麻醉劑是作為止痛藥用的，包括：pethidine, dipipanone（Diconal），doxtropropox-y-phene（Di-stalgesic）和美沙酮，後者常用作海洛英毒癮的代用品。海洛英和其他的麻醉劑可以吞食，溶解於水中飲用，或注射到血管裡（稱為mainli-ning），皮下注射（skin-popping），鼻吸或口吸（追龍）。海洛英其中兩個英語俗稱為"smack"及"H"。	麻醉劑在很短的時間內可以產生鬆弛和消除疼痛、欲望和焦慮的作用。不過，身體上的倚賴性發生後，使人保持常態所必須。長期使用會招致在生理和心理上倚賴這些藥物的危險，如果使用者停止使用，開始有毒癮發作的徵狀出現（疼痛、流汗、發抖和肌肉痙攣）。 首次使用海洛英可能引起噁心和嘔吐。	使用海洛英可能涉及的危險，包括可能感染肝炎和因為使用未經消毒的針筒而導致膿瘡和潰瘍。愛滋病也可能是由這種方式傳染開去的。	體重減輕、食欲減弱、流鼻水、鼻孔發癢、瞳孔收縮、雙眼流水、暴躁、煩躁。手臂、手背及身體其他部位有針痕、床單或衣袖有血漬對嗜好、學校和工作喪失興趣。	如果注射或用口吸入海洛英，注射器、針、棉花、錫紙、瓶蓋或匙；甚至飲管和粉末。

藥物種類	成　　　分	效　　　果	涉及的危險	徵兆和徵候	注意觀察
興奮劑，特別是古柯鹼及安非他命	古柯鹼是一種白色的粉末。這是一種很強烈的興奮劑，因為它的價錢昂貴，通常都是富有階層人士所採用。古柯鹼有時混合海洛英注射，但比較普遍的是用一支小管吸入鼻腔。	這種興奮劑可以使人產生興奮、亢奮的感覺，消除飢餓，對於疼痛和疲累麻木不仁，使人覺得體力充沛和精神旺盛。不過，有時這些感覺會被焦慮和恐懼所取代。	在短時期內頻繁服用大量劑的古柯鹼可導致極度的刺激、焦慮、狂想，有時甚至進入迷幻的境界。它的後遺症包括疲倦和沮喪。	古柯鹼的吸食者雖不會對其倚賴，但可能發展一種很強烈的心理上的倚賴，常常要依靠這種藥物所帶來的身、心的安適感。長期使用者可能表現非常緊張、過敏及混亂，由於睡眠不足而導致的疲憊。	不斷吸入的動作會破壞沿鼻部生的鼻粘膜，同時也可能破壞及分開鼻孔的結構。
其他的興奮劑	興奮劑有時稱為"speed"（快速）或"uppers"（超級），通常都是丸粒或膠囊的丸粒，有時也有粉狀的興奮劑。安非他命（Amphetamines）是這些合成藥物中最強力的一種。有一個時期，常被指定為解除沮喪和減肥的藥物。	使用者會感到更有精力、歡欣和有信心。呼吸和心跳加速，瞳孔張開，胃口減弱，但是，當體內儲藏的精力逐漸減少，這些感覺會變成焦慮、煩躁和沮喪。	連續數日大量服用會產生精神狂亂、恐慌、迷幻、狂想。	大量或長期使用可以傷害心臟和血管，尤其不利於有高血壓和高心跳率或在服用這種藥物時做劇烈運動的人。	通常都是吞服的藥丸，如果是粉末，就是用一根小管吸入鼻腔，有時也可以注射或用口吸。

藥物種類	成　　分	效　　果	涉及的危險	徵兆和徵候	注意觀察
其他的興奮劑	包括美菲芬那德（methyl-phenidate）、德蒂寶比安（diethylpro-pion）、尼古丁和咖啡鹼。	咖啡鹼通常在咖啡、茶和一些軟性飲品中都含有（不過現在有不少的牌子有出產不含咖啡鹼的飲品），在一些市面發售的止痛藥中，也含有咖啡鹼的。	沒有可靠的證明顯示，長期用咖啡鹼會對身體造成傷害。	大量咖啡鹼使用者，一旦減低用量，會有毒癮發作的徵候，這也會造成很強的心理依靠。	咖啡鹼是不受控制的，沒有醫生處方也可以藏有咖啡鹼。
大麻	大麻是把一種植物：cannabis sativa 的葉子晒乾，捲成香菸抽或用菸斗吸，也可以把葉子拌在食物裡吃。俗稱大麻菸（marijuana）或 "pot"。Hashish 或 hash 是從大麻樹上刮下來的樹脂，黃黑色，壓成一塊塊的糕狀物。吃的時候取一小片和菸草混合吸食或咀嚼。大麻油是從樹脂提煉出來的液體，是大麻最強力的一種形式。這種藥物產生於北非、中東和亞洲多處。	使用大麻的效果似乎在很大的程度上，視乎使用者的期望與心情而有所不同。很多人在第一次服用大麻時，只得到很小的效果。持續使用最普遍的效果是鬆弛和多話，興高采烈和對顏色和音響高度敏感。	大量服用會造成知覺錯亂。沒有經驗的人往往過量使用，有些人在焦慮或沮喪時服用大麻，發現他們不愉快的感覺加深了，有時甚至經驗到一種短期的恐懼。經常服用會發展心理上的倚賴。因為大麻通常是吸食，所以引起支氣管炎和呼吸上的困難，也可能導致肺癌。在性格上有困擾的人服食重劑的大麻，可突然引發暫時性的精神錯亂。	喪失精力。干擾學校功課、工作表現、運動或嗜好。在歡愉、喜歡講話的現象過後隨即出現沮喪。情緒經常改變。食慾改變，對於糖果非常渴求。在提及行為時，表現出好辯駁的態度。	大麻服食者的用品：捲菸紙、種子或乾葉、香枝或香料以便辟除氣味、燒焦的鉗子或用以連接大麻菸與香菸的鱷魚皮菸嘴奇形怪狀的管子、大麻在燃燒會發出一股很特別的氣味，有點像燒焦的麻繩。這種氣味會在吸食的現場縈繞一段時間才消散。

藥物種類	成　　　分	效　　　果	涉及的危險	徵兆和徵候	注意觀察
迷幻藥：LSD LSD（lysergic acid diethyla-mide）	是一種合成的白色粉末。只需很少量就可以製造一個"trip"（旅程），通常都是和其他物質合製成藥粉裝在膠囊內或藥片。它也可以溶解成液體，很容易被紙吸收，通常是用啞膠紙或方糖吸收。LSD的使用非常廣泛。用者似乎大多數是青年人和學生。有時就簡單稱它為 "acid"（酸）。	LSD的效果在很大的程度上有賴於使用者的情緒、服用的環境、對藥物的期待和服用量。經驗「旅程」是很難描述的，因為它們改變慣常看世界的方式，不過通常包括強烈的色彩和歪曲的視覺和聽覺。真正的幻象是很少的。	LSD真正的危險在心理上多於身體上。長期使用有時會導致嚴重的焦慮或「嚴重的精神病」在服用過多次LSD後，也會有「倒敘」（Flash-backs）的情況出現，就是突然清晰地經驗前一次「旅程」的經驗。在沒有服用藥物時也會突然的出現。	可能包括情緒上的反應，加強了對虛假的神秘或恍惚經驗的意識。魂遊體外的感覺有時會在服用LSD之後出現。「失敗的旅程」可能包括沮喪、迷失，有時甚至恐懼。	服用LSD的人不會有在身體上倚賴LSD的情形，自殺死亡或迷幻情形也非常少見，不過他們這些事件卻經常吸引傳媒界的注意。
產生幻覺的菌類	有數種菌類，服食之後會產生幻覺。這類的菌大約有十二種在英國野生。這些菌類中，最著名的是：Liberty Cap（Pilocybe semilanceata）（自由帽）。這種菌含有兩種能產生幻覺的化學物質：psilocybin 和 psilocin。這些菌可以生吃或煮熟吃和泡作茶喝，也可產生幻覺的菌類	食含有 psi-locybin 化學物質的菌，可以獲得類似服食較溫和的LSD的經驗，不過也含有一種不正常的幸福感、興奮和心理激盪。服量低的，通常都有那種不正常的幸福感和超越感。服量較高，往往產生視覺上的變形，再進一	和LSD一樣，產生幻覺的菌類也會造成「失敗的旅程」，這會導致突發的精神病。這些都是經常吃或吃過量的菌最常見的反應，不過，沒有經驗的使用者也會產生焦慮或不愉快的感覺。同時也會受到焦慮的襲擊和過去的經驗	和LSD一樣，人體很快就會對它產生適應力，因此，人很自然就不會常吃它，因為需要一次比一次吃更多的菌才能產生同樣的效果。吃這些菌不會有上癮的徵候，也不會產生身體上的倚賴。	產生幻覺菌類的危險性最大的危險是誤吃了有毒的菌，因為這些菌都很近似。特別是含有劇毒的毒蕈（Ama-nita），很容易被誤認為產生幻覺的菌類，毒蕈即使服少許也足以致命。

藥物種類	成　　分	效　　果	涉及的危險	徵兆和徵候	注意觀察
	以乾藏。似乎二十至三十顆是正常的服量，不過服用更少量也能產生效果。	步就是出現生動的幻覺。噁心、嘔吐和胃痛是吃了這類毒菌最普遍的反應。	「倒敘」的現象，不過這種情形會逐漸消失。		
溶劑（例如在膠、去指甲油液、乾洗劑內所用的溶劑）、燃料（汽油和打火機燃料）和推進的氣體燃料（例如液化氣體）	某些含有碳質很易揮發的物質，當我們深深吸入時，能產生類似酒精和麻醉劑的效果。這些東西是溶解液，是在膠、油彩、去指甲油液、乾洗劑和去油脂混合劑之內所含的溶解劑。其他用於液化氣體罐和滅火筒內的推動劑，用作燃料，例如氣油和打火機的燃料等。	呼吸和心跳頻率受阻，不斷地深深吸氣可能造成迷亂、失去控制，和失去知覺，不過在正常情況下，吸者很快就恢復正常。	這種經驗和醉酒的經驗差不多，事後也有同樣類似輕微宿醉的不適，大約維持一天左右。	當一個使用者「醉」後，特別是在一些危險的地區，例如在屋頂上或水渠邊，會造成意外的死亡或受傷。如果使用者昏迷不省人事，就會有在嘔吐時喉嚨被阻塞而窒息的危險，或者使用者被他們用的膠袋窒息。	吸入溶解劑部分的後果是吸入氧氣減少，因為揮發性的溶解劑是透過肺有些人吸入溶解劑後顯示的後遺症是臉色蒼白、疲憊、健忘、精神不集中。也可能體重減輕、沮喪、顫抖等，不過這些徵候在停止吸入這些溶解劑後就會消失。
催眠鎮靜劑，包括安眠藥和鎮靜劑。	巴比妥酸鹽安眠藥的麻醉作用常被人誤用。這些藥物中包括 Tuinal、Seconal 和 Nembutal。大部分都是以膠囊裝的粉末形式使用，誤用者通常是吞服，不過也可	最普遍的催眠鎮定劑是 benzodiaze-pines 包括 Valium、Librium 和 Ativan。這些藥物有時稱「沉劑」（downers），因為它們有鎮靜	一小顆的催眠鎮靜劑足以使人感到鬆弛和平靜。較重的分量可使用者昏昏欲睡，而且常顯得笨拙和緩慢，語言和動作的控制力很差。	即使是按照醫生的指示服用，用者往往對藥物產生倚賴感。身體很快就會產生抵抗力，同時心理的倚賴也很普遍。	過量服食而引致死亡的危險是很容易發生的。如果巴比妥酸鹽與酒精一同服食或混合使用，這種危險性更大。經常使用很可能導致支

第四章　藥物濫用與酗酒

藥物種類	成　　分	效　　果	涉及的危險	徵兆和徵候	注意觀察
	以注射。很多人用酒精混合催眠鎮靜劑服用，以加強效果，有時造成悲劇後果，因為混合，即使服用少量，也可能造成昏迷及死亡。	和鬆弛的效果。	也可能有強烈的情緒反應和思想混亂。由醫生指定的溫和鎮定劑是用來控制焦慮和消除緊張和幫助睡眠。	長期使用或分量很重，使用者在停止使用後會經驗到斷除的徵狀。例如：易怒、緊張、不能入睡、昏厥、作嘔、狂亂，有時甚至痙攣。忽然停止服用重分量的巴比妥酸鹽可以造成嚴重的後果。	氣管炎和肺炎，因為咳嗽的反射被催眠鎮靜劑所抑制。大量服用可能引致呼吸停止、失去知覺和死亡。
酒精與酗酒	含有酒精的飲品大部分包含水和乙基酒精的混合，是由發酵的水果、疏菜和穀物而產生的。強度各有不同。啤酒大約包含百分之五的酒精，葡萄酒包含百分之九至十五的酒精，火酒包含百分之五十的酒精。	酒精相當快被循環中的血液所吸收。少量（一、兩杯）的酒往往使人感到鬆弛和少拘束。不過飲過大量的酒精會使人笨拙遲鈍，說話含糊不清，而情緒的反應往往又趨向誇張。在飲用了大量的酒精後，人可能變得激烈甚至暴力。再多的酒精會影響人的平衡，可能造成雙重視覺，甚至失去知覺。	飲用酒精最主要的危險是意外的死亡或受傷，例如跌倒或在路上產生的意外，因為酒精使人的身體和思想反應都受影響。約有三分之一的駕駛者，四分之一的行人死於汽車失事時，血液內含有超過法律准許的酒精度數。	大量飲酒的人，若忽然停止，可能造成流汗、焦慮、狂言亂語和痙攣等反應。長期大量飲酒可能造成一系列身體方面的問題，例如：肝的疾病、潰瘍、心臟和血液循環失調，腦部受損。可能出現生理上的倚賴，而且可能很嚴重。	懷孕的婦女飲酒可能有傷害未出世的嬰兒的危險。很多死於自殺、意外和肝硬化的是酗酒者。

藥物種類	成　分	效　果	涉及的危險	徵兆和徵候	注意觀察
菸草	菸草是由一種生於世界多處地方的植物的乾葉製成的。市面上出售的菸草，大多數是菸支形式的香菸，不過雪茄，為人工捲菸，菸斗和鼻菸用的菸絲都很普遍。吸菸所吸入人體內的，包括小滴的焦油、尼古丁、一氧化碳和其他的氣體。	菸草作為克服疲勞和煩悶的感覺。菸草也可以用來消除壓抑和焦慮，菸草的效果很快減低，因此，偶然吸菸或吸菸量很輕的人，很快就變成經常和大量吸菸的菸民了。第一次吸菸的人通常會感到不適和暈眩。	吸菸很可能導致心臟病、血液凝塊、心臟病發作、肺感染、中風、支氣管炎、血液循環不良、肺癌、口腔和喉癌、潰瘍、肺氣腫及其他呼吸的毛病。		吸菸者可能發展為極度倚賴藥物的情況，因此一旦中止吸食，會經驗到中止的徵狀，包括煩躁、沮喪、渴望吸菸。

近年來不論從各種流行病學研究或是刑案統計，菸酒、安非他命、鎮靜劑、海洛英等藥物濫用問題都有年輕化的趨勢，也就是現代台灣的家長從國中，甚至國小開始就得開始擔心自己的孩子會接觸到上述藥物了。依據本土研究的成果、臨床經驗和國內外文獻，提出下列建議，作為家長們預防子女藥物濫用的參考：

(1)父母親以身作則，不吸菸不喝酒：兒童及青少年階段中，父母親的行為往往是孩子認同、模仿的對象，如果父母親本身就是菸不離手、酒不離口，在孩子幼小的心靈中早已埋下「菸酒不是壞東西」的印象，更何況自己抽菸喝酒，管教起孩子談何說服力？如果家長本身真的難以戒除癮頭，建議在家居外使用，降低孩子接觸的機會。

(2)了解孩子的個人特質，因材施教：部份年輕孩子天生氣質傾向於好奇、好接觸新奇事物、衝動、缺乏主見，或是不擅溝通，另憑藉順從團體表示合群，這些都是容易藥物濫用的先天氣質，如果家長能及早知道自己的孩子是否有這些特質，就能以適當方法導引孩子往正面發展。

(3)及早發現孩子精神狀態之偏差，協助就醫：至今已有數種兒童、青少年精神疾病被發現合併有藥物濫用的機會較高，包括行為偏差疾患、憂鬱症、焦慮症、注意力不足過動症候群等，所以家長若能早點發現孩子是否有上列疾病之症狀，帶至兒童青少年心理衛生門診求診，對於預防孩子日後發展成藥物濫用將會有所助益。

(4)讓孩子了解藥物濫用的副作用：許多研究都發現，如果個案愈覺得藥物濫用對自己有好處、愈不認為有什麼副作用，則藥物用的傾向愈大。所以家長應把握任何機會教育孩子，藥物濫用對身心健康的負面影響，降低孩子對於藥物的可接受性。

(5)注意孩子來往的朋友和出入的場所有無藥物濫用之情形：青少年時期孩子認同的對象從父母、師長轉向同儕，渴望獲得朋友的接納，這種情況下很容易在朋友的影響下接觸菸酒或非法藥物。另一方面，諸如電動玩具店、保齡球館等場所中民眾抽菸比例較高，孩子若在沒有家長陪伴指導情況下出入頻繁，耳濡目染，自然抽菸機會升高。

(6)掌握孩子零用錢的流向：在某項研究中發現，有抽菸喝酒的青少年擁有較多的零用錢。雖然這項結果的因果關係未定，但零用錢一多，孩子可用於基本消費外的餘錢也增加，用去買菸酒非法藥物的機會自然增加。

(7)觀察孩子有無藥物濫用之跡象：許多孩子初使用菸酒只是好奇，及早發現，加以勸導，將能避免愈用愈重，更能預防孩子進一步去使用安非他命等非法藥物。

前面提到的只是一些防範的技巧，事實上最重要的還是多培養親子間的感情，不要在忙碌中與孩子疏遠，多找時間與孩子溝通，了解孩子在想什麼，遇上了什麼困難，適時予以情緒支持和實際行動的協助；常與學校老師聯絡，了解孩子在校情形，如果發現孩子有抽菸喝酒行為，先不要嚴加斥責，應先了解孩子的想法和當時的情境，再指出孩子在行為和想法上不正確之處，如此必能降低孩子受到藥物濫用危害的機會！（法務部毒品研究與問題，1995）

音樂療法對藥物濫用與酗酒者

　　若當藥物濫用與酗酒者對於外界的危險或威脅無法克服時，個體即會自主性地採取另一項「保守—退縮」的反應（Conservation-Withdrawal reaction），而呈現出副交感神經系統有關之生理變化，例如新陳代謝的合成作用，減低心跳速度、降低血壓及氧氣的消耗量、肌肉放鬆、呼吸緩慢下來，胃壁充血減少而胃酸、腸液分泌增加、胃腸蠕動加快以準備消化狀態，吸收營養，儲存及節省能源，藉以預備下一次再遭受壓力時的攻擊或逃避反應。當外在的危險持續不停，而此兩項的其中任一項反應使用過久，使得心身疲於奔命或缺乏活動（身體內的代謝產物乳酸無法氧化掉而積留在體內等），則會導至身體的崩潰，產生疾病。

　　而 Lipowskin 於 1970 年也發表了類似的看法（請參考 P.78）

　　運用的方法有：（可參考 P.113 音樂治療方法與模式）

　　1.活動療法

　　2.接受性療法

　　3.創造性的音樂療法

　　心身疾病特殊療法有：

　　放鬆與調節性的音樂療法，運用時以慢的音樂或大自然的音樂會更好，且以一首曲子不段的連續播放為主，直到身心接放鬆後，才改播放其他緩版的曲子。

運用場景配合音樂的療法

表演療法

　　1.音樂心理劇

　　2.自由音樂表演法

　　藉用宗教的音樂與社會人應有的態度

宗教是精神的支柱，當毒癮或酒精發作時，Vaillant（1977）闡明生活應變的方式也應使用較成熟的心理適應方式，例如利他主義而社會人士需保持預期的祝福（為朋友代禱、饒恕別人、為那逼迫你們的禱告）、幽默感（喜樂的心乃是良藥）等積極的、建設性的應變方式，較之於那些慣用投射心理防衛機轉，不滿現實而好批評、好論斷，時常責怪別人等要好的多！

集體交談的模式

運用人類行為心理學的心理模式而言，事實上人的交際行為模式有很多種，而語言是人類最成熟的交際層次，可以發展為行為學裡的口頭交談模式。利用人性的優點，人類常患的就是只有看到別人的缺點卻看不到自己的，就如聖經說：「不要老是看到你弟兄眼裡的一根刺，而沒有感覺自己身上有一根橫木。」

心身疾病特殊療法有：

放鬆與調節性的音樂療法 運用音樂伴奏或聆聽音樂的方法去調節身體的緊張，掌握集中注意力的精神，達到放鬆的方法，運用時以慢的音樂或大自然的音樂會更好，且以一首曲子不斷的連續播放為主，直到身心皆放鬆後，才改播放其他緩版的曲子。適合身心疾病，住醫院療，壓力大，失眠的患者。

運用場景配合音樂的療法 布置一種非常自然的場景，例如：海景，草地，高山等一些大自然的場景，患者就盯著佈景，再配合臨場感佳的音效與相同的音樂後，由小聲漸漸的放大，當患者有適度性的放鬆後，及改播放刺激性強的音樂，激發患者新世界後，觀察其情緒反應，應避免過度的反影，再強調幻像的音樂，節奏需平穩，如心跳。再返回場景音樂是其平復心情。適合精神官能症患者，語言障礙患者，身心疾病之患者。

表演療法

1.**音樂心理劇** 由患者表演一種接近現實生活的一種固定的動作，此

時須播放一種固定拍子的音樂，再慢慢的依情緒的起伏播放不同的音樂，以配合其音效，就如同電影配樂般，患者可以隨著音樂，哭、笑、叫喊、罵、悲傷等等的情緒發洩。主要的目的是，檢視患者自己的生活，以尋找一種更好的處理方式，以其發現新的交流與處理衝突的最佳方法，由音樂來領導，常常有意想不到的效果。適用於獨演，或合奏、合演的多角色，但是一定要在音樂治療師能控制的範圍內，不要超過三人以上。

2. **自由音樂表演法**　一般而言，音樂治療師皆會指定某種方式去演奏音樂或是一定的演奏樂器，但是有時候在某種情況下，固定模式並不能有效的達到治療的效果，尤其是一些不受控制的兒童或是聽不懂指揮的人，就可以自由的表演其情感，又運用自己的身體、物、樂器，或利用人等不同的道具去表演或演奏。此時選擇的音樂就必須是一種有結構性的，有次序性的音樂，隨性的演奏或舞蹈、或蠕動，運用一種啟發性的，創造性的機能，去了解並且調整其情緒引導出來做一個適應性的發洩。

借用宗教的音樂與社會人應有的態度

Vaillant 在 1977 年闡明生活應變的方式，也應使用較成熟的心理適應方式，例如利他主義（關心別人，施比受更有福）、預期的祝福（為朋友代禱、饒恕別人、為那逼迫你們的禱告）、幽默感（喜樂的心乃是量要）等積極的、建設性的應變方式，較之於那些慣用投射心理防衛機轉，不滿現實而好批評、好論斷，時常責怪別人等，或一直壓抑自己、自憐、自責、自咎（而灰心喪志、上了魔鬼的當）的內射心理防衛機轉，以及反作用、抑制到潛意識等的消極性、甚至是破壞性的應變方式要來得有益於健康。利他的、祝福的、幽默感的應變方式，不但給生活上帶來了幸福與成功，也給身體上減輕了疾病的發生或嚴重度。

參考音樂

1. 喚起感動及增加感性的音樂

2. 紓解身心疲勞的音樂

3. 令心情為之開朗的音樂

4. 令心情快活的音樂

5. 附錄二

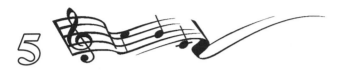

5
心臟病、老年失智症與癌症

心臟病

　　心臟病是多發性硬化症（簡稱 MS），是中樞神經系統的一種漸進性的退化症。此病的演變不一，藉由破壞神經髓鞘（myelin sheaths，包圍神經的物質），而影響神經系統的各部位，造成發炎反應。此病的症狀包括蹣跚跛行、視覺模糊、頭暈、麻痺、呼吸困難、體弱、顫抖、口齒不清、膀胱及腸子出問題、情緒不穩、陽痿、癱瘓（Sperling & Berman, 1994）。

　　心臟病尚無療方，主要是因為此病原因不明；然而，緊張、壓力與營養不良容易引發此病。

　　如同許多退化症一樣，強化免疫系統是治療心臟病所必需的。強健的免疫系統有助於避免感染，進而避免誘發此病。根據一項新的研究，共聚合子一號（copolymer 1）是治療心臟病的嶄新方式。此藥對患者無害，也可能預防心臟病的來襲，只是有時會抑制免疫系統。

　　心臟病通常發生於二十五至四十歲的人身上。此症緩慢地演變，而且可能消失一段時間，又間歇性地復發，復發的症狀往往更劇烈。長期的心臟病患者，使用營養補品可能效果不大，但對於剛出現症狀的年輕病患，

補充營養素或許能延緩或甚至停止此病的演進。

老年失智症

老年失智症又名老年癡呆症或是阿茲海默症（Alzheimer's Disease），是一種腦部疾病，會造成腦部神經細胞逐漸喪失。阿茲海默症在美國的病例已超過二百五十萬個，它為害百分之十五年齡高於六十五歲的美國人。老年失智症通常發生於六十五歲以上的老人，有時在六十五歲以下也會發生。根據統計，女性比男性罹患者多。這類疾病的表徵或症狀可能因人而異，特別是疾病剛開始發生時。記憶力逐漸喪失是首先最常被注意到的症狀，病人往往能記得很久以前的事，但是卻會忘記最近發生的事，像是無法記住人名、剛剛才交代的事一下就忘了、東西放錯位置、經常重複相同的話等。另外，此症也會伴隨著一些行為改變，像是沮喪、睡眠中斷、焦慮、攻擊性等，妄想也很常見，尤其是被迫害妄想。由於腦部神經細胞負責思考、記憶及行動，隨著病程演進，病人對於時間、空間的定向感（orientation）會變差，情緒也變得較遲鈍及冷漠，最後人格也會改變，病人最終甚至連執行最基本的日常生活能力都會喪失，像是刷牙、穿衣及洗澡等（Bednar & Peterson, 1995）。

這種先前被歸為老年性的癡呆，其特徵是海馬體（hippocampus）周圍的神經纖維纏結、混亂。海馬是腦部的記憶中樞。當腦海馬周圍的神經紊亂，神經衝動便無法輸送往來大腦的訊息。由於腦部的迴路被中斷了，因而訊息無法再被讀取。這種精神錯亂的情形並不會破壞原本存在腦海馬的資料，而是妨礙了訊息的傳遞。

這病最初是由一位德國神經學家在 1907 年發現的，此退化症的特徵是心智損壞，使患者的社交與工作能力受阻礙，記憶力與思考能力也被破壞。此病的一些特徵包括記憶力喪失、嚴重的情緒搖擺不定、性格的改變、時空認知的混淆及無法集中注意力或溝通。健康逐漸惡化，直到患者完全失去各種能力。受害者若未加以治療，通常將在五年內死亡。

許多人擔心他們的健忘是阿茲海默症的徵兆。許多人常忘記鑰匙或眼

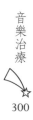

鏡放在哪裡，這並非阿茲海默症的前兆。然而，當一個人忘了他有戴眼鏡時，那麼他正顯示出癡呆的徵兆。

　　阿茲海默症不限於發生在老年人身上。當一個人到了四十多歲時，他可能患有老年癡呆（presenile dementia）。因為癡呆症（dementia）是許多病的症狀之一，通常診斷一個人患有阿茲海默症，是當其他的病都被排除了才能確定。目前，仍無實驗方法或生化指標能確認阿茲海默症。當對腦部的血液供應因動脈硬化而慢慢被斷絕時，可能造成癡呆症。由一連串輕微中風或由腦部漸增的流質堆積，所形成的腦組織壞損，也可能引起癡呆症。對藥物的毒性反應、腦部有小血塊、嚴重的梅毒、腦瘤及甲狀腺機能不足等病，通常出現與阿茲海默症相同的症狀。

　　最近一項對七十八位癡呆症病人的調查顯示，百分之六十八患有阿茲海默症，百分之五有一種維他命缺乏症（尤其是B_{12}），百分之八有輕微型的憂鬱症，百分之五的癡呆症來自多次的中風。

　　研究已顯示阿茲海默症與過量的鋁堆積於腦部有密切的關係。檢驗阿茲海默症死者的腦部發現，其中含過量的鋁和矽。阿茲海默症病人的腦海馬區及腦皮質，不僅含過量的鋁，而且還有溴、鈣、矽及硫。此外，還發現缺乏硼、鉀、硒、維他命 B_{12}及鋅。這些結果可能暗示著飲食中過多的鋁，加上缺乏一些必需礦物質，將直接或間接地使人容易罹患阿茲海默症，雖然這裡的資訊讓我們對預防阿茲海默症抱著希望，但科學家尚未知道要如何減輕此心智上的損壞。

　　檢查體內是否含有毒金屬，可能需要借用一種毛分析。除了在阿茲海默症病人的體內發現礦物質不均衡，研究還指出，女性荷爾蒙的濃度也會被擾亂。洛克斐勒大學的麥耶文博士（Dr. Bruce McEwen）發現，女性阿茲海默症病患的女性荷爾蒙濃度比健康女性低。

癌症

癌症生成過程之心身因素

　　根據行政院衛生署保健處科長李信宏醫師的報導，自 1982 年以來，台灣地區十大死亡原因，癌症列居第一位。以 1985 年的統計資料來看，當年因患癌症而死亡的人數為一六二六八人，佔總死亡人數的百分之十七・八，每十萬人口中約有八十五・〇二位因癌症而死亡（加上未死亡的癌症患者，患有癌症者總數尚不止於此數），台灣地區歷年來有愈來愈多人死於癌症，值得我們生活在這美麗的寶島上的居民去注意與關懷癌症的問題。下列以身心醫師的觀念來討論癌症的生成過程，以期能夠早日偵測出預防癌症疾病的生成。

心理社會層面

　　心理分析學家 Bahnson（1979）回溯性的研究指出：構成癌症生成條件的心理社會因素，需要有癌症患者的原先特殊人格之屬性（如 A 型人格、強迫性人格、憂鬱性人格的體質上因素），以及幼年時代生活事件上的創傷等遠因，再加上成年期之後的生活負荷等壓力形成的一股刺激，改變了身體的神經內分泌系統之正常功能，才會造成癌症的發生。他表示，一個人生活上的失意或絕望並不一定就會患癌症，某一項負面的或導致憂鬱症的特殊生活事件會造成癌症的條件，就要端看其與幼年時代的生活經驗及其人格特性之間的交叉作用的影響如何來決定。

　　他解釋早期幼年時代的創傷，到了成年之後，雖然會傾向於使用「否認」與「過分補償」的心理防衛機轉，來彌補或應付生活上不愉快的事件，而度過了某些正常、適應或愉快的時期，但是一旦遇上彌補不過來的生活壓力，其無法滿足的情緒感受隨即陷入癱瘓或崩潰的狀態，而一蹶不振。不幸的是，過沒多久癌症就產生了。又小時候未解決的衝突事件，會影響到日後長大成年期人際關係的不良，而破裂的人際關係又會強化幼小

時候所受創傷的生活事件的惡劣印象。當患了癌症之後，其生活習慣、興趣更日益狹窄，最後形成愈來愈刻板、固執、生硬的生活特定模式，更形孤單淒慘。

以上的主張被 Hagnell、托馬斯（Thomas）和 Suszynski 等的前瞻性實驗所肯定。

巴斯蒂安斯（Bastiaans, 1974）指出，癌症患者的行為模式特徵是較為消極的理想主義、慢性持久的感情封閉、不善表達其感覺與意志、興趣狹窄及缺乏主動性。或許幼小時候是由於父母無法適當地回應小孩子的呼救或哭叫，不管小孩子們多麼孤寂與無力感，父母卻要求他應該要每天做些與大人標準範圍相配合的任務，因為他太小而感到無可奈何，而未曾學會如何表達其持續性的呼救及對於愛的渴望與需求。他也表示，假若一個孩子與母親的關係是過分溺愛、放縱或相依為命式的共生（symbiotic）態度，對於孩子的身心發育並不是好的現象，這個孩子將會變得太驕縱，無法無天或太攀附、佔取母親及過度的哭鬧，以至於長大成年後，對於微不足道的小挫折或不舒適的生活事件就承受不了，而顯得幼稚、自我中心、易衝動及類似孩子式的呼救。

格羅薩斯（Grossarth）、馬蒂塞克（Maticek）等人於 1982 年表示，假若一個人在別人或另一群人的壓力或孤立的期望下，阻斷了其內在感覺的表達，則其壓抑（repression）即存在。他們將壓抑分類為「接受者」、「發送者」及「拒絕者」三種形式，而癌症患者似乎是一個慢性的壓抑「接受者」。癌症患者會導向此種老是扮演著慢性的壓抑接受者，其精神動力的結構是根源於他們幼年時期的生活經歷。另一方面，社會及社會經濟的結構是一項獨立的因素，例如「社會支持」可以對抗「壓抑」的「發送者」，是一項減低癌症生成的重要因素之一。

按照巴斯蒂安斯的感受，慢性的意志或感覺上的表達或宣洩遭受到封鎖，例如一向理想的職業目標或人際關係上的某一種概念持久性的被攔阻或埋沒，而無法發揮出來，是構成癌症生成的重要條件之一。我們必須注意到的是，導致「攔阻、封鎖」的根源係來自幼年期的經驗，以及實際上現實社會環境等的影響。

格羅薩斯、馬蒂塞克等人指出，強烈的焦慮感之經驗或感覺，若遭受意識上故意地隱藏、壓抑在內心裡，而沒有用語言坦誠地訴說出來的話，就很容易會轉移到身體上的症狀來。沈悶在內心裡的焦慮、煩惱事情若不吐露出來與別人交流，讓別人來分擔的話，長久下來可能會刺激體內分泌腎上腺皮質素（Adrenocorticoids）的量升高，而抑制免疫系統的功能，促進癌症生成的機會。這是心理社會的壓力轉化成微生物化學及分子生物學致癌因素的第一階段。

分子生物學層面

Lingeman 於 1979 年曾發表類固醇及泌乳素等荷爾蒙，是長久以來被懷疑為癌症促生物質。Riley 等人於 1980 年也從老鼠及其他動物試驗結果發現，若給與動物有焦慮感的壓力或注射達到有壓力劑量的類固醇製劑（腎上腺皮質素），皆可以降低其免疫力而強化癌症之生成。一般人都知道，焦慮的感受經由大腦皮質傳遞焦慮的信息給邊緣系統，再經由下視丘轉到腦下垂體分泌ACTH，來刺激腎上腺皮質分泌皮質醇（Cortisol）。這種精神壓力所引發的血清類固醇的濃度升高，很顯然地，將損害到負責免疫功能的 T 細胞及淋巴球，使身體內喪失一部分免疫的監視系統的運作，而導致癌症前期潛伏的異常細胞有機可乘，迅速地溜過免疫細胞的監視或過濾，而放肆地縱橫於體內，演變為癌細胞。例如，受物理（輻射線）或化學致癌物質所刺激，以及受致癌濾過性病毒所侵犯的癌症前期細胞，受正常功能的免疫細胞所監視或防禦，不至於會轉變成惡性的癌症細胞。也如同沃爾夫（Wolf）於 1974 年所闡述的道理一樣，在人體內的癌症前期細胞的發展命運，必須要人體內有充分的某些荷爾蒙（如類固醇等）的環境條件下，才會滋生成為惡性的癌症細胞。

布朗（Brown）等人於 1979 年也發現，調節肝臟內微粒體酶（Micro sonal enzyme）的活動，也扮演一個產生化學致癌物質上的重要角色，例如 arene oxidose（epoxides）是一種可怕的化學致癌物質，而人體內若有過多而剩餘的類固醇，將會轉化成此種致癌物質，誘發正常的良性細胞成為癌症前期細胞。因此類固醇荷爾蒙也涉及到微粒體酶的調節，它在壓力濃度

之下，會刺激而產生突變性及致癌的epoxides，積蓄在人體的肝臟、肺部、腎臟及其他器官內，成為癌症生成的危險因子。佩特拉基斯（Petrakis）等人於 1980 年發現，膽固醇的 epoxides 是動物致癌的物質，他從患有乳癌婦女的乳汁中發現有膽固醇（Cholesterol）的存在。沙夫納（Schaffnar）等人於 1980 年也發現，患有前列腺癌症的四十歲以上男子，其前列腺含有豐富的膽固醇 epoxides。

巴克斯特（Baxter）及哈里斯（Harris）於 1975 年表示，葡萄糖類固醇（Glucocorticoids）（腎上腺皮質素的一種）會抑制 T 及 B 淋巴球、巨噬細胞的免疫防衛功能，而讓癌細胞的生成得逞。因此慢性的心理社會壓力會減少身體內的免疫監視功能，而造成傳染疾病的感染及癌症的生成。

格羅薩斯、馬蒂塞克則表示，生活壓力所引起的癌症患者，將呈現體內高濃度的類固醇荷爾蒙及淋巴球減少的現象，所以若一個人的淋巴球持續性的缺乏，將可作為前瞻性研究追蹤，可能是將來患癌症的一項指標。他們前瞻性地在南斯拉夫研究出心理社會的壓力會導致一個人的抽菸習慣，同時也會影響到癌症的生成，他們追蹤調查出，有抽菸且心理社會上有生活壓力的人患肺癌的機會，是雖然有抽菸，但無生活上的壓力或危機的人的八‧三倍。

不管病因為何，臨終病人所不得不面對的煎熬與痛苦，是其他時候所無法比擬的；但是在臨終關懷的工作中，需要協助的其實不只是最痛苦的病人而已！現今的心身醫學（psychosomatic medicine）研究，更強調病人家屬，甚至癌症或安寧病房中的工作人員的心理反應與生理壓力，也都值得我們投與適度的關注與照料。

從一開始被診斷罹患絕症之際，病人無可避免的必須經歷一連串的情緒反應。每個病人的情緒反應依個人的出身背景、教育程度與社經階層的不同而不盡相同，但無疑的，都是非常強烈與難以忍受，或甚至難以與他人溝通的。這個時候的音樂治療能夠——

- 陪伴病人，以一種有尊嚴與滿足的方式度過生命的最後歷程；
- 減少因疾病或醫療過程帶來的併發症與不適；
- 建立新的或重啟舊有的溝通管道。

面臨這類狀況時，有效的音樂治療可以幫助家屬——

● 紓解過度的身心壓力，以能用較為平靜與理性的方式來協助病人與自己的適應；

● 調適因生離死別（bereavement）所引發的傷慟（grief）反應。

癌症病房或安寧病房的工作壓力，事實上是遠大於其他醫療單位的。有些新進的工作人員會因為適應不良而求去，或以情感隔離（emotional iso-lation）等的自我防衛方式，來面對不斷而來的強烈情感衝擊。

運用之音樂療法

心臟病等的音樂治療，很多情緒是由過去的記憶所產生的，而非僅止於身體所承受的巨大病痛而已，當一個人的生命已走到盡頭時，音樂的穿透力是非常強的，不需透過語言，可以直接通到意識最深處，以此來減輕病人的痛苦。而根據台大護理系的師生針對心臟病患者在台大醫院所做的研究報告指出，在台灣生活的老人們，因為不同的環境背景與不同的教育程度所需要的音樂也不同，而且也會因時、因地，與心情的需求而有所不同的反應，但是幾乎所有的人，都能接受宗教音樂，因為被神保佑的感覺可以減輕疼痛！

阿茲海莫症的音樂療法以創造性的音樂療法加上集體交談的模式，例如：自由選擇音樂或有意義的曲子，可將回憶性的曲子，配合按摩與交談活動，能夠減緩患者的痛苦，也可以減緩與治療師之間的陌生感。選擇以前喜歡的曲子或常聽的戲曲，錄製成錄音帶，經常播放聆聽或歌唱，可以幫助失憶症或尋回年輕的感覺。

長期病（如癌症「安寧照顧」等）的音樂治療即是幫助病人以意志力來減輕痛苦，治療方式是將病人夢囈式的話語串連起來，再由治療師作曲，然後放給病人聽，或以現場演奏、人聲吟唱等，來觀察病人的呼吸狀態。所以在安寧病房中，以下的各種建議方式確實能減輕病患的痛苦。

1. 音樂大自然療法。
2. 諾多夫－羅賓斯（Nordoff-Robbins）的創意即興法。

3.高大宜（Kodaly）音樂療法。

4.奧福（Orff）音樂治療法。

5.達克羅茲（Dalcroze）音樂療法。

6.引導想像與音樂療法（Guided Imagery and Music，簡稱 GIM）。

7.整合（Postlude integraiton）。

除了以上幾種音樂療法外，還有如；

1.聆聽法（ Listening or receptive）。

2.再造法（Re-Creating）。

3.即興法（Improvising）。

4.創作法（Composing）。

5.創造性的音樂療法（請參考第一篇第九章）。

6.集體交談的模式。

但是最重要的原則是：

1.以放鬆心情為主導，古典音樂被當成觸媒來喚出潛在的思緒與感覺，引出自我察覺的能力至較深的意識層面。

2.一種自覺式的聆聽，經由非藥物的使用進入改變意識的狀態。

3.治療對象體驗意識改變的狀態，進而產生力量解決自我衝突，以達成自我實現的目的。

治療對象的能力：

1.有圖像思考的能力。

2.有區別圖像與真實情境的能力。

3.口語能力足夠表達自己的音樂經驗。

治療過程：

1. Prelude 前奏：說明。

2. Relaxation and induciton 放鬆與引導：藉著音樂及音樂治療師的指導語，進入肢體放鬆與精神集中的狀況。

3. Music listening 音樂聆聽：經由整理分類的古典音樂，可體驗不同的感受，包括：團體經驗、情感釋放、正面感受、安慰、死亡與再生、高峰經驗、寂靜、宇宙等。

4. Postlude integraiton：整合生命回顧療法

在照顧中，患者幾乎都是不良於行，若此時播放一首患者從未聽過的古典音樂，教導其想像與幻想，一種愉悅的心情引導，可以使患者滿足未完成的夢想，或不能實現的理想。再配合生命回顧法，當生命危及時，全家一同播放曾經共同擁有的回憶，也許此刻的心情會落到極點，但是那種甜蜜的重要片段，無論如何都值得一試。

參考音樂

中國養生音樂名典

1.具有鎮定作用的藥典：

《春江花月夜》，《塞上曲》，《平沙落雁》，《小桃紅》，《仙女牧羊》等。

2.能振奮精神的樂曲：

《豐收鑼鼓》，《金蛇狂舞曲》，《狂歡》，《步步高》，《娛樂生平》等。

3.能增進食慾的樂曲：

《歡樂舞曲》，《花好月圓》，《畫眉序》，《壽宴開》等。

4.能舒心暢懷的樂曲：

《江南好》，《春風得意》，《小開門》等。

5.能除煩惱解鬱的樂曲：

西貝流士的《悲痛圓舞曲》，《春天來了》，《喜洋洋》，《大開門》，《點花天》，《開柜箱》等。

6.具有消除疲勞作用的樂曲：

《進行曲》，海頓的組曲《水上音樂》，《錦上花》，《假日的海灘》等。

7.便祕患者可選聽的樂曲：

莫札特的《小步舞曲》，蕭邦的《馬祖卡舞曲》等。

8.頭痛患者可選聽的樂曲：

貝多芬的《A 大調抒情小樂曲》美國的《一個美國人在巴黎》等。

9.神經衰弱及失眠患者宜聽的樂曲：

李斯特的《匈牙利狂想曲》、《卡門小組曲》；臨睡前宜聽《二泉映月》，《平湖秋月》，《搖籃曲》、巴哈的《哥爾登堡變奏曲》等。

10.老年人養生保健音樂：

小提琴協奏曲如《梁山伯與祝英台》，圓舞曲如《藍色多瑙河》、《維也納森林的故事》，小夜曲如舒伯特的《小夜曲》，莫札特《D 大調哈夫納小夜曲》，布拉姆斯的《小夜曲》，柴可夫斯基的《絃樂小夜曲》等。（本資料摘錄自《常春月刊》88.04）

參考音樂

1. 能贏得親切問候的音樂
2. 紓解身心疲勞的音樂
3. 令心情為之開朗的音樂
4. 幫助減輕疼痛的音樂
5. 鄧麗君唱的一些老歌
6. 台灣早期的一些民謠

除了以上幾種音樂療法外，還有如：

1.聆聽法（Listening or receptive）

運用現場或是 recoorded music（如使用 CD 或錄音的方式），可用於放鬆練習（Relaxation），冥想（Meditation），歌曲的檢討與討論（Song-Discussion）引導想像（Guided Imagery and Music），生理的回饋（Music Biofeedback），音樂共乘（Music Entraiment），記憶數法（Music Mnemonics）與感官刺激法（Through Music）等。

2.再造法（Re-Creating）

結合音樂表演與音樂教導的技巧，個案不需有高超的音樂常識，著重

於教導時或表演時的行為改變，學習樂器等。

3. 即興法（Improvising）

運用不同的主題做不同想像之即興，如對節慶做一即興，或是對某一旋律做一段即興，甚至可以依個案的情緒或病源來分析且做一即興也是非常好的方法，再以 Nordoff & Robbins 所創的創意療法（Creative Music Therapy）即以治療師與個案作為互動的主要方法，利用即興的演奏方式將個案的自我實現潛能發揮出來，進一步的去發覺與克服情緒上或身體上等障礙。

4. 創作法（Composing）

運用兩台 CD 錄音機把自己喜歡的音樂，做一些不同的整合，如古典音樂與搖滾樂合起來成為一首不同風味的音樂，或是將自己熟悉的音樂旋律來創作歌曲或改歌詞，如果有很好的音樂底子就可以創作曲子了，這個方法可以將自己的情緒或感受，適時的表現在作品上，是一種最極大空間的表現。

創造性的音樂療法

以演奏樂器為主，即興方式為先。1.沒有任何音樂底子的，可以選擇一首大型演奏的管弦樂，如柴可夫斯基的第一號鋼琴協奏曲。每個人選擇一項樂器，隨音樂即興表演，其目的在於使個案與樂器之間產生情感，並創造行為方式的變化與表現方面的發展，適合集體治療，可以相互接進融合，交流，建立社會性人際關係，不必去計較拍子的準確度，不必理會誰演奏對或錯，只要盡情的演奏，隨著音樂的起伏，讓自己的情緒隨音樂逐流。2.有音樂底子的，就以個人的專長樂器，組一團沒有任何樂章束縛的即興演奏，因為若將範圍規定太窄時，會影響他們自我表現與自我發揮，這樣會影響到紓解與解除壓力的作用。德國的一位音樂治療學家威而姆說：「我不會以我的建議去壓住病人，就如同一位母親曾經做過的，以免妨礙她的孩子的自我發現。」所以創造性的音樂療法會比接受性的。而貝利（Baily 1983）研究現場演奏音樂，證實住院者有減輕焦慮、降低壓力，也可以增加活力。

生命回顧法

當生命危及時，全家一同播放曾經共同擁有的回憶，也許此刻的心情會落到極點，但是那種甜蜜的重要片段，無論如何多是值得一試。

演奏音樂的方法有：

模仿與描述　選擇性音樂，以音樂聲響模仿生活情境相同的同質性樂音，適合個人也適合團體，但是團體以三～六人為主，而且須同性質的病人。

同時演奏　運用樂器播放喜愛的歌曲來伴奏，或是隨著音樂一起演奏，適合團奏，用於老人治療或兒童治療。當然工作壓力的抒發也可以嘗試。

交替演奏或對比演奏　所謂交替與對比是為呼—應或問—答式的，短樂句為主，主幹演奏為輔，治療師—問，患者—答，兩相對應，以不同樂句演奏稱為對比，相同的樂句相互交替稱為交替演奏。

即興獨奏　以小組三～五人一起演奏，在固定拍子內，每個人先後的演奏，可以的話，控制在兩小節內為段落的拍長為主。

即興合奏　一種自由的、無約束的，一種集合眾人情緒的呼應互為關懷。

集體交談的模式

運用人類行為心理學的心理模式而言，事實上人的交際行為模式有很多種，而語言是人類最成熟的交際層次，可以發展為行為學裡的口頭交談模式。利用人性的優點，人類常犯的就是只有看到別人的缺點卻看不到自己的，就如聖經說：「不要老是看到你弟兄眼裡的一根刺，而沒感覺自己身上有一根橫木。」

1.配合輕鬆緩慢的音樂，進行按摩活動，可以減緩患者的痛苦，一可以減緩與治療師之間的陌生感。

2.自由選擇音樂，可以以回憶性的曲子，或有意義的曲子聆聽或歌唱。

3.選擇以前喜歡的曲子或常聽的戲曲，錄製成錄音帶，經常播放聆聽，可以幫助失憶症或尋回年輕的感覺。

4.音樂配合呼吸與放鬆，可緩和焦慮不安的情緒以及轉移疼痛的注意力，或幫助睡眠。

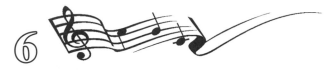

⑥ 團體諮商與醫學界如何使用音樂治療

團體諮商

　　團體治療是在所有的治療中，一種有力的附屬治療之一。就團體對個人治療而言，可以幫助傾聽、了解、相信，使你的記憶凝固，也是被認定為有效的提取記憶的方法。當團體中一個接一個的說出他們的經驗時，回憶及感觸就像連鎖反應，一個一個影像增加進來。茱蒂・赫爾門（Judy H.）在《創傷與復原》（*Trauma and Recovery*）一書提到，強調團體治療的刺激記憶功能，它幾乎可以使記憶恢復：「創傷團體所發展出來的向心力，使團員可以互相傾吐他們的痛苦。當每一個成員重組她的申訴時，故事的內容或多或少會喚起其他成員類似的回憶。在亂倫的治療團體中，幾乎每一個決心要恢復記憶的人都恢復了。對有失憶症的成員，團體鼓勵她說出所能記得的一切，團體的各個成員從不同角度給其建議與看法，將變成一種新記憶的橋樑。」（E. Loffus & K. Ketchan, 1998，《記憶 VS 創憶》，洪蘭譯，遠流出版）

其實在團體治療中一定要注意，也是所有心理學家與精神科醫師的警告：

1.治療師在團體治療中一定要全程監控，才不會使成員情緒氾濫。

2.不要混合不同的團體，例如被性侵犯的人不能與有幻想、自以為被性侵犯，但沒有記憶與證據者混在一起，會使幻想者加入新的記憶，或者沒有一點記憶，治療師只是試探性的找尋追憶者，這會使沒有記憶者有壓力，而編造假像記憶。

3.治療師一定要站在客觀的角度來輔導，甚至要控制記憶的出現速度，有時記憶出現太快，會使整個團體和個人無法忍受，而情緒失控。

4.團體治療是一個安全、受支持與被了解的團體，所以治療師一定要警告每位成員的忠誠度及保密關係，避免造成每位成員的第二次傷害。

5.找回記憶，其實是治療面對害怕、恐懼的好方法，但是若找到一個別人記憶的新添加物而成的新記憶，這種假像不但危害到自己，也危害到別人。有些治療師因為太熱心，又沒有判斷真偽的能力，反而害到治療者病情增加。警告：若你找到一位很信賴的治療師，她的幫助有使你心情愉快、勇敢面對未來、藥物減少、行為與思考越來越社會化，那麼你就找對了；若治療三個月後，你還是不斷的陷入痛苦的深淵，憂鬱、躁鬱、幻想、精神異常等現象，以及不斷的增加不同的藥物時，考慮換個治療師吧！

團體諮商可以運用音樂自我成長與治療，作為一個團體共同交流下一種成長的收穫。一個團體的領導者，是非常重要的靈魂人物，當他運用聆聽回顧生命的方法時，其團體中的共同回應，也許是自覺性的回應，也許可以從中檢視個人的戀結與問題，也可以觀視其內在的心態與動機性，以及防禦心的情緒反應，在聆聽不同人的聲音以及學習分享的內心世界，亦可幫助自我成長，以及改變思考模式，或藉由直接或間接的傾聽領導者的建議，而對內心的問題或困擾有所治療。

一般團體音樂治療的方法

1.聆聽音樂 —— 生命回顧法（運用較多，且可以凸顯問題）。

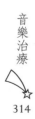

2.**合唱法或合奏法**——以一般簡單的樂器為主，如一些敲擊樂器、吉他、電子琴、鼓類，可以是視覺性的樂器，可以刺激不一樣的思考。

3.**音樂戲劇法。**

4.**大自然聆聽法**——可以用於鬆懈、冥想。

團體諮商音樂治療呈現模式

1.**模仿藥物治療模式**：將音樂依特性分類，依症狀類別開立音樂處方籤對症治療；

2.**針對精神分析模式**：藉由音樂引導個案自由聯想，使潛意識衝突浮現意識中，以利精神分析進行；

3.**行為治療模式**：以音樂作為增強物，藉以促進個案學習動機，矯正不當行為；

4.**諮商模式**：藉由與個案共同鑑賞音樂，引導個案達到拓展人格領域與改善症狀的目的；

5.**鬆弛訓練模式**：藉由音樂的鎮靜作用，促進個案的自律訓練，達身心鬆弛成效；

6.**職能治療模式**：藉由音樂演奏所伴隨的動作，以改善身心功能障礙；

7.**遊戲治療模式**：藉遊戲方式降低個案的身心防禦，進而促進個案與治療者間彼此的交流與互動；

8.**情緒抒發模式**（Catharsis）：藉由音樂欣賞尋回內心平靜，或藉音樂演奏紓發心理壓力，促進心理健康；

9.**團體治療模式**：依個案問題與團體目標設計音樂團體活動，以團體運作方式進行音樂欣賞或樂器合奏等活動，發揮音樂與團體治療的雙重效益（Sperling, MB, Berman, W.H., 1994）。

團體結束時的主要目標和活動

(1)回顧和摘述團體經驗，(2)評估成員的成長及改變，(3)完成未完成的事件，(4)將改變應用到日常生活之中，(5)提供回饋，(6)相互道別，(7)預備解決後續問題。

美國加州大學藥學博士鄭慧文研究報告指出，十九位病人在接受團體諮商治療八次後，分成兩組觀察其後續發展。結果顯示，在六個月後，對照組病情改善幅度為百分之七十五，實驗組為百分之八十，顯示出團體諮商治療的有效性，同時也破除恐慌症必須持續服藥才能改善症狀的迷思。但是研究人員也特別強調，本實驗病人之所以獲得如此顯著的病情改善效果，並不是因為停止服藥，而是因為接受專家的指導，並密切配合專家的指示，才能有效改善症狀。因此一般病人不但不可以隨便停藥，也要慎選專家，才能確保個人的醫療權益，確實達到期望的療效。研究人員建議，利用團體諮商治療恐慌症至少需要十至十五次的療程，同時也要密切追蹤其長期反應，才能保障其治療成效。因此恐慌症病人千萬不要失去信心，也不要太早放棄自己；只有堅持到底，配合醫界專業人士的治療與指導，才能確切達成預定的治療目標。

參考音樂：

1. 緩和不安和緊張的音樂
2. 紓解身心疲勞的音樂
3. 令心情為之開朗的音樂
4. 幫助減輕疼痛的音樂

醫學界如何使用音樂

音樂是通往記憶系統的高速公路。不須透過語言，音樂可以直接深入心靈的最深處，所以現代人以音樂來紓解壓力、淨化身心，甚至還用來治療疾病。因此，若能善用這股天地間源源不絕的能量，就能為人類的生活創造最大的幸福。

「音樂治療」即是利用人與生俱來的音樂潛能，來幫助生理及心理上有障礙的人，達成一些治療目標，例如：促進身體機能協調、穩定情緒、增強語言能力、加強社交參與的動機、提高智力等。

　　以醫學界如何去使用音樂的分析而言，大致如下：

醫院的施行方向

　　音樂治療的服務對象為特殊兒童、慢性病患復健、老人、心理異常患者、疾病末期、癌症患者及一般民眾等；在歐美國家，甚至在開刀房、隔離病房或癌症治療中心等，亦使用音樂治療，且成效頗佳。但目前在台灣，音樂治療只被運用於精神科、復健科、教養院、啟智中心及老人院等醫療單位，而高雄長庚兒童醫院復健科的音樂治療始於 1997 年 3 月，目前服務的對象為過動症、自閉症、腦性麻痺、學習障礙、情緒障礙及智能不足等，治療的時間以六個月為一期，最後經過總評估，再決定是否轉介或進行其他治療項目。

積極栽培音樂治療師

　　音樂治療需要時間性、計畫性、專業性的觀察、設計與執行，並非一般人認為只是聽聽音樂就可以改善病情；而音樂治療除了「身」以外，更提供了「心」方面的治療，這是常為人所忽略及漠視的。所以身為音樂治療師，除須有熱忱的心與音樂的專業知識外，也須具有心理分析能力與製造環境的和諧度，因為處在這般極端的工作環境中，音樂治療的概念與技巧能夠緩和病房環境（milieu）的負面氣氛，提升工作人員的士氣，讓工作人員得以在不受太多情緒干擾下，充分發揮專業技能，幫助病人與家屬以最平和的態度與準備，共同度過無可逃避的最終之旅。而製造環境的和諧，背景音樂是絕對不能少的。

　　臨床上除了用來調適壓力之外，音樂治療至少已被應用在下列狀況：

　　1.減輕因醫療程序引發的焦慮；

　　2.調適綜合醫院病人的情緒；

　　3.減少加護病房病人的併發症；

4.減少懷孕的焦慮與分娩的疼痛；

5.減輕小兒科病人與新生兒的不安；

6.減少接受手術病人的焦慮與不安；

7.當作牙科病人的「聽覺止痛劑」；

8.減輕癌症病人與臨終病人的不安與焦慮。

何謂背景音樂？

音樂療法通常指背景音樂（background music，簡稱 BGM），即利用音樂來紓解頭痛的痛感，這種音樂完全以放鬆身心、安撫情緒為重點，所以以古典音樂、輕音樂為佳。

另外，時下頗為流行的自然音樂，如海洋、峽谷及森林音樂等，也是不錯的選擇。但是選擇背景音樂的先決條件為以測作者的主要心情為主，也以其最舒服的α波為最主要選擇的依據。其實，只要是不增加負擔的背景音樂，現在多已被心理醫師及牙醫師用作治療的輔助工具。但是若選擇的音樂非測試喜歡的，反而會造成反效果。音樂療法說明如下：

建議聆賞之古典音樂作品

輕音樂因為性質相近，由讀者擇其所愛即可；而古典音樂則發展歷史較久，曲風迥異，有管弦樂、協奏曲、室內樂及美聲演唱等，必須稍作選擇：

提振因頭痛而產生的沮喪心情

組曲：
韓德爾的「水上音樂」及「皇家煙火」
葛利格的「皮爾金組曲」
交響曲：
莫札特的第四十、四十一號交響曲
貝多芬的第九號交響曲（含合唱）

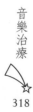

音樂治療

協奏曲：

韋瓦第的「四季」小提琴協奏曲

安撫因頭痛而產生的煩躁情緒

鋼琴音樂：

蕭邦的夜曲二十一首

德布西的「月光」

舒曼的「兒時情景」

交響曲：

貝多芬的第六號「田園」交響曲

小提琴奏鳴曲：

克萊斯勒的「愛之喜」及「愛之悲」

貝多芬的「春」

心理狀態呈現	參考音樂	參考作者
疲乏時	四季——春 大海 水上音樂組曲	韋瓦第 德布西 韓德爾
不安時	G 小調幻想曲和賦格曲 死亡舞蹈 火鳥第一樂章	巴哈 聖桑 史特拉夫斯基
厭世	彌賽亞 命運交響曲 第六號悲愴	韓德爾 貝多芬 柴可夫斯基
憂鬱	B 小調 四十號交響曲 憂鬱圓舞曲	莫札特
增強自信	皇帝第五號 降 E 大調鋼琴協奏曲序曲	貝多芬 華格納
失眠	搖籃曲 仲夏夜之夢 夢	莫札特 孟德爾頌 德布西
食慾上升	餐桌音樂 圖畫展覽會（拉威爾編曲） 嬉遊曲	泰勒曼 莫索爾斯基 莫札特

栽培醫生的音樂或文學的素養

　　現代的醫學生對醫學人文的思考，乃至於對音樂的素養，以及將來做音樂治療的認同性又如何呢？最近有人對台北醫學大學醫學系和藥學系的一年級同學共一百一十九位做簡單的問卷調查，發現只有百分之三的同學不喜歡音樂，百分之一的同學不相信音樂可以作為治療的用途；反過來說，有百分之八十三的同學可能一邊聽音樂、一邊工作，百分之九十的同學相信音樂可以幫助一個人的生活，而百分之九十二的同學希望在以後有一天，可以讓自己或別人用音樂來替自己做治療。我們倒不希望很多的醫生都兼具音樂家的素養，然而，我們希望音樂成為他們讓自己放鬆的最好工具；不僅讓他們身體更健康、生活更快樂，而且能把這種經驗帶給他們的病人分享；更重要的是，改變他們看病的情緒和態度。事實上這是現代醫病關係的一個困境，也是被大眾所詬病的冷冰冰的醫院、沒有人性化的醫療，以及道貌岸然無法接近的醫生；所以我們在醫學教育中急須加強，去改變將來醫生的氣質，應該在通識教育中加入大量的人文課程，也許是當前突破醫病關係困境的根本作法之一（江漢聲，中時電子報，1999.12）。

　　醫學界須不斷的接收新知，而音樂治療也需要所有人的支持與共襄盛舉，以期望音樂治療可以廣為運用在醫學界、政治界、社交圈，甚至所有的國民基礎教育，讓音樂治療為社會大眾所普及，以至於達到每個人皆可以運用音樂自我檢測，自我反省，讓社會減少戰爭，降低自殺率，避免藥物過度浪費，使人走向積極面，社會迎向光明面，讓音樂美化人生，也美化整個環境。

參考音樂

一般常用於醫學界者以附錄二：

德國音樂療養協會研究為主

巴洛克音樂為副

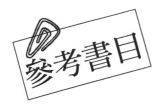

參考書目

A. J. Krakowski (1982). 多變世界的心身醫學。

A.H.Schmale (1972). Giveing Up as Final Common Theraly. NY: Temple Uni. Press.

Abeles, H. F. (1980)：Responses to music. In D. A. Hedges (Ed.), Handbook of Music Psychology. Lawrence. KS: National Association for Music Therapy.

Amabile, Teresa M. Creative in Context, Westview Press, Oxford.

Ambert, A. M. (1997). Parents, children, and adolescents: Interactive relationships and development in context. New York: Haworth.

American Psychological Association (1994). Publication manual of the American Psychological Association (4th ed.). Washington, DC: American Psychological Association.

American Psychological Association (2001). Publication manual of the American Psychological Association (5th ed.). Washington, DC: American Psychological Association.

Anderson, S. A., & Sabatelli, R. M. (2000). Family interaction: A multigenerational developmental perspective (2nd ed.). Boston: Allyn & Bacon.

Antonia Brancia Maxon (1994). The Hearing-Impaired child. MMB Music.

Applebaum, Edward, Egel, Andrew L., Koegel, Robert L. and Imhoff, Barbara. (1979). Measuring musical abilities of autistic children. Journal of Autism and Developmental Disorders.

Archer, J., Jr., & Cooper, S. (1998). Counseling and mental health services on campus. San Francisco: Jossey-Bass.

Aron, E. N. (1996). The highly sensitive person. New York: Broadway.

Aron, E. N. (1999). The highly sensitive person's workbook. New York: Broadway.

Atchley, R. C. (1997) Social Forces and Aging: An Introduction to Social Gerontology (8th ed.). Wadsworth Publishing Company. Belmont, CA.

Atephanie Merritt with Betty Deborah Ulius (1990). Mind, Music and Imagery (unlocking Your Creative Potential). NY: Penguin Books.

Baldwin, M., & Satir, V. (1987)(Eds.). The use of self in therapy. New York: Haworth.

Becver, D. S. (2001). In the presence of grief: Helping family members resolve death, dying, and bereavement issues. New York: Guilford.

Bednar, R. L., & Peterson, S. R. (1995). Self-esteem: Paradoxes and innovations in clinical theory and practice (2nd ed.). Washington, DC: American Psychological Association.

Berger, R., & Hanah, M. T. (1999)(Eds.). Preventive approaches in couples therapy. Philadelphia, PA: Brunner/Mazel.

Beuscia,Kennth D. (1993). Case Studies in Therapy. Barcelona Publisher, 1121Rapps Dam Road, Phoenixyille, PA, 19460.

Boss, P. (2002). Family stress management: A contextual approach (2nd ed.). Thousand Oaks, CL: Sage.

Boss, P. (1999). Ambiguous loss: Learning to live with unresolved grief. Cambridge, MA: Harvard University Press.

Bowlby, J. (1969/1982). Attachment and loss, Vol. I—Attachment. New York: Basic Books.

Bowlby, J. (1973). Attachment and loss Vol. II—Separation: Anxiety and anger. New York: Basic Books.

Bowlby, J. (1980). Attachment and loss Vol. III—Loss: Sadness and depression. New York: Basic Books.

Bowman, H. A., & Spanier, G. B. (1978). Modern marriage. New York: McGraw-Hill.

Bowman, H. A., & Spanier, G. B. (1978). Modern marriage. New York:

McGraw-Hill.

Boxberger, R. (1962). Historical bases for the use of music in therapy. In E. H. Schneider (Ed.), Music Therapy (1961). Eleventh book of proceedings of the National Association for Music Therapy.

Brehm, S. S., Miller, R. S., Perlman, D., & Campbell, S. M. (2002). Intimate Relationships (3rd ed.). Boston: McGraw-Hill.

Bruscia, K. E. (1989): Defining Music Therapy. Spring City, PA: Spring House Books.

Buday, Evelyn M.(1995). The effects of signed and spoken words taught with music on sign and speech imitation by children with autism. Journal of Music Therapy, 32, 189-202.

Burka, J. B., & Yuen, L. M. (1983). Procrastination: Why you do it, what to do about it. Cambridge, MA: Perseus.

Burns, D. D. (1993). Ten days to self-esteem: The leader's manual. New York: Quill.

Butterfield, O. M. (1956) . Planning for marriage. New York: Van Nostrand Re-inhold.

Butterfield, O. M. (1956) . Planning for marriage. New York: Van Nostrand Re-inhold.

Byng-Hall, J. (1995). Rewriting family scripts: Improvisation and systems change. New York: Guilford.

Caine, Janel (1991). The effects of music on the selected stress behaviors, weight, caloric and formula intake, and length of hospital stay of premature and low birth weight neonates in a newborn intensive care unit. Journal of Music Therapy, 28, 180-192.

Carstens, C. B., Huskins, E., & Hounshell, G. W. (1995). Listening to Mozart may not enhance performance on the Revised Minnesota Paper Form Board Test. Psychological Reports.

Carter, B., & McGoldrick, M. (1989)(Eds.). The changing family life cycle: A framework for family therapy (2nd ed.). Boston: Allyn & Bacon.

Carter, B., & McGoldrick, M. (1999)(Eds.). The expanded family life cycle: Individual, family, and social perspectives (3rd ed.). Boston: Allyn & Bacon.

Chan, Agnes S., Ho, Yim-Chi & Cheung, Mei-Chun (1998). Music training improves verbal memory. Nature.

Chapman, R. (2000). The new handbook for special education rights. Denver, CO: The Legal Center.

Cheung, M. L. (1995). The Role of Religious Attributions in Coping with Bereavement. Master Thesis. University of Hong Kong .

Cone, J. D., & Foster, S. L. (1993). Dissertation and theses from start to finish: Psychology and related field. Washington, DC: American Psychological Association.

Corey, M. S., & Corey, G. (1992). Groups: Process and practice (4th ed.). Pacific Grove, CA: Brooks/Cole.

Cox, G. H. (1993) Later Life: The Realities of Aging (3rd. ed.). Indiana State University Prentice Hall, Englewood Cliffs, New Jersey.

Daniel G Amen (2000, July). Change your Brain : Time Books.

Dattilio, F. M., & Bevilacqua, L. J. (2000)(Eds.). Comparative treatments for relationship dysfunction. New York: Springer.

Davies, Stephen. "Music." The Oxford Handbook of Aesthetics, edited by Jerrold Levinson, Oxford University Press, 2003, pp. 489-515.

DeMaria, R., Weeks, G., & Hof, L. (1999). Focused genograms: Intergenerational assessment of individuals, couples, and families. Philadelphia, PA: Brunner/Mazel.

Don Campbell (Sep.2001). The Mozart Effect. NY: Temple Uni. Press.

Donald E. Michel, Ph. D., R. M. T. (1996). Music Therapy (An Introduction, Including Music in Special Education. USA: Chorles C Thomas.

Dossick, J., & Shea, E. (1990). Creative therapy II: 52 more exercises for groups. Sarasota, FL: Professional Resources Exchange.

Douglas S. and Willats, P. (1994). The Relationship Between Musical Ability and Literacy Skills. Journal of Research in Reading.

Drummond, R. J. (1992). Appraisal procedures for counselors and helping professionals (2nd ed.). New York: Merril.

Duncan, Barry L., and Rock, Joseph W. (1991). Overcomning Relationship Impasses. New York: Plenum Press.

Edgerton, Cindy Lu (1994). The effect of improvisational music therapy on the communicative behaviors of autistic children. Journal of Mucic Therapy, 31 (1),31-62.

Ellen Dissanayake (1988). What is Art For ? Seattle: University of Washington Press.

Ellis, A. (1961). Creative marriage. New York: Institute for Rational Living.

Ellis, A. (1961) . Creative marriage. New York: Institute for Rational Living.

Ellis, A., & Knaus, W. J. (1977). Overcoming procrastination. New York: Signet.

Enright, R. H. (2001). Forgiveness is a choice: A step by step process for resolving anger and restoring hope. Washington, DC: American Psychological Association.

Enright, R. H., & Fitzgibbons, R. P. (2000). Helping clients forgive: An empirical guide for resolving anger and restoring hope. Washington, DC: American Psychological Association.

Enright, R. H., & North, J. (1998)(Eds.). Exploring forgiveness. Madison: WI: University of Wisconsin Press.

Erikson, E. H. (1980). Identity and the life cycle. New York: Norton.

Falicov, C. J. (1987)(Ed.). Family transitions: Continuity and change over the life cycle. New York: Guilford.

Feifel, H. (1976). Attitudes toward Death: A Psychological Perspective. In E. S. Shneidman (Ed.), (1976), Death : Current Perspectives. Palo Alto, Calif.: Mayfield.

Feifer, H., & Branscomb, A. B. (1973). Who's Afraid of Death? Journal of Abnormal Psychology, 81, 282-288.

Fennell, M. (1999). Overcoming low self-esteem: A self-help guide using cognitive behavioral techniques. London: Robinson.

Field, L. (1995). The self-esteem workbook: An interactive approach to changing your life. London: Vermilion.

Fincham, F. D., Fernandes, L. O. L. & Humphreys, K. (1993).Communicating in Relationships.Champaign, Illinois: Research Press.

Firestone, R. W., & Catlett, J. (1999). Fear of intimacy. Washington, DC: American Psychological Association.

Gilbert, R. M. (1992). Extraordinary relationships: A new way of thinking about human interactions. New York: Wiley.

Goldenberg, I., & Goldenberg, H. (2000). Family therapy: An Overview. Pacific Grove, CA: Brooks/Cole.

Gordon, L. H., & Frandsen, J. (1993/2000). Passage to intimacy (Revised Edition). Weston, FL: PAIRS Foundations.

Gottman, J. (1994). Why marriages succeed or fail. New York: Simon & Schuster.

Gottman, J. (1994). Why marriages succeed or fail. New York: Simon & Schuster.

Gottman, J. (1994). Why marriages succeed or fail. New York: Fireside.

Gottman, J., & DeClaire, J. (2001). The relationship cure: A five step guide for building better connections with family, friends, and lovers. New York: Crown.

Grandin, Temple and Scariano, Margaret M. (1986). Emergence-Labelled Autistic. Arena Press.

Gray, J. (1992). Men are from Mars, women are from Venus. New York: HarperCollins.

Graziaon, Peterson and Shaw (1999). Mathematical Reasoning is Enhanced by Musical Training, Neurological Research.

Greenfield, D. N. (1999). Virtual addiction: Help for netheads, cyberfreaks, and those who love them. Oakland, CA: New Harbinger.

Griggs-Drane, Ellen R. and Wheeler, John J.(1997).The use fo functional assessment procedures and individualized schedules in the treatment of autism:recommendations for music therapists. Music Therapy Perspectives,15, 87-93.

Guerin, P. J., Jr., Fogarty, T. F., Fay, L. F., & Kautto, J. G. (1996). Working with relationship triangles: The one-two-three of psychotherapy. New York: Guilford.

Guldner, C. A. (1971). The post-marital: An alternative to premarital counseling. Family Coordinator.

Guldner, C. A. (1971). The post-marital: An alternative to premarital counseling. Family Coordinator, 20, 115-119.

Guralnick, M. (1997). The effectiveness of early intervention. Baltimore: Paul H. Brookes Publishing Co.

Gurman, A. S., & Kniskern, D. P. (1981)(Eds.). Handbook of family therapy, Vol. I. Philadelphia, PA: Brunner/Mazel.

Gurman, A. S., & Kniskern, D. P. (1991)(Eds.). Handbook of family therapy, Vol. II. Philadelphia, PA: Brunner/Mazel.

Hairston, Michelle J. P.(1990). Analyses of responses of mentally retarded autistic and mentally retarded nonautistic children to art therapy and music therapy. Journal of Music Therapy, 27, 137-150.

Halford, W. K. (2001). Brief therapy for couples: Helping partners help themselves. New York: Guilford.

Halpern, H. W. (1994). Finally Getting It Right. New York: Bantam Books.

Hargrave, T. D. (1994). Families and forgiveness: Healing wounds in the intergenerational family. Philadelphia, PA: Brunner/Mazel.

Hauser, S. T., Power, S. I., & Noam, G. G. (1991). Adolescents and their families: Paths of ego development. New York: Free Press.

Helen L. Bonny (1990). Music and Your Mind. NY: Station Hill Press Inc.,Barrytown.

Hendrick, S. S. (1995). Close Relationships: What couple therapists can learn. Pacific Grove: Brooks/Cole.

Hendrix, H. (1988). Getting the love you want: A guide for couples. New York: Henry Holt & Company.

Hesley, J. W., & Hesley, J. G. (2001). Rent two films and let's talk in the morning: Using popular movies in psychotherapy (2nd ed.). New York: Wiley.

Hoskins, Carla (1988). Use of music to increase verbal response and improve expressive language abilities of preschool language delayed children. Journal of Music Therapy, 25, 73-84.

Imber-Black, E. (1998). The secret life of families: Truth-telling, privacy, and reconciliation in a tell-all society. New York: Bantom Books.

Johnson, P. E. (1953) . Psychology of pastoral care. Nashville, TN: Abingdon Press.

Johnson, P. E. (1953) . Psychology of pastoral care. Nashville, TN: Abingdon Press.

Joseph P. Scarteli (1989). Musicand Self Managemant Methods. MMB Music.

Juliette Alvin (1986). Music Therapy. Other books on Music Published By John Baker.

Kalish, R. A. (1985). Death, Grief, and Caring Relationship. California, Belmont: Wadsworth, Inc.

Kaslow, F. W. (1995)(Ed.). Projective genogramming. Sarasota, FL: Professional Resource Press.

Kaslow, F. W. (1996)(Ed.). Handbook of relational diagnosis and dysfunctional family patterns. New York: Wiley.

Kastenbaum, R. J. (1991). Bereavement, Grief, and Mourning. In R. J. Kastenbaum. Death, Society, and Human Experience. (4th. ed.) (pp. 245-273). Macmillan Publishing Company.

Kathleen Marie Higgins (1991). The Music of Our live. NY: Temple Uni. Press.

音樂治療

330

Kerr, M. E., & Bowen, M. (1988). Family Evaluation: An approach based on Bowen approach. New York: Norton.

Kirshenbaum, M. (1996). Good Good To Leave, Too Bad To Stay. New York: A Dutton Book.

Knill, P. (ed)(1995). Ministrels of soul, intermodal Expressive Therapy. Palmerston Press Toronto.

Kostka, Marilyn J.(1993). A comparison of selected behaviors of a student with autism in special education and regular music classes. Music Therapy Perspectives,11, 57-60.

Lanuzzi, P., Strichart, S. S., & Mangrum, C. T., II. (1997). Teaching study skills and strategies in college. Needham Heights, MA: Allyn & Bacon.

Larson, J. H., & Holman, T. B. (1994). Premarital predictors of marital quality and stability. Family Relations, 43, 228-237.

Larson, J. H., & Holman, T. B. (1994) . Premarital predictors of marital quality and stability. Family Relations, 43, 228-237.

Larson, J. H. (2000). Should we stay together? San Francisco, CA: Jossey-Bass.

Lester, D. (1972). Studies in Death Attitudes: Part Two. Psychological Reports, 30, 440.

Levant, R. F. (1995). Masculinity reconstructed: Changing the rules of manhood at work, in relationships, and in family life. New York: Plume.

Lewis, J. A., Lewis, M. D., Daniels, J. A., & D'Andrea, M. J. (1998). Community counseling: Empowerment strategies for a diverse society (2nd ed.). Pacific Grove, CA: Brooks/Cole.

Lewis, R. A., & Spanier, G. B. (1979) . Theorizing about the quality and stability of marriage. In W. R. Burr, R. Hill, I. F. Nye, & I. L. Reiss (Eds.). Contemporary theories about the family (Vol. 1, pp. 259-267). Old Tappan, NJ: Macmillan.

Lewis, R. A., & Spanier, G. B. (1979) . Theorizing about the quality and stability of marriage. In W. R. Burr, R. Hill, I. F. Nye, & I. L. Reiss (Eds.). Contemporary theories about the family (Vol. 1, pp. 259-267) . Old Tappan, NJ: Mac-millan.

Lin, T. T. (1973). Counseling relationship, as a function of counselors self-confi-dence. Journal of Counseling Psychology.

Littrell, J. M. (1998). Brief counseling in action. New York: W. W. Norton.

Loeschen, S. (1998). Systematic thinking in the skills of Virginia Satir. Pacific Grove, CA: Brooks/Cole.

Long, M. (1999). First steps to discovery. Denver, CO: The Legal Center and Colorado Development of Education.

Lopata, H. Z. (1988). Support Systems of American Urban Widowhood. Journal of Social Issues, 44 (3), 113-128.

Lopata, H. Z. (1996). Current Widowhood: Myths and Realities. Thousand Oaks, Calif.: Sage Publications.

Luquet, W. (1996). Short-term couples therapy: The imago model in action. Phil-adelphia, PA: Brunner/Mazel.

Luzzo, D. A. (2000)(Ed.). Career counseling of college students: An empirical guide to strategies that work. Washington, DC: American Psychological As-sociation.

Mace, D. R. (1972) . We can have better marriage if we really want them. Nas-hille, TN: Abingdon Press.

Mace, D. R. (1972) . We can have better marriage if we really want them. Nas-hille, TN: Abingdon Press.

Madsen, Clifford K. and Prickett, Carol A. Ed. (1987). Applications of Research in Music Behavior. The U. of Alabama Press.

Maranto C. D.(1993): Music Therapy and Stress Management. In Lehrer P. M., Woolfolk R. L. (Eds.), Principles and Practice of Stress Management. New York: Guilford Press.

Marshall, V. W. (1986). A Sociological Perspective on Aging and Dying. In V. W. Marshall. (ed.). Later Life: The Social Psychology of Aging. Beverly Hil-

音樂治療

332

ls, Calif.: Sage Publication.

McCullough, M. E., Pargrment, K., & I., Thoresen, C. E. (2000)(Eds.). Forgiveness: Theory, research, and practice. New York: Guilford.

McCullough, M. E., Sandage, S. J., & Worthington, E. L., Jr. (1997). To forgive is human: How to put your past in the past. Downers Grove, IL: InterVarsity Press.

McEachin, J. J., Smith, Tristram, & Lovaas, O. I.(1993). Long term outcome for children for children with autism who received early intensive behavioral treatment. American Journal on Mental Retardation, 97(4), 359-391.

McGoldrick, M. (1995). You can go home again: Reconnecting with your family. New York: Norton.

McGoldrick, M. (1998)(Ed.). Re-Visioning family therapy: Race, culture, and gender in clinical practice. New York: Guilford.

McGoldrick, M., & Gerson, R. (1985). Genograms in family assessment. New York: Norton.

McGoldrick, M., Gerson, R., & Shellenberger, S. (1999). Genograms: Assessment and intervention (2nd ed.). New York: Norton.

McGoldrick, M., Giordano, J., & Pearce, J. K. (1996)(Eds.). Ethnicity and family therapy. (2nd ed.). New York: Guilford.

McKay, M., Fanning, P., and Paleg, K. (1994). Couple skills. Oakland, CA: New Harbinger Publications, Inc.

McLean, M., Bailey, D., & Wolery, M. (1996). Assessing infants and preschoolers with special needs. Englewood Cliffs. NJ: A Simon & Schuster Co.

Mikesell, R. H., Lusterman, D.-D., & McDaniel, S. H. (1995). Integrating family therapy: Handbook of family psychology and systems theory. Washington, DC: American Psychological Association.

Minuchin, S., Lee, W. Y., & Simon, G. M. (1996). Mastering family therapy: Journeys of growth and transformation. New York: Wiley.

Morton, L. L., Kershner, J. R. and Siegel, L. S.(1990). The potential for thera-

參考書目

peutic applications of music on problems related to memory and attention. Journal of Music Therapy, 27, 195-208.

Mruk, C. (1999). Self-esteem: Research, theory and practice (2nd ed.). London: Free Association.

Munson, C. E. (1984)(Ed.). Family of origin applications in clinical supervision. New York: Haworth.

Nadeau, J. W. (1998). Families making sense of death. Thousand Oaks, CA: Sage.

National Center for Marriage Statistics (1996). Births, marriages, divorces, and deaths for 1995, 44 (12), 327-336.

Nerin, W. F. (1993). You can't grow up till you go back home. Gig Harbor, WA: Magic Mountain.

Newman, J., Rosenback, J. H., Burns, I. L., Latimer, B. C., Matocha, H. R., & Vogt, E. R. (1995). An experimental test of "the Mozart effect" : does listening to his music improve spatial ability? Perceptual and Motor Skills, 81: 1379-1387.

Nichols, W. C. (1992). The AAMFT: Fifty years of marital and family therapy. Washington, DC: American Association for Marriage and Family Therapy.

Nichols, W. C. (1992). The AAMFT: Fifty years of marital and family therapy. Washington, DC: American Association for Marriage and Family Therapy.

O'Connell, Thomas S.(1974). The musical life of an autistic boy. Journal of autism and Childhood Schizophrenia, 4, 223-230.

Olson, D. H., & Olson, A. K. (2000). Empowering couples: Building on your strengths. Minneapolis, MN: LifeInnovations.

Parkes, C. M. (1996). (3rd. ed.). Bereavement: Studies of Grief in Adult Life. London: Tavistock Publications.

Parkes, C. M., Laungani, P. & Young, B. (1997). Introduction Death and Bereavement Across Cultures. London: Routedge.

Peske, N., & West, B. (1999). Cinematherapy: The girl's guide to movies for every mood. New York: Dell.

Pickard, S. (1994). Life After a Death: The Experience of Bereavement in South Wales. Aging and Society, 14, 191-217.

Piero Weiss and Richard Taruskin (1984). Music in the Western world(A History in Documents). USA: Department of Music, Columbia University.

Pratt, R.R., & Jones, R.W. (1987). Music and Medicine: A Partnership in History. In R. Spintge & R. Droh (Eds.), Music in Medicine (pp. 377-388). Berlin: Springer-Verlag.

Prof. Hans-Helmut Decker-Voigt,Ph. D.M. (1997). Music and Health Music in Medicine has an age-old tradition (1993-1996). PolyGram Gmbh.

Rauscher, F. H., Shaw, G. L., & Ky, K. N. (1995). Listening to Mozart Enhances Spatial-Temporal Reasoning: Toward a Neurophysiological Basis. Neuroscience Letters.

Rauscher, F. H., Shaw, G. L., Levine, L. I., Wright, E. L., Dennis, W. R., & Newcomb, R. L. (1997) Music Training Causes Long-term Enhancement of Preschool Children's Spatial Temporal Reasoning. Neurological Research.

Rimland, Bernard.(1964). Infantile Autism - The Syndrome and Its Implications for a Neural Theory of Behavior. New Jersey: Prentice-Hall, Inc.

Robert F. Unkefer (1990). Music Therapy in the Treatment of Adults with mental disorders. Gemany : Schirmir Books.

Roberts, J. (1994). Tales and transformations: Stories in families and family therapy. New York: Norton.

Rogers, C. R. (1961). On becoming a person: A therapist's view of psychotherapy. London, Constable.

Rosen, E. L. (1998). Families facing death: A guide for healthcare professionals and volunteers. San Francisco, CA: Jossey-Bass.

Rutledge, A. L. (1966) . Premarital counseling. Cambridge, MA: Schenkman.U. S. Bureau of the Census. (1995) .

Rutledge, A. L. (1966) . Premarital counseling. Cambridge, MA: Schenkman.

Sanders, C. M. (1988). Risk Factors in Bereavement Outcome. Journal of Social Issues, 44 (3), 97-111.

Santrock, J. W. (1992). Life-span development (4th ed.). Dubuque, IL: Wm. C. Brown Publishers.

Saperston B. M (1995). Art & Science of Music Therapy. Bruce Saperston.

Saperston, B.M.(1989): Music-based Individualized relaxation Training (MBIRT): A stress-reducing approach for the behaviorally disturbed mentally retarded. Music Therapy Perspectives

Sarrni, C. (1999). The development of emotional competence. New York: Guilford.

Scartelli, J. P. (1989). Music and Self-management Methods: A Physiological Model. St. Louis: MMB Music.

Schwab, J. (1990). A resource handbook for Satir concepts. Palo Alto, CA: Science & Behavior Books.

Schwab, J., & Baldwin, M. (1989). The Satir approach to communication: A workshop manual. Palo Alto, CA: Science & Behavior Books.

Schwartz, R. C. (1995). Internal family systems therapy. New York: Guilford.

Shapiro, E. R. (1994). Grief as a family process: A developmental approach to clinical practice. New York: Guilford.

Smedes, L. B. (1996). The art of forgiving: When you need to forgive and don't know how. New York: Ballantine.

Smith, T., Polloway, E., Patton, J., & Dowdy, C. (2001). Teaching students with special needs in inclusive settings. Needham Heights: A Pearson Education Co.

Sperling, M. B., & Berman, W. H. (1994)(Eds.). Attachment in adults: Clinical and developmental perspectives. New York: Guilford.

Standley, Jayne M. and Madsen, Clifford K. (1990). Comparison of infant preferences and responses to auditory stimuli: music, mother and other female voice. Journal of Music Therapy, 27, 54-97.

Statistical abstract of the United States, 1995 (115th ed.) . Washington, DC.

Sternberg, R. J. (1997). Teaching introductory psychology: Survival tips from the experts. Washington, DC: American Psychological Association.

Sternberg, R. J. (1998). Love is a story: A new theory of relationships. New York: Oxford.

Sternberg, R. J. (1998). Cupid's arrow: The course of love through time. Cambridge, UK: Cambridge University Press.

Stoop, D., & Masteller, J. (1996). Forgiving our parents, forgiving ourselves: Healing adult children of dysfunctional families. Ann Arbor, MI: Vine Books.

Storr, A. (1983). The essential Jung: Selected writings. Princeton, NJ: Princeton University Press.

Taylor, D. (1973) Subjective responses to precategorizesd stimulative and sedative music . J Music Therapy, 1.

The principles And Methods of Musical Criticism——By M. D. Calvocoressi.

Titleman, P. (1987). The therapist's own family: Toward the differentiation of self. Northvale, NJ: Jason Aronson.

Titleman, P. (1998)(Ed.). Clinical applications of Bowen family systems theory. New York: Haworth.

Toigo, Diane A.(1992). Autism: Integrating a personal perspective with music therapy practice. Music Therapy Perspectives, 10, 13-20.

Tseng, W. S., & Hsu, J. (1991). Culture and family: Problems and therapy. New York: Haworth.

Tyber, E. (2000). Interpersonal process in psychotherapy: A relational approach (4th ed.). Pacific Grove, CA: Brooks/Cole.

Tyndall, N. (1993). Counselling in the voluntary sector. Buckingham, UK: Open University.

U.S. Bureau of the Census. (1995) . Statistical abstract of the United States, 1995 (115th ed.) . Washington, DC.

W. H., Johnson, V. E., and Kolodny, R. C. (1994). Heterosexuality. New York:

HarperCollins Publishers, Inc.

Wallerstein, J. S., & Blakeslee, S (1995). The good marriage: How and why love lasts. Boston: Houghton Mifflin.

Wallerstein, J. S., & Blakeslee, S. (1995). The good marriage: How and why love lasts. Boston: Houghton Mifflin.

Walsh, F. (1998). Strengthening family resilience. New York: Guilford.

Walsh, F. (1999)(Ed.). Spiritual resources in family therapy. New York: Guilford.

Walsh, F. (1993). Normal family processes (2nd ed.). New York: Guilford.

Walsh, F., & McGoldrick, M. (1991)(Eds.). Living beyond loss: Death in the family. New York: Norton.

Watchel, E. F., & Watchel, P. L. (1986). Family dynamics in individual psycho-therapy. New York: Guilford.

Watzlawick, P., Bavelas, J. B., & Jackson, D. D. (1967). Pragmatics of human communication: A study of interactional patterns, pathologies, and paradoxes. New York: Norton.

Webb, N. B. (1993)(Ed.). Helping bereaved children: A handbook for practition-ers. New York: Guilford.

Weeks, G. R., & Treat, S. R. (2001). Couples in treatment: Techniques and ap-proaches for effective practice (2nd ed.). Philadelphia, PA: Brunner/Mazel.

Wegscheider-Cruse, Sharon (1988). Coupleship: How to Build a Relationship. Deerfield Beach, Florida: Health Communications, Inc.

Weissman, M. M., Markowitz, J. C., & Klerman, G. L. (2000). Comprehen-sive guide to interpersonal psychotherapy. New York: Basic Books.

Whitaker, C. A., & Keith, D. V. (1977). Counseling the dissolving marriage. In R. F. Stahmann & W. J. Hiebert (Eds.). Klemer's counseling in marital and sexual problems: A clinician's handbook. Baltimore: Williams & Wikins.

Whitaker, C. A., & Keith, D. V. (1977). Counseling the dissolving marriage. In R.F. Stahmann & W. J. Hiebert (Eds.), Klemer's counseling in marital and sexual problems: A clinician's handbook (2nd ed., pp. 65-78). Baltimore: Williams & Wikins.

Woititz, J. G. (1990). Adult children of alcoholics (Expanded edition). Deerfield Beach, FL: Human Communications.

Wolfe, David E. and Hom, Candice. (1993). Use of melodies as structural prompts for learning and retention of sequential verbal information by preschool students. Journal of Music Therapy, 30, 100-118.

Worden, J. W. (1992). Grief counseling and grief therapy: A Handbook for the mental health practitioner (2nd ed.). New York: Springer.

Worden, M. (1991). Adolescents and their families: An introduction to assessment and intervention. New York: Haworth.

Worthington, E. L., Jr. (1999). Hope-focused marriage counseling: A guide to brief therapy. Downers Grove, IL: InterVarsity Press.

Worthington, E. L., Jr. (1998)(Ed.). Dimensions of forgiveness: Psychological research and theological perspectives. Philadelphia, PA: Templeton Foundation Press.

Worthington, E. L., Jr. (2001). Fives steps to forgiveness: The art and science of forgiving. New York: Crown.

Yingling, L. C., Miller, W. E., Jr., McDonald, A. L., & Galewaler, S. T. (1998). GARF assessment sourcebook: Using DSM-IV Global assessment of relational functioning. Philadelphia, PA: Brunner/Mazel.

Young, K. S. (1998). Caught in the net: How to recognize the signs of Internet addiction and a winning strategy for recovery. New York: Wiley.

中文書籍

Anthony Storr 著，張嚶嚶譯，1999，《音樂與心靈》，台北：英知文化出版社。

Denis Waitley & Renil. Witt 著，褚凌譯，1989，《樂在工作》，台北：家

源出版社 。

Henry Gleitman 著，洪蘭等譯，1995，《心理學》，台北：遠流出版社。

Howard Gardner 著，林佩芝譯，1997，《創造心靈》，台北：牛頓出版社。

Jams O. Lugo, GerL. Hershey 著，符仁方等譯，1991，《生活心理學》，台北：五洲出版社。

Loisbly 著，連淑華譯，1988，《腦性麻痺物理治療和方法》，屏東：基督教會勝利之家。

Marrin Harris 著，蕭秀玲譯，1998，《人類學導論》，台北：五南出版社。

Merlin J. Mecham 著，曾進興譯，1999，《腦性麻痺與溝通障礙》，台北：心理出版社。

Mihaly Csiksentmihalyi 著，杜明威譯，1999，《創造力》，時報文化出版。

Philip G. Ziwbardo 著，游恆山等譯，1989，《心理學》，台北：五南出版社。

R. M. Here 著，李日章譯，1983，《柏拉圖》，台北：聯經出版社。

William McDougall 著，俞國良等譯，2000，《社會行為導論》，台北：昭明出版社

仆拉絲姬，王文科譯，1988，《兒童的認知發展導論》，台北：文景出版社。

弗蘭欣・摩斯科維茨／羅伯特・摩斯科維茨原著（Francine Moskowitz and Robert Moskowitz），楊立民譯，1993，《如何照顧年邁的父母》（Parenting Your Aging Parents），台北：業強出版社。

田中正道著，劉素梅譯，1993，《心靈的邀約》，台北：世茂出版社。

佛洛伊德著，蘇燕譯，1989，《變態心理學》，台北：水牛出版社。

吳佳慧等，2002，《音樂治療》，台北：恆星國際文化。

谷昌三著，1991，《行為心理學》，台北：台北智慧大學出版社。

保崎秀夫著，徐弘正譯，1987，《憂鬱症治療與預防》，台北：名望出版社。

候素棉，1994，阿德勒學派團體諮商方法影響國中生自卑感及偏差行為之實驗研究，碩士論文，彰化師範大學輔導學系。

烏理西著，1984，《音樂欣賞》，台北：全音出版社。

陳萬鼐，1978，《清史樂至之研究 》，台北：國立故宮博物院印行。

陳學詩，1998，音樂治療，中國：上海出版社。

傅家雄，1991，《老年與老年調適》，台北：中正出版社。

傅偉勳，1993，《死亡的尊嚴與生命的尊嚴》，台北：正中書局。

普元凱，1998，《音樂心理學基礎》，中國：上海第二醫學出版社。

渡邊茂夫著，鄭清清譯，1994，《音樂讓你快樂度日》，台北：學英文化事業有限公司。

雅士培（Karl Jaspers）著，傅佩榮譯，1986，《四大聖哲》，台北：業強出版社 。

黃國彥，1994，《銀髮族之心理與適應》，嘉義師院出版。

黃富順，1995，《老化與健康》，台北：師大書苑。

楊東川，1992，《基督教老年學》，台北：榮耀出版社。

葛培理（Billy Graham）著，余國亮譯，1990，《如何面對死亡》（Facing Death and The Life After），香港：浸信會出版社。

鄒國蘇、高麗正，1997，《全腦開發 》，台北：上誼文化。

劉距渭等，1989，《音樂與人生》，台北：空大出版社。

鄭昭明，1993，《認知心理學》，台北：桂冠出版社。

霍華德（Jonathan Howard）著，王道還譯，1986，《達爾文》，台北：聯經出版社。

謝俊逢，1998，《民族音樂論》，台北：全音出版社。

簡春安，1991，《外遇的分析與處理》，台北：張老師出版社。

醫學心理學，1981，上海第一醫學院編。

附錄一

（以下曲目皆以古典歌曲為主，流行曲目僅供參考。）

㈠幫助集中精神訓練專心的音樂

1. 古典音樂部分

巴哈 —— G 弦之歌

巴哈 —— 布蘭登堡協奏曲第二號

巴哈 —— 聲樂曲　第 147 號「上帝！請賜與人們期待的歡喜」

布拉格 —— 天使小夜曲

佛雷 —— 宮廷圓舞曲

貝多芬 —— 田園交響曲

貝多芬 —— 悲愴鋼琴奏鳴曲第二樂章

林姆斯基‧可魯薩可夫 —— 交響組曲「薩拉邦德」

約翰史特勞斯 —— 藍色多瑙河

韋瓦第 —— 四季　小提琴協奏曲

柴可夫斯基 —— 斯拉夫進行曲

馬斯涅 —— 歌劇「泰伊斯」的「冥想曲」

莫札特 —— 單簧管協奏曲

奧芬巴哈 —— 霍夫曼的船歌

葛利格 —— 清晨

雷斯披基 —— 「琵琶復古舞曲和詠唱」裡的「西西里島舞曲」

德弗扎克 —— 幽默曲

蕭邦 —— 第一號鋼琴協奏曲

霍斯特 —— （行星組曲）木星

韓德爾 —— 彌賽亞之哈利路亞

2. 一些大自然的聲音

3. 流行音樂部分

Always on my mind 常駐我心 —— Elvis Presley「貓王」艾維斯普里斯萊

Amazing grace 奇異恩典 —— Judy Collins 茱蒂柯琳絲

Annie's song 安妮之歌 —— John Denver 約翰丹佛

Another day in paradise 天堂的另一日 —— Phil Collins 菲爾柯林斯

Candle in the wind 風中之燭 —— Elton John 艾爾頓強

Cherish 珍惜 —— Kool & the Gangs 庫爾夥伴合唱團

Danny's song 丹尼之歌 —— Anne Murray 安瑪莉

Do you remember 你是否記得 —— Phil Collins 菲爾柯林斯

Don't know much 知道的不多 —— Linda Ronstadt & Aaron Neville 琳達朗絲黛 & 艾
倫納維爾

Eagle 鷹 —— ABBA 阿巴合唱團

Ebony and ivory 黑檀木與白象牙 —— Paul MaCartney & Stevie Wonder 保羅麥卡尼
& 史提夫汪達

El condor pasa 老鷹之歌 —— Andy Williams 安迪威廉斯

Evergreen tree 常青樹 —— Cliff Richard 克里夫李察

Heartlight 心燈 —— Neil Diamond 尼爾戴門

Heaven is a place on earth 天堂就在人間 —— Belinda Carlisle 貝琳達卡萊兒

Heaven 天堂 —— Bryan Adams 布萊恩亞當斯

I understand 我明白 —— 許景純

If 如果 —— Bread 麵包合唱團

In the morning 清晨中　from 電影「倆小無猜」—— Bee Gees 比吉斯合唱團

Old and wise 智者老矣 —— Alan Parson's Project 亞倫帕森計劃合唱團

Over the rainbow 彩虹之上　from 電影「綠野仙蹤」—— Judy Garland 茱蒂迦倫

Vincent 文生（梵谷之歌）—— Don McLean 唐麥克林

When a child is born 當孩子誕生時 —— Olivia Newton-John 奧莉薇亞紐頓強

White Christmas 白色耶誕 —— Ben Crosby 平克勞斯貝

㈡能贏得親切問候的音樂

1.古典音樂部分

巴哈——「小迴旋曲」G 小調

巴哈——西西里島舞曲（Siciliana）

巴哈——風琴協奏曲　第五號　F 小調 第二樂章「簡短的詠唱」

巴哈——聲樂曲　第 147 號「上帝！請賜與人們期待的歡喜」

多利哥——小夜曲

佛雷——宮廷圓舞曲

克萊斯勒——愛的傷悲

李斯特——慰藉（Consolation）

杜博爾薩克——鋼琴協奏曲　第二樂章

杜普拉——匈牙利田園幻想曲

杜爾歇利——嘆息小夜曲

貝多芬——七重奏曲　第三樂章「圓舞曲」

貝多芬——小提琴和管弦樂的「羅曼斯」第二號　F 大調　作品 50

邦・威利亞茲——綠色子幻想曲

亞歷山大・馬契爾——雙簧管協奏曲

孟德爾頌——小提琴協奏曲　第一樂章

帕海貝爾——卡農

拉貝爾——逝去公主的宮廷圓舞曲

拉赫曼尼洛夫——帕格尼尼的狂想曲

林姆斯基・可魯薩可夫——交響組曲「薩拉邦德」

柴可夫斯基——小提琴協奏曲　D 大調　第一樂章

泰爾雷加——阿拉伯風奇想曲

馬斯涅——歌劇「黛絲」的「冥想曲」

莫札特——小提琴協奏曲　第三號 K216「徐緩曲」

莫札特——木簫協奏曲 K622 第二樂章

莫札特——橫笛和管弦樂的奏鳴曲　第二號「緩板」K315

莫札特——橫笛和豎琴的協奏曲 C 大調　K299 第二樂章

莫札特——鋼琴協奏曲　第二十一號 K467　第二樂章

彭瑟——小星星

聖桑 ——「動物的謝肉祭」組曲裡的「天鵝」

葛利格 ——抒情組曲　作品 54「夜想曲」

雷斯披基 ——「琵琶復古舞曲和詠唱」裡的「西西里島舞曲」

德布西 ——摘自前奏曲集「棕髮的少女」

德布西 ——影像第一集「水的倒影」

德布西 ——鋼琴奏鳴曲「夢」

蕭邦 ——幻想即興曲　變 C 小調

蕭邦 ——芭蕾「西魯費德」組曲裡的「風之精」

蕭邦 ——華爾滋　第十三號　作品 70 之 3

蕭邦 ——華爾滋第十二號 F 小調　作品 70 之 2

蕭邦 ——鋼琴協奏曲第一號作品 11

2.流行音樂（只供參考，以自己可以接受的樂音為主）

A dear John letter 給約翰的一封信 —— Skeeter Davis 史琪特戴維絲

A spaceman came traveling 外星人來訪 —— Chris De Burgh 克里斯迪伯夫

All kinds of everything 萬事萬物 —— Dana 唐娜

And I love you so 我是如此愛你 —— Don McLean 唐麥克林

Angel 天使　from 電影「X 情人」 —— Sarah McLachlan 莎拉麥克勞蘭

Another town another train 另一城鎮另一班車 —— ABBA 阿巴合唱團

Are you lonesome tonight？今晚你寂寞嗎？ —— Elvis Presley 「貓王」艾維斯普里
斯萊

Beautiful boy 美麗的孩子　from 電影「春風化雨 1996」 —— John Lennon 約翰藍儂

Beautiful Sunday 美麗的星期天 —— Daniel Boone 丹尼爾潘

Because you loved me 因為你愛過我　from 電影「因為你愛過我」 —— Celion Dion
席琳狄翁

Better man 更好的人 —— Robbie Williams 羅比威廉斯

Betty Davis's eyes 貝蒂黛維絲的眼睛 —— Kim Carnes 金卡倫斯

Big, big world 廣大的世界 —— Emilia 艾蜜莉亞

Danny boy 丹尼少年 —— 英國民謠

Days of summer 夏日時光 —— Topas 黃玉合唱團

Do that to me one more time 再為我做一次 —— Captain & Tennille 船長 & 坦妮爾

Do you remember 你是否記得 —— Phil Collins 菲爾柯林斯

Don't cry, Joni 瓊妮，別哭 —— Conway Twitty & Joni Lee 康威崔提 & 瓊妮李

Don't know much 知道的不多 —— Linda Ronstadt & Aaron Neville 琳達朗絲黛 & 艾倫納維爾

Dreams 夢 —— Cranberries 小紅莓合唱團

Girl 女孩 —— Beatles 披頭四合唱團

Glory of love 愛的榮耀　from 電影「小子難纏」—— Peter Cetera 彼得塞特拉

God helps the outcasts 上帝幫助被遺棄者　from 動畫「鐘樓怪人」—— Bette Midler 貝蒂蜜德勒

Goodbye yellow brick road 再見黃磚路 —— Elton John 艾爾頓強

Goodbye, Jimmy goodbye 再見！吉米，再見 —— Kathy Linden 凱西琳登

Greatest love of all 最偉大的愛 —— Whitney Houston 惠妮休斯頓

Green, green grass of home 碧草如茵的家園 —— Tom Jones 湯姆瓊斯

Greenfields 綠野 —— Brothers Four 四兄弟合唱團

Greensleeves 綠袖子 —— 英國民謠

Grow old with you 陪你到老　from 電影「婚禮歌手」—— 亞當山德勒

Gypsies, tramps & thieves 吉普賽，流浪漢與小偷 —— Cher 雪兒

Heaven is a place on earth 天堂就在人間 —— Belinda Carlisle 貝琳達卡萊兒

Heaven 天堂 —— Bryan Adams 布萊恩亞當斯

Honesty 真誠 —— Billy Joel 比利喬

In the morning 清晨中　from 電影「倆小無猜」—— Bee Gees 比吉斯合唱團

Let the music heal your soul 讓音樂治癒你的靈魂 —— Bravo All Stars 群星聯盟

New York, New York 紐約！紐約 —— Frank Sinatra 法蘭克辛納屈

Only love 只有愛 —— Nana Mouskouri 娜娜

Paloma blanca 白鴿 —— George Baker 喬治貝克合唱團

Puppy love 幼稚的愛 —— Donny Osmond 唐尼奧斯蒙

Scarborough fair 史卡博羅市集　from 電影「畢業生」—— Simon & Garfunke

Sing 歌唱 —— Carpenters 木匠兄妹合唱團

Winter light 冬之光　from 電影「秘密花園」—— Linda Ronstadt 琳達朗絲黛

You light up my life 你照亮我的生命　from 電影「你照亮我的生命」—— Debbie Boone 黛比潘

You needed me 你需要我 —— Anne Murray 安瑪莉

Your song 你的歌 —— Elton John 艾爾頓強

You're my best friend 你是我最好的朋友 —— Queen 皇后合唱團

You've got a friend 你有個好朋友 —— James Taylor 詹姆士泰勒

㈢人際關係不佳或工作不順的音樂

1.古典音樂部分

巴哈——G 小調

巴哈——西西里島舞曲 （Siciliana）

巴哈——布蘭登堡協奏曲　第五號　第一樂章

巴哈——風琴協奏曲　第五號　F 小調 第二樂章「簡短的詠唱」

巴哈——管弦樂組曲　第二號「波蘭舞曲（polonaise 法文）和圓舞曲」

巴哈——聲樂曲　第 147 號「上帝！請賜與人們期待的歡喜」

比才——歌劇「卡門（Carmen）」，第四幕間奏曲「阿葛拉涅茲」

尼可萊——歌劇「溫莎的活潑妻子們」序曲

伊巴諾維琪——華爾滋「多瑙河的漣漪」

艾倫貝魯克——森林的水車

佛雷——宮廷圓舞曲

伯克利尼——弦樂五重奏曲　E 大調「圓舞曲」

克萊斯拉——愛的傷悲

李斯特——慰藉 （Consolation）

杜利哥——小夜曲

杜博爾薩克——鋼琴協奏曲　第二樂章

杜普拉——匈牙利田園幻想曲

杜爾歇利——嘆息小夜曲

貝多芬——七重奏曲　第三樂章「圓舞曲」

貝多芬——小提琴和管弦樂的「羅曼斯」第二號　F 大調　作品 50

貝魯利歐茲——幻想交響曲　第二樂章

邦・威利亞茲——綠色子幻想曲　兩把吉他

亞歷山大・馬契爾——雙簧管協奏曲

孟德爾頌——小提琴協奏曲　第一樂章

帕帕魯弟——小提琴協奏曲「調和的靈感」

拉貝爾——逝去公主的宮廷圓舞曲

拉赫曼尼洛夫——帕格尼尼的狂想曲

林姆斯基・可魯薩可夫——交響組曲「薩拉邦德」

阿爾貝尼斯——西班牙組曲　第三曲「西比利亞」

保羅汀——弦樂四重奏曲　第二號　D 大調第三樂章「夜想曲」

約翰・史特勞斯——圓舞曲「春之聲」

約翰・史特勞斯——圓舞曲「藍色多瑙河」

柴可夫斯基——小提琴協奏曲　D 大調　第一樂章

柴可夫斯基——芭蕾組曲「胡桃鉗組曲」裡的「花的圓舞曲」

柴可夫斯基——第五號交響曲　第三樂章「華爾滋」

柴可夫斯基——義大利奇想曲

葛利格——抒情組曲　作品 54「夜想曲」

泰爾雷加——阿拉伯風奇想曲

海頓——第 101 號交響曲「時鐘」第二樂章

海頓——管弦樂組曲　第二號「巴弟內利」

馬斯涅——歌劇「黛絲」的「冥想曲」

莫札特——小提琴協奏曲　第一號 K207「急進曲和中拍曲」

莫札特——小提琴協奏曲　第三號 K216「緩徐曲」

莫札特——木簫協奏曲　K622 第二樂章

莫札特——木簫協奏曲　K622 第三樂章

莫札特——交響曲　第四十號　G 小調　K550

莫札特——橫笛和管弦樂的奏鳴曲　第二號「緩徐曲」K315

莫札特——橫笛和豎琴的協奏曲 C 大調　K299 第二樂章

莫札特——鋼琴協奏曲　第二十一號 K467　第二樂章

莫札特——雙簧管四重奏曲　K370　第一樂章

彭瑟——「小星星」

聖桑——「動物的謝肉祭」組曲裡的「天鵝」

葛利格——音樂劇「佩耳吉特」裡的「早晨」

雷哈爾——華爾滋「金與銀」

雷斯披基——「琵琶復古舞曲和詠唱」裡的「西西里島舞曲」

德布西——摘自前奏曲集「亞麻色頭髮的少女」

德布希——影像第一集「水的倒影」

德布希——鋼琴奏鳴曲「夢」

蕭邦——幻想即興曲　變 C 小調

蕭邦——芭蕾「西魯費德」組曲裡的「風之精」

蕭邦——華爾滋　第十三號　作品 70 之 3

蕭邦——華爾滋第十二號 F 小調　作品 70 之 2

蕭邦——鋼琴協奏曲第一號作品 11

羅德利哥——阿朗費斯的協奏曲

羅薩斯——華爾滋「穿越波濤」

2.流行音樂部分

（I've had）the time of my life （我擁有）生命中的時光——Bill Medley & Jennifer Warnes 比爾梅

A shoulder to cry on 可以靠著哭泣的肩膀——Tommy Page 湯米佩吉

A whole new world 嶄新的世界　from 動畫「阿拉丁」——Peabo Bryson & Regina 比柏布萊森 & 芮姬娜

Across the universe 飛越宇宙——The Beatles 披頭四合唱團

Against all odds 完全不可能　from 電影「再看我一眼」——Phil Collins 菲爾柯林斯

Another brick in the wall 牆上的另一塊磚——Pink Floyd 平克佛洛依德合唱團

Anywhere is 四處皆然——Enya 恩雅

Bird on a wire 電線上的鳥——Leonard Cohen 李歐納柯罕

Bohemian rhapsody 波西米亞人狂想曲——Queen 皇后合唱團

Can't we try 何不試試看？——Dan Hill

Changes 改變——Black Sabbath 黑色安息日合唱團

Cruel war 殘酷的戰爭——Peter, Paul & Mary 彼得、保羅 & 瑪麗三重唱

Danny boy 丹尼少年——英國民謠

Don't cry for me, Argentina 阿根廷，別為我哭泣　from 電影「阿根廷，別為我哭泣」——Madonna 瑪丹娜

Eye in the sky 天空之眼——Alan Parsons Project 亞倫派森計劃合唱團

Fragile 脆弱——Sting 史汀

God helps the outcasts 上帝幫助被遺棄者　from 動畫「鐘樓怪人」——Bette Midler 貝蒂蜜德勒

Heaven is a place on earth 天堂就在人間——Belinda Carlisle 貝琳達卡萊兒

Help me make it through the night 助我度過漫漫長夜——Sammi Smith 山米史蜜斯

I believe I can fly 我相信我能飛——R. Kelly R.凱利

I don't know how to love him 我不知道如何愛他　from 電影「萬世巨星」——Helen Reddy 海倫蕾蒂

I should have known better 我早該明白——Jim Diamond 吉姆戴門

I will follow him 我願跟隨他　from 電影「修女也瘋狂」——Little Peggy March

I will survive 我會活下去　——Gloria Gaynor 葛洛莉亞蓋諾

I'm easy 我很隨和　from 電影「納許維爾」──Keith Carradine 凱斯卡拉定

Immortality 不朽──Celion Dion & Bee Gees 席琳狄翁 & 比吉斯合唱團

In a lifetime 在一生中──Clannad & Bono 克蘭納德合唱團 & 波諾

In my life 在我一生中　from 電影「昨日今日永遠」──Bette Midler 貝蒂蜜德勒

Islands in the stream 溪流中的島嶼──Kenny Rogers & Dolly Parton 肯尼羅傑斯 &
　　桃莉芭頓

It's a heartache 那是心痛──Bonnie Tyler 邦妮泰勒

It's my life 這是我的人生──Bon Jovi 邦喬飛合唱團

It's only a paper moon 那只是個紙月亮──Nat King Cole 納京高

It's too late 太遲了──Carole King 卡洛金

Leave a light on 留一盞燈──Belinda Carlisle 貝琳達卡萊兒

Leaving on a jet plane 乘噴射機離去──Peter, Paul & Mary 彼得、保羅 & 瑪麗三重
　　唱

Quando, quando, quando 什麼時候──Engelbert Humperdinck 英格伯漢普汀

Let the music heal your soul 讓音樂治癒你的靈魂──Bravo All Stars 群星聯盟

Que sera, sera（whatever will be, will be）世事難預料──Doris Day 桃樂絲黛

Raindrops keep falling on my head 雨點不斷打在我頭上　from 電影「虎豹小霸王」
　　──B. J. Thomas 畢傑湯瑪斯

Reality 真實　from 電影「第一次接觸」──Richard Sanderson 理查山德森

Reflections of my life 生命的回顧──Marmalade 桔子醬合唱團

Run away 逃跑──Del Shannon 戴爾夏儂

Sacrifice 犧牲──Elton John 艾爾頓強

Sailing 航行──Rod Steward 洛史都華

Sorry seems to be the hardest word 「抱歉」似乎是最難啟口的話──Elton John 艾
　　爾頓強

Sunshine on my shoulder 陽光灑在我肩上──John Denver 約翰丹佛

Swear it again 再次發誓──Westlife 西城男孩合唱團

That's the way it is 人生就是那樣──Celion Dion 席琳狄翁

That's what friend are for 那就是朋友之道──Dionne Warwick & Friends 狄翁沃薇
　　克 & 朋友們

That's why（you go away）那是你離去的原因──Michael learns to Rock 搖滾麥克
　　合唱團

The long and winding road 漫長而蜿蜒的路──Beatles 披頭四合唱團

The rain, the park & other things 雨、公園和其他──The Cowsills 考希爾合唱團

The winner takes it all 勝者為王 —— ABBA 阿巴合唱團

We are the champions 我們是冠軍 —— Queen 皇后合唱團

You win again 你又贏了 —— Bee Gees 比吉斯合唱團

You're the inspiration 你就是靈感 —— Chicago 芝加哥合唱團

㈣令心情快活的音樂

1.古典音樂部分

巴哈 —— 管弦樂組曲　第二號「波蘭舞曲和圓舞曲」

布拉姆斯 —— 匈牙利舞曲集　第五、六號

伊巴諾維琪 —— 華爾滋「多瑙河的漣漪」

艾倫貝魯克 —— 森林的水車

西貝流士 —— 優美組曲　作品 98 之 1 的「波爾卡」

克萊斯勒 —— 「隆迪諾」（摘自貝多芬的主題）

孟德爾頌 —— 第四號交響曲　作品 90「義大利」

法朗克 —— 芭蕾「戀愛像是魔術師」的「火祭的熱舞」

約翰・史特勞斯 —— 「春之聲」

約翰・史特勞斯 —— 「藍色多瑙河」

約翰・史特勞斯 —— 托利奇・托拉奇・波爾卡

約翰・史特勞斯 —— 皇帝圓舞曲

約翰・史特勞斯 —— 喜歌劇「蝙蝠」序曲 月光值千金

韋伯 —— 鋼琴曲「舞會的邀約」

柴可夫斯基 —— 芭蕾組曲「天鵝湖」的第一幕「圓舞曲」

柴可夫斯基 —— 芭蕾組曲「胡桃鉗組曲」的「花之圓舞曲」

海頓 —— 七十七號交響曲　變 B 大調　第四樂章

舒伯特 —— 鋼琴曲「興高采烈」

舒沙 —— 我的心似小提琴進行曲

華特托佛 —— 「女學生」圓舞曲

雷哈爾 —— 喜歌劇「活潑開朗的寡婦」裡的「華爾滋」

羅西尼 —— 黎明（歌劇「威廉・泰爾」序曲）

羅薩斯 —— 華爾滋「穿越波濤」

2.長笛樂器的古典音樂

3.流行音樂（與紓解疲勞的音樂雷同）

㈤令心情為之開朗的音樂

1.古典音樂部分

巴哈——布蘭登堡協奏曲　第五號　第一樂章

巴哈——管弦樂組曲　第二號「波蘭舞曲（polonaise 法文）和圓舞曲」

比才——歌劇「卡門（Carmen）」，第四幕間奏曲「阿拉哥涅茲」

尼可萊——歌劇「溫莎的活潑妻子們」序曲

伊巴諾維琪——華爾滋「多瑙河的漣漪」

艾倫貝魯克——森林的水車

伯克利尼——弦樂五重奏曲　E 大調「圓舞曲」

貝魯利歐茲——幻想交響曲　第二樂章

帕帕魯第——小提琴協奏曲「調和的靈感」

阿耳貝尼斯——西班牙組曲　第三曲「薛比利亞」

約翰・史特勞斯——華爾滋「春之聲」

約翰・史特勞斯——華爾滋「藍色多瑙河」

柴可夫斯基——芭蕾組曲「剝核桃的娃娃」裡的「花的華爾滋」

柴可夫斯基——第五號交響曲　第三樂章「華爾滋」

柴可夫斯基——義大利奇想曲

葛利格——音樂劇「佩耳吉特」裡的「早晨」

海頓——管弦樂組曲　第二號

莫札特——小提琴協奏曲　第一號　K207「急進曲和中拍曲」

莫札特——木簫協奏曲　K622　第三樂章

莫札特——交響曲　第四十號　G 小調　K550

莫札特——雙簧管四重奏曲　K370　第一樂章

雷哈爾——華爾滋「金與銀」

羅薩斯——華爾滋「穿越波濤」

2.流行音樂部分（只供參考，以自己可以接受的樂音為主）

18 and life 十八歲和人生 —— Skidrow 史奇洛合唱團

4:55 四點五十五分 「愛你一萬年」原曲 —— Wynners 溫拿五虎合唱團

50 ways to leave your lovers 離開愛人的五十種方法 —— Paul Simon 保羅賽門

500 miles 離家五百哩 —— Peter, Paul & Mary 彼得、保羅 & 瑪麗三重唱

A whole new world 嶄新的世界　from 動畫「阿拉丁」—— Peabo Bryson & Regina
　　比柏布萊森 & 芮姬娜

Africa 非洲 —— Toto 托托合唱團

Ain't no mountain high enough 愛比山高　from 電影「親親小媽」—— Marvin Gaye
　　& Tammi Terrell 馬文蓋 & 黛米泰瑞爾

All my loving 我所有的愛 —— Beatles 披頭四合唱團

Almost paradise 如在天堂　from 電影「渾身是勁」—— Mike Reno & Ann Wilson
　　麥可利諾 & 安威爾森

Always somewhere 總在某處 —— Scorpions 蠍子合唱團

Always 永遠 —— Bon Jovi 邦喬飛合唱團

American pie 美國派 —— Don McLean 唐麥克林

And I love her 我愛她 —— Beatles 披頭四合唱團

Anywhere is 四處皆然 —— Enya 恩雅

Arthur's theme（the best you can do）亞瑟之歌　from 電影「二八佳人花公子」—
　　—Christopher Cross 克利斯多佛克羅斯

Bridge over troubled water 惡水上的大橋 —— Simon & Garfunkel 賽門 & 葛芬柯二
　　重唱

Can't we try？ 我們不能再試試看嗎？—— Dan Hill with Vonda Sheppard 丹希爾 &
　　芳達雪柏

Cotton field 棉花田 —— C.C.R. 清水復興合唱團

Crazy for you 為你瘋狂　from 電影「奪標 27 秒」—— Madonna 瑪丹娜

C'set la vie 這就是人生 —— Emerson, Lake & Palmer 愛默生、雷克 & 帕瑪合唱團

Devoted to you 深愛著你 —— The Everly Brothers 艾維利兄弟

Do you know where you're going to？你可知何去何從？—— Diana Ross 黛安娜羅絲

Don't be cruel 別太冷酷 —— Elvis Presley 艾維斯普里斯萊

Don't dream it's over 別再作夢，結束了 —— Crowded House 擠屋合唱團

Eagle 鷹 —— ABBA 阿巴合唱團

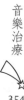

Eat the rich 大吃大喝 —— Aerosmith 史密斯飛船合唱團

Ebony and ivory 黑檀木與白象牙 —— Paul MaCartney & Stevie Wonder 保羅麥卡尼
　　& 史提夫汪達

Edelweiss 小白花　from 電影「真善美」—— 茱莉安得魯絲

El condor pasa 老鷹之歌 —— Andy Williams 安迪威廉斯

Empty garden 空寂花園 —— Elton John 艾爾頓強

Eternal flame 永恆的火焰 —— Bangles 手鐲合唱團

Even the nights are better 連夜晚也變得更美 —— Air Supply 空中補給合唱團

Every beat of my heart 我的每一次心跳 —— Rod Steward 洛史都華

Every woman in the world 世上的每一個女子 —— Air Supply 空中補給合唱

Everybody hurts 每個人都受了傷 —— R.E.M. 合唱團

Everything I own 我擁有的一切 —— Bread 麵包合唱團

Eyes on me 注視著我　from 電玩「太空戰士 8」—— Faye Wang 王菲

Fast car 快車 —— Tracy Chapman 崔西查普曼

Feeling 感覺 —— Morris Albert 莫立斯艾伯特

Fernando 費南多 —— ABBA 阿巴合唱團

First of May 五月初　from 電影「倆小無猜」—— Bee Gees 比吉斯合唱團

Flashdance —— what a feeling 閃舞 —— 多棒的感覺　from 電影「閃舞」—— Irene
　　Cara 艾琳卡拉

Fly away 遠走高飛 —— John Denver & Olivia Newton John 約翰丹佛 & 奧莉薇亞紐
　　頓強

Fly me to the moon 帶我飛向月球 —— Frank Sinatra 法蘭克辛納屈

Follow me 跟隨我 —— John Denver 約翰丹佛

For the first time 從第一次開始　from 電影「一日鍾情」—— Kenny Loggins 肯尼
　　羅根斯

Forever young 永遠年輕 —— Alphaville 阿爾法村合唱團

Free bird 自由鳥 —— Lynyrd Skynyrd 林納史基納合唱團

From me to you 從我到你 —— The Beatles 披頭四合唱團

Future world 未來世界 —— Helloween 萬聖節合唱團

Happy new year 新年快樂 —— ABBA 阿巴合唱團

Harden my heart 狠下心腸 —— Quarterflash 四分之一閃光合

Have you never been mellow？你不曾快樂過？—— Olivia Newton John 奧莉薇亞紐
　　頓強

Heal the world 治癒這世界 —— Michael Jackson 麥可傑克森

Heaven 天堂 —— Bryan Adams 布萊恩亞當斯

Hello 哈囉 —— Lionel Richie 萊納李奇

Here comes the sun 太陽出來了 —— Beatles 披頭四合唱團

Here I am 我在這裡 —— Air Supply 空中補給合唱團

Hero 英雄 —— Iglesias Enrique 安立奎

Hero 英雄 —— Mariah Carey 瑪麗亞凱莉

Hey, Jude 嘿！朱德 —— Beatles 披頭四合唱團

High enough 天高地遠 —— Damn Yankees 死北方佬合唱團

Honesty 真誠 —— Billy Joel 比利喬

Honey comes back 甜心，回來吧！—— Glenn Campbell 葛倫坎伯

Honey, honey 甜心，甜心 —— ABBA 阿巴合唱團

Hotel California 加州旅館 —— Eagles 老鷹合唱團

House of rising sun 日昇之屋 —— The Animals 動物合唱團

How can I tell her 我該如何告訴她 —— Lobo 灰狼「羅伯」

How deep is your love 你的愛有多深 —— Bee Gees 比吉斯合唱團

How do I live 我怎麼活下去　from 電影「空中監獄」—— Trisha Yearwood 崔夏宜爾伍

I don't know how to love him 我不知道如何愛他　from 電影「萬世巨星」—— Helen Reddy 海倫蕾蒂

I guess the Lord must be in New York city 我想上帝一定在紐約市　from 電影「電子情書」—— Nilsson 尼爾森

I have a dream 我有一個夢 —— ABBA 阿巴合唱團

I need you 我需要你 —— America 亞美利加合唱團

I started a joke 我開了個玩笑 —— Bee Gees 比吉斯合唱團

I still believe 我依然相信 —— Brenda k. Starr 布蘭達史達

I will follow him 我願跟隨他　from 電影「修女也瘋狂」—— Little Peggy March

I will survive 我會活下去　from 電影「女狼俱樂部」「十全大補男」—— Gloria Gaynor 葛洛莉亞蓋諾

I won't hold you back 我不會將你挽回 —— Toto 托托合唱團

I'd love you to want me 但願你需要我 —— Lobo 灰狼

If 如果 —— Bread 麵包合唱團

I'll be there for you 為了你，我一定到 —— Bon Jovi 邦喬飛合唱團

In the morning 清晨中　from 電影「倆小無猜」—— Bee Gees 比吉斯合唱團

Indian reservation 印地安人保留區 —— The Raiders 突擊者合唱團

Islands in the stream 溪流中的島嶼 —— Kenny Rogers & Dolly Parton 肯尼羅傑斯 & 桃莉芭頓

It never rains in southern California 南加州從來不下雨 —— Albert Hammond 亞伯特哈蒙

It's my life 這是我的人生 —— Bon Jovi 邦喬飛合唱團

Just once 僅此一次 —— James Ingram 詹姆斯英格蘭

Just the way you are 就是你現在的樣子 —— Billy Joel 比利喬

Just when I needed you most 在我最需要你的時候 —— Randy Vanwarmer 蘭迪范沃瑪

Last Christmas 去年的聖誕節 —— Wham 合唱團

Lay all your love on me 把全部的愛給我 —— ABBA 阿巴合唱團

Lemon tree 檸檬樹 —— Peter, Paul & Mary 彼得、保羅 & 瑪麗三重唱

Look away 轉過頭去 —— Chicago 芝加哥合唱團

Love is love 愛就是愛　from 電影「神通情人夢」 —— Culture Club 文化俱樂部

Love me do 愛我 —— Beatles 披頭四合唱團

Love will keep us alive 愛會讓我們活下去 —— The Eagles 老鷹合唱團

My sweet Lord 親愛的上帝 —— George Harrison 喬治哈里森

Never say goodbye 永不說再見 —— Bon Jovi 邦喬飛合唱團

New kid in town 鎮上新來的小子 —— The Eagles 老鷹合唱團

New year's day 新年日 —— U2 合唱團

New York, New York 紐約！紐約 —— Frank Sinatra 法蘭克辛納屈

November rain 十一月的雨 —— Guns N' Roses 槍與玫瑰合唱團

Oh, Carol 噢，卡羅 —— Neil Sedaka 尼爾西達卡

One way ticket 單程車票 —— Neil Sedaka 尼爾西達卡

Please, Mr. Postman 請等一下，郵差先生 —— Carpenters 木匠兄妹合唱團

Quando, quando, quando 什麼時候 —— Engelbert Humperdinck 英格伯漢普汀

Reflections of my life 生命的回顧 —— Marmalade 桔子醬合唱團

Scarborough fair 史卡博羅市集　from 電影「畢業生」 —— Simon & Garfunkel

Season in the sun 陽光季節 —— Terry Jacks 泰瑞傑克斯

She 她　from 電影「新娘百分百」 —— Elvis Costello 艾維斯柯斯提洛

Stand by me 站在我這邊　from 電影「站在我這邊」 —— Ben E. King 班伊金

Sunrise, sunset 日出，日落 —— from 電影「屋上的提琴手」

Sweet dreams 甜美的夢 —— Eurhythmics 舞韻合唱團

Take me home, country road 鄉村小路，帶我回家 —— John Denver 約翰丹佛

The final countdown 最後倒數 —— Europe 歐洲合唱團

The flame 火焰 —— Cheap Trick 廉價把戲合唱團

The lady in red 紅衣女士 —— Chris De Burgh 克里斯迪伯夫

The living years 有生之年 —— Mike & the Mechanics 麥克 & 機械工合唱團

The morning after 清晨將至　from 電影「海神號」 —— Maureen McGovern 瑪琳麥
　　高文

The power of love 愛的力量 —— Jennifer Rush 珍妮佛洛許

The search is over 尋覓結束 —— Survivors 生存者合唱團

The twelfth of never 天長地久 —— Donny Osmond 唐尼奧斯蒙

Tie a yellow ribbon round the old oak tree 繫條黃絲帶在老橡樹上 —— Dawn 黎明合
　　唱團

Where have all the flowers gone？ 花兒哪裡去了？

You are not alone 你並不孤單 —— Michael Jackson 麥可傑克森

You don't bring me flowers 你沒有送花給我 —— Barbara Streisand & Neil Diamond 芭
　　芭拉史翠珊&尼爾戴門

You're the inspiration 你就是靈感 —— Chicago 芝加哥合唱團

㈥幫助安眠入睡的音樂

1.古典音樂部分

巴哈 —— 風琴協奏曲第五號 F 小調 第二樂章「簡短的詠唱」

巴哈 —— 管弦樂組曲　出自第二號「Zarabanda」（西語）

巴哈 —— 管弦樂組曲　出自第三號「G 弦之歌」

皮魯契特 —— 晚安，溫柔的精靈們

杜博爾薩克 —— 第九號交響曲「來自新世界」

拉貝爾 —— 逝去公主的宮廷圓舞曲

拉貝爾 —— 鋼琴協奏曲　第二樂章

韋伯 —— 巴松管協奏曲　作品 75

柴可夫斯基 —— 小提琴協奏曲 作品 35 第二樂章

泰勒曼 —— 雙簧管奏鳴曲 第三樂章 泰勒曼 —— 雙簧管奏鳴曲 第三樂章

德布西 —— 月光（出自「貝魯加馬斯克」組曲）

莫札特 —— 法國號協奏曲　第二號 K417 第二樂章

莫札特 —— 法國號協奏曲 第三號 K447 第二樂章

莫札特 —— 橫笛和豎琴的協奏曲　K299 第二樂章

德布西——棕髮的少女（摘自「前奏曲集」）

德布西——鋼琴奏鳴曲「夢」

蕭邦——前奏曲第七號　作品 28 之 7

蕭邦——搖籃曲　作品 57

2.一些大自然的聲音

3.流行音樂（與紓解疲勞的音樂雷同）

㈦緩和不安和緊張的音樂

1.古典音樂部分

巴哈——小提琴和風琴奏鳴曲　第一號　B 小調「徐緩曲」

巴哈——無伴奏小提琴的奏鳴曲　第二號「緩徐曲」（Andante　義語）

巴哈——管弦樂組曲　第二號　序曲

巴哈——橫笛奏鳴曲「西西里島舞曲」

巴哈——聲樂曲　第 147 號「上帝！請賜與人們期待的歡喜」

布拉姆斯——華爾滋　作品 39 之 15、7、2

布拉格——天使小夜曲

佛雷——宮廷圓舞曲

克萊斯拉——美麗的蘿絲瑪

李斯特——慰藉

杜利哥——小夜曲

杜博爾薩克——幽默曲

杜博爾薩克——第八號交響曲　G 小調　作品 88

杜普拉——匈牙利田園幻想曲

杜魯杜拉——回憶

邦・威利亞茲——綠色衣袖幻想曲

孟德爾頌——小提琴協奏曲　作品 64　第二樂章

孟德爾頌——第四號交響曲　作品 90　第二樂章

帕帕魯弟——小提琴協奏曲集「四季」第一號「春」第一樂章

拉貝爾——逝去公主的宮廷圓舞曲

拉哈曼尼洛夫 —— 帕格尼尼的狂想曲

林姆斯基‧可魯薩可夫 —— 交響組曲「薩拉邦德」

阿耳比諾尼 —— 緩進曲

韋佰 —— 巴松管協奏曲 作品 75「緩進曲和回旋曲」

韋瓦第 —— 小提琴協奏曲集「四季」第一號「春」第三樂章

桑斯 —— 「天鵝」（摘自「動物的謝肉祭」組曲）

柴可夫斯基 —— 小提琴協奏曲 第二樂章

柴可夫斯基 —— 芭蕾組曲「天鵝湖」的第一幕「情景」

泰爾加 —— 阿拉伯風奇想曲

海頓 —— 交響曲 第四十四號「悲傷」第三樂章

海頓 —— 弦樂四重奏曲 第七十七號「皇帝」第二樂章

馬斯涅 —— 歌劇「泰伊思」的「冥想曲」

寇雷魯利 —— 小提琴奏鳴曲 第十二號 D 小調

莫札特 —— 嬉遊曲 第一號 K133

莫札特 —— 嬉遊曲 第十七號 K334「圓舞曲」

莫札特 —— 橫笛四重奏曲 K285

莫札特 —— 橫笛和豎琴的協奏曲 C 大調 K299 第二樂章

莫札特 —— 鋼琴協奏曲 第二十一號 K467 第二樂章

莫札特 —— 鋼琴協奏曲 第二十六號 K537 第二樂章

彭瑟 —— 小星星

普契尼 —— 歌劇「托斯卡」中的「為歌唱而活、為戀愛而活」

舒伯特 —— 歌曲「鱒魚」

奧芬巴哈 —— 歌劇「霍夫曼故事」的間奏曲「霍夫曼的船歌」

雷斯披基 —— 「琵琶復古舞曲和詠唱」裡的「西西里島舞曲」

德布西 —— 兩首阿拉伯風樂曲

德布西 —— 摘自前奏曲「棕髮的少女」

德布西 —— 鋼琴奏鳴曲「夢」

歐非巴克 —— 歌劇「霍夫曼故事」的間奏曲「霍夫曼的船歌」

蕭邦 —— 芭蕾組曲「西魯費德」的「風之精」

蕭邦 —— 華爾滋 第七號 作品 64 之 2

蕭邦 —— 鋼琴協奏曲 第一號 E 小調 作品 11

韓德爾 —— 摘自「水上音樂」的「air」

羅德利哥 —— 阿朗費斯的協奏曲

2.一些大自然的聲音

(八)放棄萎靡振作精神的音樂

1.古典音樂部分

巴哈——聲樂曲　第 147 號「上帝！請賜與人們期待的歡喜」

史梅塔那——交響詩「祖國」裡的「摩魯達河（moldaa）」

布拉姆斯——交響曲第四號　第四樂章

布拉姆斯——第一號交響曲　作品 68　第四樂章

艾爾加——「威風凜凜」進行曲

西貝流士——「羅曼斯」弦樂的緩徐曲　作品 42

西貝流士——交響詩「芬蘭」

佛雷——宮廷圓舞曲

李斯特——匈牙利狂想曲　第二號

杜博爾薩克——弦樂四重奏曲　第十二號「美利堅合眾國」

貝多芬——「艾格蒙特」序曲

貝多芬——音樂劇「雅典的廢墟」序曲

貝多芬——第八號交響曲　作品 93　第一樂章

貝多芬——第三號交響曲　作品 55「英雄」第一樂章

貝多芬——鋼琴奏鳴曲　第二十一號「瓦德斯坦」

孟德爾頌——序曲「芬哥的洞窟」

拉夫——小獨唱曲

柴可夫斯基——序曲「一八一二年」作品 49

舒伯特——交響曲　第八號「未完成」

舒伯特——即興曲　第二號　作品 90

韓德爾——皇家煙火的音樂

2.強節奏規律的鼓樂

3.流行音樂

Always 永遠 —— Atlantic Stars 大西洋之星合唱團

American pie 美國派 —— Don McLean 唐麥克林

Another day in paradise 天堂的另一日 —— Phil Collins 菲爾柯林斯

Biggest part of me 我最珍貴的部分 —— Ambrosia 安伯路西亞

Cherish 珍惜 —— Kool & the Gangs 庫爾夥伴合唱團

Come what may 不論未來如何 —— Lani Hall & Herb Alpert 蕾妮霍爾 & 赫柏艾伯特

Ebony and ivory 黑檀木與白象牙 —— Paul MaCartney & Stevie Wonder 保羅麥卡尼 & 史提夫汪達

Edelweiss 小白花　from 電影「真善美」—— Christopher Plummer

Even the nights are better 連夜晚也變得更美 —— Air Supply 空中補給合唱團

Evergreen tree 常青樹 —— Cliff Richard 克里夫李察

Everybody hurts 每個人都受了傷 —— R.E.M. 合唱團

Eyes on me 注視著我　from 電玩「太空戰士 8」—— Faye Wang 王菲

Flashdance —— what a feeling 閃舞 —— 多棒的感覺　from 電影「閃舞」—— Irene Cara 艾琳卡拉

Forever young 永遠年輕 —— Alphaville 阿爾法村合唱團

Glory of love 愛的榮耀　from 電影「小子難纏」—— Peter Cetera 彼得塞特拉

Green, green grass of home 碧草如茵的家園 —— Tom Jones 湯姆瓊斯

Greenfields 綠野 —— Brothers Four 四兄弟合唱團

Greensleeves 綠袖子 —— 英國民謠

Heaven is a place on earth 天堂就在人間 —— Belinda Carlisle 貝琳達卡萊兒

Heaven 天堂 —— Bryan Adams 布萊恩亞當斯

Hello 哈囉 —— Lionel Richie 萊納李奇

Here I am 我在這裡 —— Air Supply 空中補給合唱團

Here, there and everywhere 這兒，那兒，到處都是 —— Beatles 披頭四合唱團

Hero 英雄 —— Mariah Carey 瑪麗亞凱莉

Hotel California 加州旅館 —— Eagles 老鷹合唱團

I believe I can fly 我相信我能飛 —— R. Kelly R.凱利

I can't tell you why 我無法告訴你為什麼 —— Eagles 老鷹合唱團

I say a little prayer 我做了小小的祈禱　from 電影「新娘不是我」──Mary Black 瑪麗布蕾克

I started a joke 我開了個玩笑──Bee Gees 比吉斯合唱團

I will follow him 我願跟隨他　from 電影「修女也瘋狂」──Little Peggy March

I'd really love to see you tonight 今晚我真的很想見你──England Dan & John Ford Coley 英格蘭丹 & 約翰福特柯里

If 如果──Bread 麵包合唱團

I'm easy 我很隨和　from 電影「納許維爾」──Keith Carradine 凱斯卡拉定

In a country churchyard 在一所鄉間的教堂──Chris De Burgh 克里斯迪伯夫

Inside of my guitar 在我的吉他裡──Tracy 黃鶯鶯

It might be you 應該是你　from 電影「窈窕淑男」──Stephen Bishop 史蒂芬畢夏

It must have been love 那一定是愛　from 電影「麻雀變鳳凰」──Roxette 羅克塞 二重唱

It's so easy 如此容易──Linda Ronstadt 琳達朗絲黛

Lead me on 指引我──Maxine Nightingale 麥西夜鶯

My sweet Lord 親愛的上帝──George Harrison 喬治哈里森

Ode to my family 家庭頌歌──Cranberries 小紅莓合唱團

One more night 再一個夜晚──Phil Collins 菲爾柯林斯

Only love 只有愛──Nana Mouskouri 娜娜

Only you 只有你──Yazoo 雅茲二重唱

Open arms 敞開雙臂──Journey 旅程合唱團

Our last summer 我們的去年夏天──ABBA 阿巴合唱團

Over the rainbow 彩虹之上　from 電影「綠野仙蹤」──Judy Garland 茱蒂迦倫

Paloma blanca 白鴿──George Baker 喬治貝克合唱團

Perfect day 完美的一天　from 電影「猜火車」──Lou Reed 路李德

Perfect stranger 完美的陌生人──Deep Purple 深紫色合唱團

Photographs and memories 相片與回憶──Jim Croce 吉姆克羅琪

Piano man 鋼琴師──Billy Joel 比利喬

Please, Mr. Postman 請等一下，郵差先生──Carpenters 木匠兄妹合唱團

Pretty boy 優質男孩──M2M 窈窕美眉合唱團

Pretty woman 美麗女子　from 電影「麻雀變鳳凰」──Roy Orbison 洛伊歐比森

Puff （The magic dragon）神奇龍──Peter, Paul & Mary 彼得、保羅 & 瑪麗三重唱

Put your head on my shoulder 把頭靠在我肩上──Paul Anka 保羅安卡

Raindrops keep falling on my head 雨點不斷打在我頭上　from 電影「虎豹小霸王」

—— B. J. Thomas 畢傑湯瑪斯

Reflections of my life 生命的回顧 —— Marmalade 桔子醬合唱團

S. O. S. 求救信號 —— ABBA 阿巴合唱團

Sam 山姆　from 電影「聽我細訴」—— Olivia Newton John 奧莉薇亞紐頓強

Save the best for last 最好的留在最後 —— Vanessa Williams 凡妮莎威廉斯

Scarborough fair 史卡博羅市集　from 電影「畢業生」—— Simon & Garfunkel 賽門
　　& 葛芬柯二重唱

Season in the sun 陽光季節 —— Terry Jacks 泰瑞傑克斯

Seven daffodils 七朵水仙花 —— Brothers Four 四兄弟合唱團

Silence is golden 沉默是金 —— Four Seasons 四季合唱團

Silent all these years 沉寂多年 —— Tori Amos 多莉艾莫絲

Sing 歌唱 —— Carpenters 木匠兄妹合唱團

Smoke gets in your eyes 煙霧迷濛了你雙眼　from 電影「直到永遠」—— Platters 五
　　黑寶合唱團

Someday 總有一天 —— Michael learns to rock 搖滾麥克合唱團

Stairway to heaven 天堂之梯 —— Led Zeppelin 齊柏林飛船合唱團

Stand by me 站在我這邊　from 電影「站在我這邊」—— Ben E. King 班伊金

Stories 故事 —— Chyi 齊豫

Straight from the heart 發自內心 —— Bryan Adams 布萊恩亞當斯

Sunshine on my shoulder 陽光灑在我肩上 —— John Denver 約翰丹佛

Superstar 超級巨星 —— Carpenters 木匠兄妹合唱團

Sweet dreams 甜美的夢 —— Eurhythmics 舞韻合唱團

Thank you for the music 謝謝你給我音樂 —— ABBA 阿巴合唱團

The fool on the hill 山丘上的傻瓜 —— Beatles 披頭四合唱團

The miracle of love 愛的奇蹟 —— Eurythmics 舞韻合唱團

The piper 吹笛人 —— ABBA 阿巴合唱團

The rain, the park & other things 雨、公園和其他 —— The Cowsills 考希爾合唱團

What a wonderful world 多麼美好的世界 —— Louis Armstrong 路易士阿姆斯壯

When I need you 當我需要你 —— Leo Sayer 李歐塞爾

When you wish upon a star 當你對著星星許願 —— Cliff Edward 克利夫艾德華

Where have all the flowers gone？花兒哪裡去了？—— Brothers Four 四兄弟合唱團

Will you love me tomorrow 明天你是否愛我 —— The Shirelles 雪莉兒合唱

We are the world 四海一家 —— USA for Africa 美國援非群星聯盟

Wish you were here 盼你在此 —— Pink Floyd 平克佛洛依德合唱團

With you, I'm born again 有了你，我重獲新生 —— Billy Preston & Syreeta 比利普里斯登 & 西莉塔

Wonderful life 美好人生 —— Black 布雷克

Wonderful tonight 今晚真美 —— Eric Clapton 艾瑞克萊普頓

You are my sunshine 你是我的陽光 —— Ray Charles 雷查爾斯

㈨紓解身心疲勞的音樂

1.古典音樂部分

巴哈 —— 小提琴和風琴奏鳴曲　第三號　E 大調「緩進曲」

巴哈 —— 布朗登布魯克（Brandenburg）協奏曲　第五號　D 大調

巴哈 —— 風琴協奏曲第五號 F 小調 第二樂章「簡短的詠唱」

巴哈 —— 無伴奏小提琴的奏鳴曲　第二號

巴哈 —— 管弦樂組曲　第一號「圓舞曲」

巴哈 —— 管弦樂組曲　第二號「求婚」

巴哈 —— 聲樂曲　第 147 號「上帝！請賜與人們期待的歡喜」

比才 —— 第一號交響曲　第二樂章

布朗嘉 —— 天使的小夜曲

佛朗克 —— 小提琴奏鳴曲　A 大調

佛雷 —— 宮廷圓舞曲

伯克利尼 —— 弦樂五重奏曲　E 大調「圓舞曲」

克巴思茲 —— 三聲部（trio sonata 義文）重奏奏鳴曲 C 小調 第一樂章

克萊斯拉 ——「隆迪諾」（摘自貝多芬的主題）

杜博爾薩克 —— 幽默曲

杜博爾薩克 —— 第八號交響曲　G 小調　作品 88

杜博爾薩克 —— 斯拉夫舞曲　第六號作品 46

貝多芬 —— 七重奏曲　第三樂章「圓舞曲」

貝多芬 —— 小提琴和管弦樂的「羅曼斯」第二號　F 大調

帕赫魯貝魯 —— 三聲部的卡農（kanon 德文）和三拍子舞曲（gigue 法文）裡的「追復曲」

林姆斯基‧可魯薩可夫 —— 交響組曲「薩拉邦德」

保羅汀 —— 弦樂四重奏曲　第二號　D 大調　第三樂章「夜想曲」

桑斯 ——「天鵝」（摘自「動物的謝肉祭」組曲）

柴可夫斯基——弦樂四重奏曲　第一號　作品 11　第二樂章

柴可夫斯基——第五號交響曲　作品 64　第三樂章

格利蓋魯——圓舞曲

海頓——第 101 號交響曲「時鐘」第二樂章

馬斯涅——歌劇「泰伊絲」的「冥想曲」

莫札特——小提琴協奏曲　第一號　K207「緩進曲」

莫札特——木管協奏曲　K622　第一樂章

莫札特——嬉遊曲　第十七號 K334「圓舞曲」

莫札特——橫笛和豎琴的協奏曲　C 大調　K299　第二樂章

莫札特——鋼琴奏鳴曲　第十六號 K570「簡短的詠唱」

莫札特——雙簧管四重奏曲　第二十六號　K537　第二樂章

葛利格——音樂劇「佩耳吉特」裡的「早晨」

雷斯披基——「琵琶復古舞曲」和詠唱「西西里島舞曲」

德布西——兩首阿拉伯風樂曲　第一號

蕭邦——即興曲　第四號　作品 66「幻想即興曲」

蕭邦——鋼琴協奏曲　第一號　作品 11

羅德利哥——阿朗費斯的協奏曲

2.流行音樂部分（只供參考）

（Everything I do）I do it for you 一切都是為了你　from 電影「羅賓漢俠盜王子」
　　——Bryan Adams 布萊恩亞當斯

（I've had）the time of my life （我擁有）生命中的時光　from 電影「熱舞十七」
　　——Bill Medley & Jennifer Warnes 比爾梅德利 & 珍妮佛華恩斯

18 and life 十八歲和人生——Skidrow 史奇洛合唱團

4:55 四點五十五分　「愛你一萬年」原曲——Wynners 溫拿五虎合唱團

A dear John letter 給約翰的一封信——Skeeter Davis 史琪特戴維絲

A time for us 我倆的時光　from 電影「殉情記」——Andy Williams 安迪威廉

All I have to do is dream 只有尋夢去——Glen Campbell & Robbie Gentry 葛倫坎伯
　　& 羅比珍崔

All kinds of everything 萬事萬物——Dana 唐娜

All my loving 我所有的愛——Beatles 披頭四合唱團

Always on my mind 永在我心中——Elvis Presley「貓王」艾維斯普里斯萊

Amazing grace 奇異恩典——Judy Collins 茱蒂柯琳絲

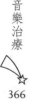

And I love her 我愛她 —— Beatles 披頭四合唱團

And I love you so 我是如此愛你 —— Don McLean 唐麥克林

Angel 天使　from 電影「X 情人」—— Sarah McLachlan 莎拉麥克勞蘭

Are you lonesome tonight？今晚你寂寞嗎？—— Elvis Presley「貓王」艾維斯普里斯萊

Beat it 走開 —— Michael Jackson 麥可傑克森

Beautiful boy 美麗的孩子　from 電影「春風化雨 1996」—— John Lennon 約翰藍儂

Beautiful Sunday 美麗的星期天 —— Daniel Boone 丹尼爾潘

Beauty and the beast 美女與野獸 —— Peabo Bryson & Celion Dion 比柏布萊森 & 席琳狄翁

Because I love you 因為我愛你 —— Shaking Steven 薛金史蒂芬

Because you loved me 因為你愛過我 —— Celion Dion 席琳狄翁

Ben 班　from 電影「金鼠王」—— Michael Jackson 麥可傑克森

Better man 更好的人 —— Robbie Williams 羅比威廉斯

Big, big world 廣大的世界 —— Emilia 艾蜜莉亞

Bird on a wire 電線上的鳥 —— Leonard Cohen 李歐納柯罕

Blue eyes 藍眼睛 —— Elton John 艾爾頓強

Blue moon 藍色月亮 —— The Marcels 波浪髮型合唱團

Blue velvet 藍絲絨 —— Bobby Vinton 巴比溫頓

Breathe 呼吸 —— Faith Hill 費絲希爾

Can you feel the love tonight 今晚你感受到愛了嗎？—— Elton John 艾爾頓強

Can't help falling in love 無法自拔陷入愛河 —— Elvis Presley「貓王」艾維斯普里斯萊

Can't we try？我們不能再試試看嗎？—— Dan Hill with Vonda Sheppard 丹希爾 & 芳達雪柏

Captain of her heart 她心中的船長 —— Double 雙重合唱團

Careless whisper 無心的耳語 —— Wham 合唱團

Changing partners 交換舞伴 —— Patti Page 佩蒂佩姬

Chiquitita 奇琪堤塔 —— ABBA 阿巴合唱團

Close to you 靠近你 —— Carpenters 木匠兄妹合唱團

Colors of the wind 風的顏色　from 動畫「風中奇緣」—— Vanessa Williams 凡妮莎威廉絲

Count on me 依靠我　from 電影「等待夢醒時分」—— Whitney Houston 惠妮休斯頓

Coward of the county 郡裡的懦夫 —— Kenny Rogers 肯尼羅傑斯

Crazy for you 為你瘋狂　　from 電影「奪標 27 秒」──Madonna 瑪丹娜

Crying 哭泣──Don McLean 唐麥克林

C'set la vie 這就是人生──Emerson, Lake & Palmer 愛默生、雷克 & 帕瑪合唱團

Dear heart 親愛的──Andy Williams 安迪威廉斯

Devoted to you 深愛著你──The Everly Brothers 艾維利兄弟

Didn't we almost have it all 我們幾乎擁有了一切──Whitney Houston 惠妮休斯頓

Do they know it's Christmas？ 他們知道現在是聖誕節嗎？──Band Aid 援非聯合
　　樂團

Do you know where you're going to？ 你可知何去何從？──Diana Ross 黛安娜羅絲

Don't cry for me, Argentina 阿根廷，別為我哭泣　　from 電影「阿根廷，別為我哭
　　泣」──Madonna 瑪丹娜

Don't cry out loud 別大聲哭泣──Melissa Manchester 瑪麗莎曼徹斯特

Earthbound 回歸大地　　from 日劇「失樂園」──Conner Reeves 康納瑞夫斯

Ebony and ivory 黑檀木與白象牙──Paul MaCartney & Stevie Wonder 保羅麥卡尼
　　& 史提夫汪達

Edelweiss 小白花　　from 電影「真善美」

El condor pasa 老鷹之歌──Andy Williams 安迪威廉斯

Empty garden 空寂花園──Elton John 艾爾頓強

Endless love 無盡的愛　　from 電影「無盡的愛」──Lionel Richie & Diana Ross 萊
　　納李奇 & 黛安娜羅絲

Especially for you 特別獻給你──Kylie Minogue & Jason Donovan 凱莉米洛 & 傑
　　生唐納文

Eternal flame 永恆的火焰──Bangles 手鐲合唱團

Even the nights are better 連夜晚也變得更美──Air Supply 空中補給合唱團

Evergreen tree 常青樹──Cliff Richard 克里夫李察

Every breath you take 你的每一次呼吸──The Police 警察合唱團

Every rose has its thorn 每朵玫瑰都有刺──Poison 毒藥合唱團

Every woman in the world 世上的每一個女子──Air Supply 空中補給合唱團

Everything I own 我擁有的一切──Bread 麵包合唱團

Everytime you go away 每一次你離去──Paul Young 保羅楊

Feeling 感覺──Morris Albert 莫立斯艾伯特

Girl 女孩──Beatles 披頭四合唱團

Go your own way 你走你的路──Fleetwood Mac 佛利伍麥克合唱團

Goodbye girl 再見女孩　　from 電影「再見女郎」──David Gates 大衛蓋茲

Goodbye 再見 —— Air Supply 空中補給合唱團

Greatest love of all 最偉大的愛 —— Whitney Houston 惠妮休斯頓

Greensleeves 綠袖子 —— 英國民謠

Grow old with you 陪你到老　from 電影「婚禮歌手」—— 亞當山德勒

Have I told you lately？ 我最近是否告訴過你？—— Van Morrison 范莫里森

Have you ever really loved a woman？ 你真的愛過一個女人嗎？—— Bryan Adams
　　布萊恩亞當斯

Have you never been mellow？ 你不曾快樂過？—— Olivia Newton John 奧莉薇亞紐
　　頓強

Heartbreaker 傷心人 —— Dionne Warwick 狄翁沃薇克

Heartlight 心燈 —— Neil Diamond 尼爾戴門

Heaven is a place on earth 天堂就在人間 —— Belinda Carlisle 貝琳達卡萊兒

Hello 哈囉 —— Lionel Richie 萊納李奇

Here I am 我在這裡 —— Air Supply 空中補給合唱團

Hey, Jude 嘿！朱德 —— Beatles 披頭四合唱團

Hold me 擁抱我 —— Savage Garden 野人花園合唱團

Honey, honey 甜心，甜心 —— ABBA 阿巴合唱團

How am I supposed to live without you？ 失去你，我怎麼活下去？—— Michael Bol-
　　ton 麥可伯特恩

How can I tell her 我該如何告訴她 —— Lobo 灰狼「羅伯」

How deep is your love 你的愛有多深 —— Bee Gees 比吉斯合唱團

How do I live 我怎麼活下去　from 電影「空中監獄」—— Trisha Yearwood 崔夏宜
　　爾伍

Hungry eyes 飢渴的眼神　from 電影「熱舞十七」—— Eric Carmen 艾瑞克卡門

Hungry heart 饑渴的心 —— Bruce Springsteen 布魯斯史賓斯汀

I am a rock 我是一塊岩石 —— Simon & Garfunkel 賽門&葛芬柯二重唱

I can't stop loving you 我不能停止愛你 —— Ray Charles 雷查爾斯

I can't tell you why 我無法告訴你為什麼 —— Eagles 老鷹合唱團

I don't know how to love him 我不知道如何愛他　from 電影「萬世巨星」—— Helen
　　Reddy 海倫蕾蒂

I don't want to talk about it 我不想談這件事 —— Rod Steward 洛史都華

I honestly love you 我真心的愛著你 —— Olivia Newton John 奧莉薇亞紐頓強

I know a heartache when I see one 看見了總使我心痛 —— Jennifer Warnes 珍妮佛華
　　恩斯

I like Chopin 我愛蕭邦 —— Gazebo 賈芝柏

I love you 我愛你 —— Celine Dion 席琳狄翁

I love you 我愛你 —— Climax Blues Band 克萊馬克斯藍調樂團

I need to be in love 我應該戀愛 —— Carpenters 木匠兄妹合唱團

I need you 我需要你 —— America 亞美利加合唱團

I should have known better 我早該明白 —— Jim Diamond 吉姆戴門

I started a joke 我開了個玩笑 —— Bee Gees 比吉斯合唱團

I still believe 我依然相信 —— Brenda k. Starr 布蘭達史達

I swear 我發誓 —— All 4 one 合而為一合唱圖

I want it that way 我就是要那樣 —— Backstreet Boys 新好男孩合唱團

I will always love you 我會永遠愛你　from 電影「終極保鑣」—— Whitney Houston
　　惠妮休斯頓

I will follow him 我願跟隨他　from 電影「修女也瘋狂」—— Little Peggy March

I will survive 我會活下去　from 電影「女狼俱樂部」「十全大補男」—— Gloria
　　Gaynor 葛洛莉亞蓋諾

I'd love you to want me 但願你需要我 —— Lobo 灰狼

If not for you 若不是因為你 —— Olivia Newton John 奧莉薇亞紐頓強

If you don't know me by now 如果你現在還不了解我 —— Simply Red 就是紅合唱團

If you leave me now 如果你現在離開我 —— Chicago 芝加哥合唱團

If you leave 如果你離去 —— O. M. D. 黑夜行列樂團

If you love me 如果你愛我 —— Brenda Lee 布蘭達李

I'll be there for you 為了你，我一定到 —— Bon Jovi 邦喬飛合唱團

I'll never fall in love again 我絕不再談戀愛了 —— Dionne Warwick 狄翁沃薇克

I'm easy 我很隨和　from 電影「納許維爾」—— Keith Carradine 凱斯卡拉定

I'm not in love 我沒有墜入愛河 —— 10 C.C. 合唱團

Imagine 幻想 —— John Lennon 約翰藍儂

In a lifetime 在一生中 —— Clannad & Bono 克蘭納德合唱團 & 波諾

In the air tonight 今晚在空中 —— Phil Collins 菲爾柯林斯

Inside of my guitar 在我的吉他裡 —— Tracy 黃鶯鶯

Into the night 進入夜晚 —— Benny Mardones 班尼麥唐納

Islands in the stream 溪流中的島嶼 —— Kenny Rogers & Dolly Parton 肯尼羅傑斯 &
　　桃莉芭頓

It must have been love 那一定是愛　from 電影「麻雀變鳳凰」—— Roxette 羅克塞
　　二重唱

It's a heartache 那是心痛 —— Bonnie Tyler 邦妮泰勒

It's only a paper moon 那只是個紙月亮 —— Nat King Cole 納京高

It's too late 太遲了 —— Carole King 卡洛金

Just once 僅此一次 —— James Ingram 詹姆斯英格蘭

Just the two of us 就只有我倆 —— Bill Withers 比爾惠勒斯

Just the way you are 就是你現在的樣子 —— Billy Joel 比利喬

Just when I needed you most 在我最需要你的時候 —— Randy Vanwarmer 蘭迪范沃瑪

Lady 女士 —— Kenny Rogers 肯尼羅傑斯

Lady 女士 —— Styx 冥河合唱團

Lady, lady, lady 女士啊！女士　from 電影「閃舞」—— Joe Esposito 喬艾斯波席托

Last Christmas 去年的聖誕節 —— Wham 合唱團

Laughter in the rain 雨中歡笑 —— Neil Sedaka 尼爾西達卡

Lay all your love on me 把全部的愛給我 —— ABBA 阿巴合唱團

Layla 蕾拉 —— Derek & Dominoes 德瑞克 & 骨牌合唱團

Lead me on 指引我 —— Maxine Nightingale 麥西夜鶯

Leader of the band 樂隊指揮 —— Dan Fogelberg 丹佛格柏

Leave a light on 留一盞燈 —— Belinda Carlisle 貝琳達卡萊兒

Lemon tree 檸檬樹 —— Peter, Paul & Mary 彼得、保羅 & 瑪麗三重唱

Let it be me 但願是我 —— The Everly Brothers 艾維利兄弟

Let it be 讓它去吧 —— Beatles 披頭四合唱團

Let me be there 讓我在你身旁 —— Olivia Newton John 奧莉薇亞紐頓強

Let me have you, girl 讓我擁有你，女孩 —— Sasha 沙夏

Let's talk about love 讓我們談談愛吧 —— Celion Dion 席琳狄翁

Light my fire 點燃我的火焰 —— The Doors 門戶合唱團

Listen to your heart 傾聽你心 —— Roxette 羅克塞二重唱

Little girl 小女孩 —— Sandra 珊卓拉

Living on a prayer 以祈禱為生 —— Bon Jovi 邦喬飛合唱團

Living on the edge 活在刀口上 —— Aerosmiths 史密斯飛船合唱團

Longer 更長久 —— Dan Fogelberg 丹佛格柏

Look away 轉過頭去 —— Chicago 芝加哥合唱團

Losing my religion 失去我的信仰 —— R.E.M. 合唱團

Lost in love 迷失在愛中 —— Air Supply 空中補給合唱團

Love for all seasons 愛在每一個季節 —— Christina Aguilera 克莉絲汀

Love hurts 愛使人受傷 —— Nazareth 拿撒勒合唱團

Love is all around 愛無所不在 —— Wet Wet Wet 濕濕濕合唱團

Love is blue 愛是憂鬱 —— Paul Mauriat 波爾瑪麗亞大樂團

Love is love 愛就是愛　from 電影「神通情人夢」——Culture Club 文化俱樂部

Love me do 愛我 —— Beatles 披頭四合唱團

Love of my life 我一生的愛 —— Queen 皇后合唱團

Love story 愛的故事　from 電影「愛的故事」—— Andy Williams 安迪威廉斯

Love takes time 愛需要時間 —— Mariah Carey 瑪麗亞凱莉

Love will keep us alive 愛會讓我們活下去 —— The Eagles 老鷹合唱團

Love 愛 —— Lettermen 學士合唱團

Loving you 愛上你 —— Minnie Riperton 明妮瑞普登

Lullaby 搖籃曲 —— Dan Seals 丹席爾

Luna 月亮 —— Alessandro Safina 沙費納

Lying eyes 說謊的眼神 —— The Eagles 老鷹合唱團

Mammy blue 媽咪的憂鬱 —— Roger Whittaker 羅傑惠塔克

Moonlight flower 月光之花 —— Michael Cretu 麥可克里圖

Moonlight shadow 月光的影子 —— Mike Oldfield 麥克歐菲爾德

More than words 言語之外 —— Extreme 極限合唱團

Morning has broken 破曉 —— Cat Stevens 凱特史蒂芬斯

Mull of Kintyre 琴泰岬 —— Paul McCartney 保羅麥卡尼

Ocean deep 深海 —— Cliff Richard 克利夫理查

Only you 只有你 —— Yazoo 雅茲二重唱

Sad movie 悲劇電影 —— Sue Thompson 蘇湯普森

Satomi hakken-den 新里見八犬傳 —— John O'banion 約翰歐班寧

Say you, say me 談論你我　from 電影「飛越蘇聯」——Lionel Richie 萊納李奇

Self control 自我控制 —— Laura Branigan 蘿拉布蘭妮根

Send in the clowns 小丑進場 —— Judy Collins 茱蒂柯琳絲

Shanghai memories of 1945 上海回憶一九四五 —— Jewels Newton 珠兒紐頓

Shape of my heart 心的形狀 —— Backstreet Boys 新好男孩合唱團

She loves you 她愛你 —— The Beatles 披頭四合唱團

Since I don't have you 自從我失去了你 —— Don McLean 唐麥克林

Slave to love 愛的奴隸　from 電影「愛你九週半」——Bryan Ferry 布萊恩費瑞

Someone to watch over me 呵護照顧我的人　from 電影「春風化雨 1996」

Sorry seems to be the hardest word 「抱歉」似乎是最難啟口的話 —— Elton John 艾
爾頓強

Spanish guitar 西班牙吉他 —— Toni Braxton 唐妮布蕾斯頓

Stand by me 站在我這邊　from 電影「站在我這邊」—— Ben E. King 班伊金

Suddenly 忽然之間 —— Billy Ocean 比利歐遜

Summer wine 夏日美酒 —— Nancy Sinatra & Lee Hazlewood 南茜辛那屈 & 李海佐
　　伍德

Sunrise, sunset 日出，日落 —— from 電影「屋上的提琴手」

Take my breath away 讓我無法呼吸　from 電影「捍衛戰士」—— Berlin 柏林合唱團

Tammy 黛咪 —— Debbie Reynolds 黛比雷諾

Tea in Sahara 在撒哈拉喝茶 —— The Police 警察合唱團

Tears in heaven 淚灑天堂　from 電影「Rush」—— Eric Clapton 艾瑞克萊普頓

Tears 眼淚 —— Chyi 齊豫

Tell Laura I love her 告訴蘿拉我愛她 —— Ray Peterson 雷彼得森

Thank you for loving me 謝謝你愛我 —— Bon Jovi 邦喬飛合唱團

The final countdown 最後倒數 —— Europe 歐洲合唱團

The flame 火焰 —— Cheap Trick 廉價把戲合唱團

The fool on the hill 山丘上的傻瓜 —— Beatles 披頭四合唱團

The lady in red 紅衣女士 —— Chris De Burgh 克里斯迪伯夫

The last Waltz 最後的華爾滋 —— Engelbert Humperdinck 英格伯漢普汀克

The living years 有生之年 —— Mike & the Mechanics 麥克 & 機械工合唱團

The miracle of love 愛的奇蹟 —— Eurythmics 舞韻合唱團

The one you love 你所愛的人 —— Glenn Frey 格林佛萊

The power of love 愛的力量 —— Jennifer Rush 珍妮佛洛許

The rose 玫瑰　from 電影「歌聲淚痕」—— Bette Midler 貝蒂蜜德勒

The search is over 尋覓結束 —— Survivors 生存者合唱團

The snow of New York 紐約的雪 —— Chris De Burgh 克里斯迪伯夫

The temple of the king 帝王的宮殿 —— Rainbow 彩虹合唱團

The turn of a friendly card 牌局轉換 —— Alan Parson's Project 亞倫派森計劃合唱團

The twelfth of never 天長地久 —— Donny Osmond 唐尼奧斯蒙

There you'll be 你永遠都在　from 電影「珍珠港」—— Faith Hill 費絲希爾

Think of Laura 想念蘿拉 —— Christopher Cross 克里斯多佛克羅斯

This ain't a love song 這不是情歌 —— Bon Jovi 邦喬飛合唱團

Ticket to the tropics 到熱帶的機票 —— Gerald Joling 傑洛裘林

Time to say goodbye 告別的時刻 —— Sarah Brightman & Andrea Bocelli 莎拉布萊曼
　　& 安德烈波伽利

Time 時光——Alan Parson's Project 亞倫派森計劃合唱團

To all the girls I've loved before 給所有我愛過的女孩——Willie Nelson & Julio Iglesias 威利尼爾森 & 胡利歐伊格拉西雅斯

To love somebody 愛上一個人　from 電影「倆小無猜」——Bee Gees 比吉斯合唱團

Tom Dooley 湯姆杜利——The Kingston Trio 金士頓三重唱

Tomorrow 明天　from 音樂劇「安妮」

Tonight 今夜——George Michael 喬治邁可

Too much heaven 太多的天堂——Bee Gees 比吉斯合唱團

Too young 太年輕——Nat King Cole 納京高

Toy soldiers 玩具兵——Martika 瑪蒂卡

True 真實——Spandu Ballet 史班都芭蕾合唱團

Unchained melody 奔放的旋律　from 電影「第六感生死戀」——Righteous Brothers 正義兄弟二重唱

Unforgettable 難以忘懷——Nat King Cole & Natalie Cole 納京高 & 娜塔莉高

Up where we belong 回到我倆所屬的地方——Joe Cocker & Jennifer Warnes 喬庫克 & 珍妮佛華恩斯

Walking in the air 在空中漫步　from 英國動畫「雪人」

Washington Square 華盛頓廣場——Sandler & Young 山德勒 & 楊二重唱

Wasted on the way 一路虛擲時光——Crosby, Still & Nash 克羅斯比、史提爾&納許

We are the world 四海一家——USA for Africa 美國援非群星聯盟

We've got tonight 我們擁有今夜——Kenny Rogers & Sheena Easton 肯尼羅傑斯 & 席娜伊斯頓

We've only just begun 我倆才剛開始——Carpenters 木匠兄妹合唱團

When a child is born 當孩子誕生時——Johnny Mathis 強尼馬賽斯

When a man loves a woman 當男人愛上女人——Percy Sledge 普西史雷吉

When I fall in love 當我墜入愛河——Nat King Cole 納京高

When I need you 當我需要你——Leo Sayer 李歐塞爾

When the children cry 孩子哭泣時——White Lion 白獅合唱團

When will I see you again？何時才能再見到你？——The Three Degrees 三度合唱團

When you believe 當你相信　from 動畫「埃及王子」——Mariah Carey & Whitney Houston 瑪麗亞凱莉 &惠妮休斯頓

When you wish upon a star 當你對著星星許願　from 動畫「木偶奇遇記」——Cliff Edward 克利夫艾德華

When you're in love with a beautiful woman 當你和美女墜入愛河——Dr. Hook 虎克

博士

Where have all the flowers gone？ 花兒哪裡去了？──Brothers Four 四兄弟合唱團

White Christmas 白色耶誕──Ben Crosby 平克勞斯貝

Who can it be now 現在會是誰呢？──Men at Work 工作者合唱團

Who wants to live forever 誰想永遠活下去？──Queen 皇后合唱團

Why can't this be love？ 為什麼這不是愛？──Van Halen 范海倫合唱團

Will you love me tomorrow 明天你是否愛我──The Shirelles 雪莉兒合唱團

Wind beneath my wings 翼下的風　from 電影「情比姊妹深」──Bette Midler 貝
　　蒂蜜德勒

Winter light 冬之光　from 電影「秘密花園」──Linda Ronstadt 琳達朗絲黛

Wish you were here 盼你在此──Pink Floyd 平克佛洛依德合唱團

With or without you 有你或沒有你──U2 合唱團

Woman in love 戀愛中的女人──Babara Streisand 芭芭拉史翠珊

Woman 女人──John Lennon 約翰藍儂

Yellow River 黃河──Christie 克里斯帝合唱團

Yesterday once more 昨日重現──Carpenters 木匠兄妹合唱團

Yesterday when I was young 昨日當我年輕時──Glenn Campbell 葛倫坎伯

Yesterday 昨日──Beatles 披頭四合唱團

You are my sunshine 你是我的陽光──Ray Charles 雷查爾斯

You are not alone 你並不孤單──Michael Jackson 麥可傑克森

You are so beautiful 你是如此美麗──Joe Cocker 喬庫克

You don't bring me flowers 你沒有送花給我──Barbara Streisand & Neil Diamond 芭
　　芭拉史翠珊&尼爾戴門

You don't have to say you love me 你不必說你愛我──Dusty Springfield 達絲提史賓
　　菲爾

You light up my life 你照亮我的生命　from 電影「你照亮我的生命」──Debbie
　　Boone 黛比潘

You must love me 你必須愛我　from 電影「阿根廷，別為我哭泣」──Madonna
　　瑪丹娜

You needed me 你需要我──Anne Murray 安瑪莉

You'll be in my heart 你永在我心中　from 動畫「泰山」──Phil Collins 菲爾柯林斯

Young love 年輕的愛──Air Supply 空中補給合唱團

Your love 妳的愛──The Outfield 外野合唱團

Your song 你的歌──Elton John 艾爾頓強

You're my best friend 你是我最好的朋友——Queen 皇后合唱團

You're my everything 你是我的一切——Santa Esmeralda 山塔艾斯瑪羅達

You're only lonely 妳只是寂寞——J. D. Souther 傑迪邵勒

You've got a friend 你有個好朋友——James Taylor 詹姆士泰勒

You've lost that loving feeling 你已失去愛的感覺——The Righteous Brothers 正義兄
　　弟二重唱

㈩喚起感動及增加感性的音樂

1.古典音樂部分

巴特利——變奏曲（Chaconne 法文，巴洛克音樂之一）G 小調

布朗嘉——天使的小夜曲

西貝流士——「托涅拉的天鵝」（Tuonelan Joutsen 芬蘭文）

西貝流士——小提琴協奏曲　作品 47

李斯特——安慰

杜博爾薩克——弦樂四重奏曲　第十二號「美利堅合眾國」

杜博爾薩克——斯拉夫舞曲　作品 46

杜普拉——匈牙利田園幻想曲

杜賓西——摘自前奏曲集「棕髮少女」

杜魯杜拉——回憶

邦‧威利亞茲——飛揚的雲雀

孟德爾頌——小提琴協奏曲　第二樂章

林姆斯基‧可魯薩可夫——交響組曲「薩拉邦德」

阿耳貝尼斯——阿斯托利斯（Asturias，位在西班牙西北部）

保羅汀——弦樂四重奏曲　第二號　第三樂章「夜想曲」

格利格——抒情組曲　作品 54「夜想曲」

莫札特——長笛四重奏曲　第一號 K285

葛利格——「兩首悲傷的旋律　第三十四號」裡的「逝去的春天」

蕭邦——華爾滋　第九號　作品 69 之 1「離別」

蕭邦——華爾滋　第十二號　F 小調作品 70 之 2

羅德利哥——阿朗費斯的協奏曲

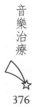

2.薩克斯風樂器演奏之音樂

3.流行音樂（與紓解疲勞的音樂雷同）

㈡幫助減輕疼痛的音樂

1.古典音樂部分

巴哈──G 弦之歌

巴哈──布蘭登堡協奏曲第二號

巴哈──聲樂曲　第 147 號「上帝！請賜與人們期待的歡喜」

布拉格──天使小夜曲

西貝流士──小提琴協奏曲　作品 47

佛雷──宮廷圓舞曲

貝多芬──田園交響曲

貝多芬──悲愴鋼琴奏鳴曲第二樂章

孟德爾頌──小提琴協奏曲　第二樂章

林姆斯基・可魯薩可夫──交響組曲「薩拉邦德」

約翰史特勞斯──藍色多瑙河

韋瓦第──四季 小提琴協奏曲

柴可夫斯基──斯拉夫進行曲

馬斯涅──歌劇「泰伊斯」的「冥想曲」

莫查特──單簧管協奏曲

奧芬巴哈──「霍夫曼的船歌」

葛利格──「兩首悲傷的旋律　第三十四號」裡的「逝去的春天」

葛利格──清晨

雷斯披基──「琵琶復古舞曲和詠唱」裡的「西西里島舞曲」

德弗扎克──幽默曲

蕭邦──第一號鋼琴協奏曲

蕭邦──華爾滋　第九號　作品 69 之 1「離別」

霍斯特──（行星組曲）木星

韓德爾──彌賽亞之哈利路亞

羅德利哥——阿朗費斯的協奏曲

2.流行音樂（輕音樂）

Always on my mind

freeze

Hey! Judy

More

yesterday（昨日）

日昇日落

月河（Moon River）

白色戀人

如夢似幻

沙洲的阿地利魯

夜的奇妙

夜霧裡的幽會

所羅門之夢

牧場上的家

阿爾罕布拉宮的回憶

雨天和星期一

青春的光彩

昨日重現

美國「派」

軍官與紳士

記憶裡的青色玻璃

迷惑的華爾滋

追憶

假裝（pretend）

彩虹的彼端

惡水上的大橋

曾經愛過的女人

短暫卻美麗的燃燒

超級巨星

愛之泉

愛的旋律

愛的詩篇

愛的誓言

愛的歡愉

聖路易斯的布魯茲

誠意

漸行遠去的身影

瑪麗亞・愛雷娜

慕情

蝴蝶舞曲

藍色的影子

㈡增加自信的音樂

1.古典音樂部分

巴哈 —— 布蘭登堡協奏曲第四號

艾爾加 —— 威風凜凜進行曲

西貝流士 —— 小提琴協奏曲　作品 47

李斯特 —— 第二號匈牙利狂想曲

貝多芬 —— 艾格蒙序曲

貝多芬 —— 命運交響曲

貝多芬 —— 皇帝交響曲

貝多芬 —— 鋼琴奏鳴曲「熱情」

孟德爾頌 —— 小提琴協奏曲　第一樂章

孟德爾頌 —— 第四號交響曲　作品 90　第二樂章

海頓 —— 皇帝交響曲第二樂章

馬勒 —— 巨人交響曲

偉伯 —— 邀舞

莫札特 —— 橫笛和豎琴的協奏曲 C 大調　K299　第二樂章

莫札特 —— 鋼琴協奏曲第一樂章

葛利格 ——「兩首悲傷的旋律　第三十四號」裡的「逝去的春天」

蕭邦 —— 華爾滋　第七號　作品 64 之 2

蕭邦——華爾滋　第九號　作品 69 之 1「離別」

韓德爾——水上音樂

韓德爾——皇家煙火

羅西尼——威廉泰爾序曲

羅德利哥——阿朗費斯的吉他協奏曲

蘇佩——輕騎兵進行曲

2.流行音樂部分

A whole new world 嶄新的世界　from 動畫「阿拉丁」——Peabo Bryson & Regina
比柏布萊森 & 芮姬娜

Across the universe 飛越宇宙——The Beatles 披頭四合唱團

Against all odds 完全不可能　from 電影「再看我一眼」——Phil Collins 菲爾柯林斯

Another brick in the wall 牆上的另一塊磚——Pink Floyd 平克佛洛依德合唱團

Anywhere is 四處皆然——Enya 恩雅

Bird on a wire 電線上的鳥——Leonard Cohen 李歐納柯罕

Bohemian rhapsody 波西米亞人狂想曲——Queen 皇后合唱團

Broken wings 殘破的羽翼——Chris De Burgh 克里斯迪伯夫

Can't we try——Dan Hill

Changes 改變——Black Sabbath 黑色安息日合唱團

Cruel war 殘酷的戰爭——Peter, Paul & Mary 彼得、保羅 & 瑪麗三重唱

Danny boy 丹尼少年——英國民謠

Don't cry for me, Argentina 阿根廷，別為我哭泣　from 電影「阿根廷，別為我哭
泣」——Madonna 瑪丹娜

Eye in the sky 天空之眼——Alan Parsons Project 亞倫派森計劃合唱團

Fragile 脆弱——Sting 史汀

God helps the outcasts 上帝幫助被遺棄者　from 動畫「鐘樓怪人」——Bette Midler
貝蒂蜜德勒

Heaven is a place on earth 天堂就在人間——Belinda Carlisle 貝琳達卡萊兒

Help me make it through the night 助我度過漫漫長夜——Sammi Smith 山米史蜜斯

I believe I can fly 我相信我能飛——R. Kelly R.凱利

I don't know how to love him 我不知道如何愛他　from 電影「萬世巨星」——Helen
Reddy 海倫蕾蒂

I should have known better 我早該明白——Jim Diamond 吉姆戴門

I will follow him 我願跟隨他　from 電影「修女也瘋狂」──Little Peggy March

I will survive 我會活下去　from 電影「女狼俱樂部」「十全大補男」──Gloria
　　Gaynor 葛洛莉亞蓋諾

I'm easy 我很隨和　from 電影「納許維爾」──Keith Carradine 凱斯卡拉定

Immortality 不朽──Celion Dion & Bee Gees 席琳狄翁 & 比吉斯合唱團

In a lifetime 在一生中──Clannad & Bono 克蘭納德合唱團 & 波諾

In my life 在我一生中　from 電影「昨日今日永遠」──Bette Midler 貝蒂蜜德勒

Islands in the stream 溪流中的島嶼──Kenny Rogers & Dolly Parton 肯尼羅傑斯 &
　　桃莉芭頓

It's a heartache 那是心痛──Bonnie Tyler 邦妮泰勒

It's my life 這是我的人生──Bon Jovi 邦喬飛合唱團

It's only a paper moon 那只是個紙月亮──Nat King Cole 納京高

Leave a light on 留一盞燈──Belinda Carlisle 貝琳達卡萊兒

Leaving on a jet plane 乘噴射機離去──Peter, Paul & Mary 彼得、保羅 & 瑪麗三重
　　唱

Let the music heal your soul 讓音樂治癒你的靈魂──Bravo All Stars 群星聯盟

Quando, quando, quando 什麼時候──Engelbert Humperdinck 英格伯漢普汀

Que sera, sera（whatever will be, will be）世事難預料　from 電影「擒兇記」──
　　Doris Day 桃樂絲黛

Raindrops keep falling on my head 雨點不斷打在我頭上　from 電影「虎豹小霸王」
　　──B. J. Thomas 畢傑湯瑪斯

Reality 真實　from 電影「第一次接觸」──Richard Sanderson 理查山德森

Reflections of my life 生命的回顧──Marmalade 桔子醬合唱團

Run away 逃跑──Del Shannon 戴爾夏儂

Sailing 航行──Rod Steward 洛史都華

Sorry seems to be the hardest word 「抱歉」似乎是最難啟口的話──Elton John 艾
　　爾頓強

Sunshine on my shoulder 陽光灑在我肩上──John Denver 約翰丹佛

Swear it again 再次發誓──Westlife 西城男孩合唱團

That's the way it is 人生就是那樣──Celion Dion 席琳狄翁

That's what friend are for 那就是朋友之道──Dionne Warwick & Friends 狄翁沃薇
　　克 & 朋友們

That's why（you go away）那是你離去的原因──Michael learns to Rock 搖滾麥克
　　合唱團

The long and winding road 漫長而蜿蜒的路——Beatles 披頭四合唱團
The rain, the park & other things 雨、公園和其他——The Cowsills 考希爾合唱團
The winner takes it all 勝者為王——ABBA 阿巴合唱團
We are the champions 我們是冠軍——Queen 皇后合唱團
You win again 你又贏了——Bee Gees 比吉斯合唱團
You're the inspiration 你就是靈感——Chicago 芝加哥合唱團

㈢潛能激發，增加靈感與創造能力

1.古典音樂部分

巴哈——無伴奏小提琴的奏鳴曲　第二號「緩徐曲」（Andante　義語）
巴哈——管弦樂組曲　第二號　序曲
巴哈——橫笛奏鳴曲「西西里島舞曲」
布拉姆斯——華爾滋　作品 39 之 15、7、2
杜利哥——小夜曲
杜博爾薩克——第八號交響曲　G 小調作品 88
杜普拉——匈牙利田園幻想曲
孟德爾頌——仲夏夜之夢 第 21 號
孟德爾頌——海布底斯群島，芬格爾岩洞 作品 26 號
孟德爾頌——第四號交響曲　作品 90　第二樂章
帕海貝爾——卡農 Canon in D
拉貝爾——逝去公主的宮廷圓舞曲
拉赫曼尼洛夫——帕格尼尼的狂想曲
林姆斯基，高沙可夫——海洋與辛巴達之船
韋瓦第——小提琴協奏曲集「四季」第一號「春」第一樂章
海頓——弦樂四重奏曲　第七十七號「皇帝」第二樂章
寇雷魯利——小提琴奏鳴曲　第十二號　D 小調「佛利亞」
莫札特——嬉遊曲　第一號 K133
莫札特——嬉遊曲　第十七號　334「圓舞曲」
莫札特——橫笛四重奏曲　K285
莫札特——橫笛和豎琴的協奏曲 C 大調 K299　第二樂章
莫札特——鋼琴協奏曲　第二十一號 K467　第二樂章
彭瑟——小星星

普契尼——歌劇「托斯卡」中的「為歌唱而活、為戀愛而活」

舒伯特——歌曲「鱒魚」

聖桑——「天鵝」（摘自「動物的謝肉祭」組曲）

雷斯披基——琵琶復古舞曲和詠唱

德布西——兩首阿拉伯風樂曲

德布西——鋼琴奏鳴曲「夢」

穆索斯基——荒山之夜

蕭邦——華爾滋　第七號　作品 64 之 2

蕭邦——鋼琴協奏曲　第一號　E 小作品 11

韓德爾——摘自「水上音樂」的「air」

羅德利哥——阿朗費斯的協奏

2.強而有力的太鼓音樂

3.一些大自然的聲音

以上曲目僅供做參考，無須完全遵照使用

附錄二

一、巴洛克音樂

巴洛克時期的音樂較常運用的樂曲於音樂治療的有：

Pachelbel：Canon in D（帕海貝爾：卡農）

Baroque（巴洛克時期）平靜 心靈的組織與沈澱 和諧

激勵 學習 說故事 休息

Bach：Brandenburg Concertos（巴哈：布蘭登堡協奏曲）

Baroque（巴洛克時期）平靜 創作 激勵

提高精神動力 學習 記憶 大聲朗讀

Vivaldi：The Four Seasons（韋瓦第：四季）

Baroque（巴洛克時期）激勵 鎮定 提高動力

振奮精神 精力降低 早晨製造安靜氣氛 工作

Handel：The Water Music（韓德爾：水上音樂）

Baroque（巴洛克時期）激勵 集中注意力 組織

學習 集中注意力 說故事 閱讀

二、根據德國音樂療養協會研究的參考音樂

巴哈　德（1685-1750）

布蘭登堡協奏曲（1406-1051）

第 1 首作品 1046 F Major

第 2 首作品 1047 F Major

第 4 首作品 1049 G Major

第 6 首作品 1051 降 B Major

哥德堡變奏曲　作品 988

賦格　第 4 首　作品 1080

第 18a 首　作品

D Major 管絃樂組曲　第 3 首　作品 1068

大提琴獨奏曲　第 1 首　作品 1007012

三重奏鳴曲　第 1 首　作品 52530

韓德爾　德（1685-1759）

大協奏曲　作品 3

第 1 首降 B Majorr 第二樂章

第 2 首降 B Major 第二樂章

第 3 首 G Major 第三樂章

第 4 首 F Major 第二樂章

大協奏曲　作品 6

第 1 首 G Major 第三樂章

第 4 首 a minor 第三樂章

第 5 首 D Major 第三樂章

第 8 首 c minor 第二、四、五樂章

第 10 首 d minor 第三樂章

第 11 首 b minor 第四樂章

雙簧管協奏曲 Op.3

第 1 首降 B Major 第三樂章

第 3 首 g minor 第三樂章

清唱曲彌賽亞

阿爾比洛尼　義（1671-1751）

管風琴與弦樂曲 g minor 慢板

雙簧管協奏曲第 6 首 D Major 第二樂章 Op.7

第 2 首 d minor 第二樂章

第 3 首 F Major 第二樂章

第 5 首 C Major 第二樂章

小提琴協奏曲第 10 首 F Major 第二樂章

交響曲第 6 首 g minor 第一、三樂章 Op. 2

海頓　奧（1732-1809）

大提琴協奏曲第 1 首 C Major 第二樂章

第 2 首 D Major 第二樂章 Op.101

交響曲第 6 首 D Major 第二樂章

第 7 首 C Major 第二樂章

第 8 首 G Major 第二樂章

第 17 首 F Major 第二樂章

第 22 首 降 EMajor 第一樂章

第 33 首 C Major 第一樂章

第 44 首 e minor 第二樂章

第 45 首 升 f minor 第二樂章

第 46 首 B Major 第二樂章

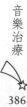

第 48 首 C Major 第二樂章

第 49 首 f minor 第一樂章

弦樂四重奏

第 3 首 D Major 第一樂章 Op. 1 之 3

第 8 首 E Major 第三樂章 Op. 2 之 2

第 10 首 F Major 第三樂章 Op. 2 之 4

第 17 首 F Major 第二樂章 Op. 3 之 5

第 25 — 30 首 第三樂章 Op. 17 之 1—6

第 43 首 d minor 第三樂章 Op. 42

第 57 — 62 首 第二樂章 Op. 54 之 1—3

第 64 首 b minor 第二樂章 Op.64 之 2

第 67 首 D Major 第二樂章 Op. 64 之 5

第 68 首 降 E Major 第二樂章 Op. 64 之 3

第 74 首 g minor 第二樂章 Op. 74 之 3

第 78 首 降 B Major 第二樂章 Op. 76 之 4

第 79 首 降 D Major 第二樂章 Op. 76 之 5

第 81 首 G Major 第二樂章 Op. 77 之 1

弦樂三重奏第 3 首 D Major 第一樂章 Op. 53

莫札特　奧（1765-1791）

長笛協奏曲 第 1 首 G Major 第二樂章 Op. 313

第 2 首 D Major 第二樂章 Op. 314

鋼琴協奏曲 A Major 第二樂章 Op. 622

小提琴協奏曲 第 3 首 G Major 第二樂章 Op. 216

第 4 首 D Major 第二樂章 Op. 218

第 5 首 A Major 第二樂章 Op. 219

弦樂五重奏第 1 首 降 B Major 第二樂章 Op. 174

第 3 首 C Major 第三樂章 Op.515

交響曲第 17 首 G Major 第二樂章 Op. 129

第 20 首 D Major 第二樂章 Op. 133

第 22 首 C Major 第二樂章 Op. 162

第 24 首降 B Major 第二樂章 Op. 182

第 29 首 A Major 第二樂章 Op. 201

弦樂四重奏

第 8 首 F Major 第二樂章 Op. 168

第 10 首 C Major 第三樂章 Op.170

第 14 首 G Major 第三樂章 Op.387

第 15 首 d minor 第二樂章 Op. 421

第 16 首降 E Major 第二樂章 Op.428

第 17 首降 B Major 第二樂章 Op.458

第 19 首 C Major 第二樂章 Op.465

第 20 首 D Major 第三樂章 Op.499

第 21 首 D Major 第二樂章 Op.575

第 22 首 降 B major 第二樂章 Op.589

貝多芬　德 （1770-1827）

浪漫曲第 1 首 G Major Op. 40

第 2 首 D Major Op. 50

埃格蒙特序曲 Op.84 第 8 幕 甚緩板 第 4 幕 間奏曲

小提琴協奏曲 第 3 首 G Major 第二樂章 Op. 216

第 4 首 D Major 第二樂章 Op. 218

第 5 首 A Major 第二樂章 Op. 219

弦樂五重奏第 1 首 降 B Major 第二樂章 Op. 174

第 3 首 C Major 第三樂章 Op.515

交響曲　第 1 首 C Major 第二樂章 Op. 21

第 4 首 降 B Major 第二樂章 Op. 60

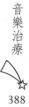

第 6 首 F Major 第二樂章 Op. 6

弦樂四重奏

第 2 首 G Major 第二樂章 Op.18 之 2

第 3 首 D Major 第二樂章 Op.18 之 3

第 6 首 降 B Major 第二樂章 Op.18-6

第 10 首 降 E Major 第二樂章 O p.74

第 11 首 F minor 第二樂章 Op.95

波發里尼　義（1743-1897）

大提琴協奏曲 降 B 大調 第二樂章

弦樂五重奏 a 小調 第三樂章 作品 102

白寮士　法（1803-1869）

浮士德的沉淪 作品 24 仙女之舞

羅密歐與茱麗葉 作品 17

佛蘭克　法（1822-1890）

管風琴大交響曲 升 f minor 作品 17

交響詩 普希才

布魯可納　奧（1824-1896）

弦樂五重奏 F Major 第二樂章

交響曲　第 2 首 c minor 第二樂章

第 3 首 d minor 第二樂章

第 4 首 降 E Major 行板樂章

第 5 首 降 B Major 柔板樂章

第 6 首 A Major 第二樂章

第 7 首 E Major 第二樂章

附
錄
二

389

第 9 首 d minor 第三樂章

🌸 布拉姆斯　德（1833-1897）

小提琴協奏曲 D Major 第二樂章 Op. 77

小提琴與大提琴協奏曲 a minor 第二樂章 Op. 102

弦樂五重奏 第 1 首 F Major 第二樂章 Op. 88

第 2 首 A Major 第二樂章 Op.16

弦樂六重奏 第 2 首 G Major 第三樂章 Op.36

交響曲　第 1 首 c minor 第二樂章 Op. 68

第 3 首 F Major 第二樂章 Op. 90

鋼琴五重奏 b minor 第二樂章 Op. 115

🌸 比才　法（1838-1875）

卡門 鬥牛士之歌

阿來城姑娘 第一組曲 第三首

🌸 布魯赫　德（1838-1920）

小提琴協奏曲 第 1 首 g minor 第二樂章 Op. 26

希伯來詩歌 Op. 47

蘇格蘭幻想曲 Op.46

🌸 德佛乍克　捷（1841-1904）

鋼琴小品 第 2、4 首

夜曲 B Major 作品 40

浪漫曲 作品 11

小夜曲 作品 22

交響曲　第 3 首 降 E Major 第二樂章 作品 10

第 4 首 d minor 第二樂章 作品 13

第 6 首 A Major 第二樂章 作品 60

第 7 首 d minor 第二樂章 作品 70

第 8 首 G Major 第二樂章 作品 88

弦樂四重奏

A 大調　　第二樂章 作品

第 2 首 d minor 第三樂章 作品 34

第 3 首 降 E Major 第三樂章 作品 51

第 6 首 F Major 第二樂章 作品 96

第 7 首 降 A Major 第三樂章 作品 105

葛利格　挪 （1843-1907）

霍爾堡組曲 詠嘆調 作品 40

悲傷旋律 作品 34 第 1、2 首

鋼琴抒情曲 作品 54 第 4 首

貝爾金組曲　第一組曲 作品 46 第 1、2 首

第二組曲 作品 55 第 4 首

弦樂四重奏 g 小調 作品 27

佛蕾　法 （1845-1924）

玩偶組曲：搖籃曲

悲歌 作品 24

埃爾加　英 （1857-1934）

大提琴協奏曲 e minor 第二樂章 Op. 85

弦樂小夜曲 e minor 第二樂章 Op. 20

德布西　法 （1862-1918）

英雄搖籃曲

兒童圓舞曲：牧童

夜曲 第一樂章 雲霧

牧神午後前奏曲

弦樂四重奏 g minor 第三樂章 作品 10

葛拉祖諾夫　俄（1865-1936）

小提琴協奏曲 a minor 第二樂章 作品 82

芭蕾舞劇 蕾蒙達 作品 57

巴爾托克　匈 （1881-1945）

小提琴協奏曲 第 2 首 第二樂章

弦樂四重奏

第 1 首 a minor 第 一樂章 Op.40

第 5 首 第二樂章 Op.102

後序

　　這作品要整理成冊，的確是要花很多的時間，尤其是現今二十一世紀的全球社會與人口不斷的改變與變遷，新的精神疾病不斷的新增，運用音樂來做醫學的研究的確需要很多人強力的支持與推廣。此書一開始時資料真的很繁雜，很感謝心理出版社對品質的要求，所以此書從兩年前至今日不斷的修改與整合。初步給江漢聲醫師審視，很感謝江醫師對此書的肯定與鼓勵。另外，由於內容有探討到一些精神科學與大腦的結構剖析，所以也請洪蘭教授做最後的檢視，真的很感謝她於百忙之中，撥出時間非常仔細的檢查，並且給予很多的忠告與叮嚀。當我請求她給予一點建議時，洪蘭教授謙虛的說她並非此領域不敢給予評論！在此真摯的感恩，此二位大智慧又謙虛的學者。

　　為了研究音樂療法對我國國人的影響，我左思右想如何將音樂療法發揚光大，後來我發覺需要從媒體進行。媒體的影響力是很可怕的，人的聽力占大腦的百分之二十以上，有時耳朵聽到的消息，無論是真偽，常常會影響人的思維舉止與言論的改變，所以有很多的政治人物會為了選票，大量的在媒體製造新聞，也會在鄉間小鎮上運用以訛傳訛的技倆，抓住心理策略，不斷的造謠，所以聽力的影響甚大，甚而大到可以顛覆整個政治局勢。音樂也是如此。國內有很多的商業電台無視國人內心的需要，大量的製造垃圾音樂給國人聆聽，或者已經是非常知名的電台，也罔顧聽力影響心情的大力量，該睡眠的時段也撥放干擾睡眠的音樂，如爵士樂、搖滾樂、電子樂等，導致國人失眠引發憂鬱症等精神疾病不斷的增加，自殺率也逐漸提升。如果媒體無法給予一個正確及有效的方向，國人的政治經濟與健康真是令人擔憂，所以我建議每個媒體單位與國家公務單位，甚至工商與教育機關團體，於平常的工作時間或用餐時間，甚至在下班時間，給予正確的聽力指引。無論是撥放音樂時刻、演講時刻、教學時刻，甚至捷運站、公車站皆須有正確的聽力影響，那就是「放對時刻，放對音樂」，以期盼心靈改造。

心靈的改造工程費時大，也無法立竿見影，只有時間可以證明，但是在現今的社會，人人講求效率，賺錢要快、成名要快、病要快好，連讀書求知識都是要快！快！快！我回國後不斷的推行音樂心靈改造計畫，心有餘而力不足，但是我不灰心，我只希望就從你開始，一傳十，十傳百，綿延不斷。

莊婕筠

May, 10, 2004

謝謝所有參與的工作人員，與愛護我的朋友們，若有指教者歡迎
e-mail 至 izadc@yahoo.com.tw

音樂治療

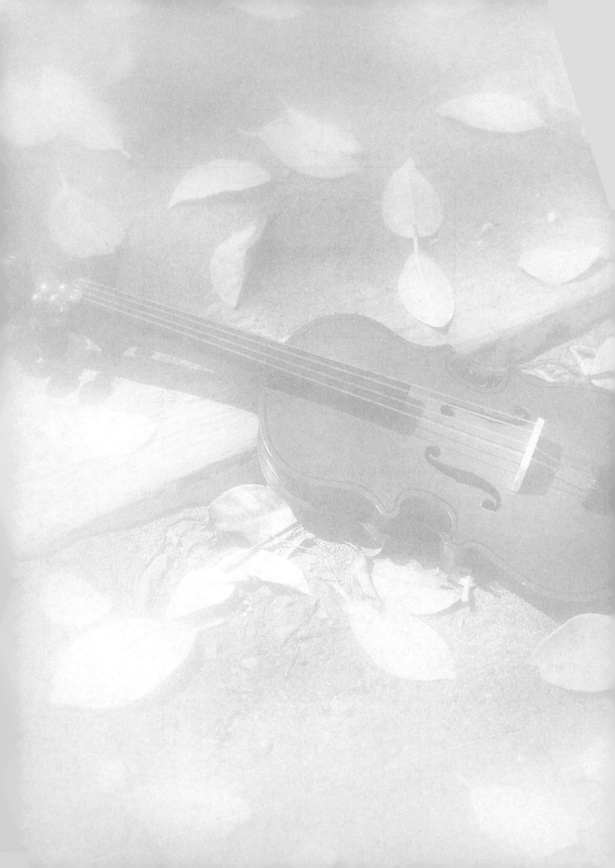

國家圖書館出版品預行編目（CIP）資料

音樂治療／莊婕筠著. --初版. --臺北市：
　心理, 2004（民 93）
　　面；　公分.--（心理治療系列；22051）

　　　ISBN 978-957-702-675-0（平裝）

　　1.音樂療法

418.986　　　　　　　　　　　　　　93006926

心理治療系列 22051

音樂治療

作　　者：莊婕筠
總 編 輯：林敬堯
發 行 人：洪有義
出 版 者：心理出版社股份有限公司
地　　址：231 新北市新店區光明街 288 號 7 樓
總　　機：(02) 29150566
傳　　真：(02) 29152928
郵撥帳號：19293172 心理出版社股份有限公司
網　　址：http://www.psy.com.tw
電子信箱：psychoco@ms15.hinet.net
駐美代表：Lisa Wu（lisawu99@optonline.net）
排 版 者：辰皓國際出版製作有限公司
印 刷 者：辰皓國際出版製作有限公司
初版一刷：2004 年 5 月
初版七刷：2019 年 7 月
Ｉ Ｓ Ｂ Ｎ：978-957-702-675-0
定　　價：新台幣 400 元